全国中医药高等院校公共事业管理专业规划教材

公共政策分析

（供公共事业管理类专业使用）

主 编

乔学斌（南京中医药大学）　　　李习平（湖北中医药大学）

副主编

佟 欣（浙江中医药大学）　　　王军永（江西中医药大学）

邰蕾蕾（安徽中医药大学）　　　王 莹（湖南中医药大学）

张 勰（甘肃中医药大学）

编 委（以姓氏笔画为序）

王 安（南京中医药大学）　　　王 毅（成都中医药大学）

刘 霆（成都医学院）　　　　　李 贝（南方医科大学）

李 俊（湖北中医药大学）　　　张 静（陕西中医药大学）

姚中进（广州中医药大学）

秘 书（兼）

王 安（南京中医药大学）　　　李 俊（湖北中医药大学）

中国中医药出版社

·北 京·

图书在版编目（CIP）数据

公共政策分析 / 乔学斌，李习平主编 . -- 北京：中国
中医药出版社，2024.7. --（全国中医药高等院校公共
管理类专业规划教材）. -- ISBN 978-7-5132-8828-6

Ⅰ. D035-01

中国国家版本馆 CIP 数据核字第 2024FE6066 号

中国中医药出版社出版

北京经济技术开发区科创十三街 31 号院二区 8 号楼

邮政编码　100176

传真　010 64405721

北京盛通印刷股份有限公司印刷

各地新华书店经销

开本 850 × 1168　1/16　印张 14　字数 346 千字

2024 年 7 月第 1 版　2024 年 7 月第 1 次印刷

书号　ISBN 978 - 7 - 5132 - 8828 - 6

定价　68.00 元

网址　www.cptcm.com

服 务 热 线　010-64405510

购 书 热 线　010-89535836

维 权 打 假　010-64405753

微信服务号　zgzyycbs

微商城网址　https://kdt.im/LIdUGr

官 方 微 博　http://e.weibo.com/cptcm

天猫旗舰店网址　https://zgzyycbs.tmall.com

编写说明

为深入贯彻党的二十大精神，推进习近平新时代中国特色社会主义思想进教材、进课堂、进头脑，落实立德树人根本任务，培养德智体美劳全面发展的高素质、实用型公共政策分析专业人才，适时编写一本守正创新的公共政策分析教材非常必要。公共政策分析既是公共管理一级学科的核心课程之一，也是公共管理专业学生的一门必修课程，在整个公共管理学科知识体系中处于十分重要的地位。公共政策分析不仅具有较强的理论性，还具有非常强的应用性。学习公共政策分析有助于培养全面发展的、适应社会市场经济要求的、能在政府部门及非政府公共机构从事公共政策研究与实践的应用型和复合型人才。通过公共政策分析的学习，学生不仅能牢固掌握公共政策分析的基础理论知识，深入了解公共政策分析的具体实践和发展趋势，还能独立思考和解决公共政策分析实践中遇到的问题。

本教材力求体现完整性、可读性和实用性。公共政策分析课程设计的主题内容多而广泛。本教材从公共政策与公共政策分析学科概论、公共政策分析过程、公共政策分析方法三个主要方面组织材料，突出了体系的完整性；编写语言通俗易懂、深入浅出，并注意理论联系实际，充分突出了可读性；通过设置"学习目标""案例分析""思考题"等栏目，为读者提供学习支持服务，突出了实用性。另外"案例导读""知识拓展""媒体掠影"等栏目精心挑选了一些当前社会中出现的新政策、新现象，能引导读者关注现实中的公共政策活动和现象。

本教材根据当前国内外政策分析学科的发展状况，并紧密结合教学体系的现实需要编写而成。全书分为上、中、下三篇，共十一章。

本教材由乔学斌、王安、佟欣编写第一章，李习平、李俊、佟欣编写第二章，邰蕾蕾编写第三章，刘霆编写第四章，王军永编写第五章，张静编写第六章，姚中进编写第七章，王毅编写第八章，王莹编写第九章，李贝编写第十章，张飒编写第十一章。

本教材既可作为公共管理类及其相关专业的教学用书，也可作为从事公共政策研究的人员、政策制定者、各级政府管理人员的参考用书。为更好地支持教学活动，我们向使用本教材的教师免费提供教学课件。

在本教材的编写过程中，编者参考了许多相关的书籍和资料，在此对参考资料的作者表示真诚的感谢。由于编者水平有限，编写时间仓促，书中难免存在不足和疏漏之处，望广大读者提出宝贵意见，以期不断修订完善。

《公共政策分析》编委会

2024 年 3 月

目 录

上篇　公共政策与公共政策分析
　　　学科概论　1

第一章　公共政策概论　1

第一节　公共政策的概念 ……………… 2
　一、国外学者对公共政策的界定　3
　二、国内学者对公共政策的界定　4
　三、本教材对公共政策的界定　4
第二节　公共政策的本质与特征 ………… 5
　一、公共政策的本质　5
　二、公共政策的特征　7
第三节　公共政策的类型与功能 ………… 10
　一、公共政策的类型　10
　二、公共政策的功能　12
第四节　公共政策的形式 ……………… 14
　一、立法决策　15
　二、行政决策　15
　三、司法决策　16
　四、执政党决策　17
　五、全民公决　17

第二章　公共政策分析学科发展　21

第一节　中国公共政策分析学科发展概述 …… 22
　一、中国公共政策分析学科发展概况　22
　二、中国公共政策分析学科展望　25
第二节　西方公共政策分析学科发展演进 …… 27
　一、西方政策科学的形成时期（20世纪
　　　50～60年代）　28
　二、政策科学的发展时期（20世纪70～80
　　　年代）　28

　三、政策科学的拓展时期（20世纪90年代
　　　以来）　30
第三节　中国公共政策分析学科特点和研究
　　　　前沿 ………………………… 32
　一、中国公共政策分析学科特点　32
　二、中国政策分析学科研究前沿　34

第三章　公共政策系统分析　37

第一节　公共政策主体 ………………… 38
　一、公共政策主体的概念　38
　二、公共政策主体的构成　38
第二节　公共政策客体 ………………… 41
　一、公共政策客体的概念　41
　二、公共政策客体的构成　42
第三节　公共政策环境 ………………… 43
　一、公共政策环境的概念　43
　二、公共政策环境的构成　43
第四节　公共政策工具 ………………… 45
　一、公共政策工具的概念　45
　二、公共政策工具的功能　46
　三、公共政策工具的类型　47
　四、公共政策工具的选择和应用　49

中篇　公共政策分析过程　53

第四章　公共政策问题构建分析　53

第一节　公共政策问题概述 …………… 54
　一、公共政策问题的含义　54
　二、政策问题的确认　56
第二节　公共政策问题分析的程序 ……… 59
　一、确立政策问题的结构要素　59

二、梳理政策问题的结构与层次　　60
三、政策问题分析的步骤　　61
四、政策问题分析的常用方法　　62
第三节　公共政策议程的建立 ⋯⋯⋯⋯ 65
一、公共政策议程的含义与类型　　65
二、公共政策议程确立的条件、途径和
　　模式　　66

第五章　公共政策规划　　69

第一节　公共政策规划概述 ⋯⋯⋯⋯⋯ 69
一、公共政策规划的含义　　69
二、公共政策规划的特征　　70
三、公共政策规划的原则　　71
四、公共政策规划的步骤　　71
第二节　公共政策方案制定 ⋯⋯⋯⋯⋯ 72
一、公共政策方案制定的基本依据　　72
二、公共政策方案制定的影响因素　　73
三、公共政策方案制定的基本步骤　　73
第三节　公共政策方案优选 ⋯⋯⋯⋯⋯ 77
一、公共政策方案优选的标准　　77
二、公共政策方案评估　　78
三、公共政策方案抉择　　80
第四节　公共政策合法化 ⋯⋯⋯⋯⋯⋯ 82
一、公共政策合法化的含义　　82
二、公共政策决策体制　　83
三、公共政策合法化的程序　　83

第六章　公共政策执行分析　　86

第一节　公共政策执行概述 ⋯⋯⋯⋯⋯ 87
一、公共政策执行的概念、特征　　87
二、公共政策执行的主体　　89
三、公共政策执行资源　　90
第二节　公共政策执行过程与手段 ⋯⋯ 91
一、公共政策执行过程　　91
二、公共政策执行手段　　93
第三节　公共政策执行研究的演进 ⋯⋯ 94
一、公共政策执行研究的产生和发展　　94
二、公共政策执行研究的主要途径　　95

三、公共政策执行分析的理论模型　　96
第四节　公共政策执行的有效性和误区 ⋯⋯ 100
一、公共政策执行的有效性　　100
二、公共政策执行的误区　　100
三、公共政策执行误区的成因与对策　　101

第七章　公共政策评估分析　　104

第一节　公共政策评估概述 ⋯⋯⋯⋯⋯ 105
一、公共政策评估的演进　　105
二、公共政策评估的定义　　106
三、公共政策评估的内容　　107
四、公共政策评估的作用　　108
五、公共政策评估的类型　　108
第二节　公共政策评估的要素 ⋯⋯⋯⋯ 109
一、公共政策评估的主体和客体　　109
二、公共政策评估的标准　　110
三、公共政策评估的方法　　111
第三节　公共政策评估的实施 ⋯⋯⋯⋯ 112
一、确定评估目标　　112
二、收集资料　　113
三、制定评估框架　　113
四、进行资料分析　　114
五、撰写评估报告　　115
六、评估结果解释　　115
七、传播和利用评估结果　　115
八、监测和追踪　　116
第四节　公共政策评估的障碍及克服 ⋯⋯ 117
一、公共政策评估的障碍　　117
二、公共政策评估障碍的克服　　117

第八章　公共政策调整和终结
　　　　分析　　120

第一节　政策调整和政策终结概述 ⋯⋯ 120
一、政策调整概述　　120
二、政策终结概述　　123
第二节　政策调整和终结的对象和形式 ⋯⋯ 124
一、政策调整的对象和形式　　124
二、政策终结的对象和形式　　126

第三节 政策调整和终结的障碍和策略 ······· 128
一、政策调整的障碍和策略 128
二、政策终结的障碍和策略 129

下篇 公共政策分析方法 133

第九章 公共政策分析的理论模型 133

第一节 公共政策的政治分析模型 ············· 133
一、制度分析模型 134
二、精英分析模型 135
三、集团分析模型 136
第二节 公共政策的理性分析模型 ············· 138
一、完全理性决策模型 138
二、有限理性决策模型 140
三、渐进决策模型 142
四、规范最佳模型 143
五、混合扫描决策模型 145
第三节 公共政策的其他分析模型 ············· 146
一、系统模型 146
二、公共选择模型 147

第十章 公共政策分析的量化方法（一） 150

第一节 专家预测法 ························· 151
一、专家个人判断预测法 151
二、专家会议预测法 152
三、头脑风暴法 152
第二节 德尔菲法 ························· 153
一、德尔菲法的特点 153
二、应用程序 154
三、统计结果分析 154
第三节 脚本写作法 ························· 157
一、脚本写作法的概念 157
二、脚本写作法的特点 157
三、脚本写作法的作用 158
四、脚本写作法的基本步骤 158
第四节 投入产出分析法 ··················· 160
一、投入产出分析方法简介 160

二、投入产出法的基本特点和实际应用 160
三、投入产出表与投入产出基本模型 161
第五节 运筹博弈 ························· 164
一、运筹学 164
二、博弈论 164

第十一章 公共政策分析的量化方法（二） 168

第一节 决策分析 ························· 169
一、确定型决策 169
二、不确定型决策 171
三、风险型决策 172
第二节 描述统计 ························· 174
一、频数分布 174
二、计量资料的统计指标 175
三、率的标准化 179
四、统计表与统计图 180
第三节 推断统计 ························· 183
一、分布 184
二、估计 187
三、假设检验 188
第四节 规划方法 ························· 191
一、线性规划 191
二、整数规划 200
三、动态规划 203
四、非线性规划 205
第五节 回归分析 ························· 206
一、变量与坐标图 206
二、线性回归 207
三、拟合优度 207
四、标准误差 208
五、斜率的标准误差 208
六、t 检验 208
七、在 Excel 中回归一元线性方程 208
八、多元回归 210
九、多重共线性 212
十、非线性回归 212

主要参考文献 214

上篇　公共政策与公共政策分析学科概论

第一章　公共政策概论

【学习目标】

1. 掌握：公共政策的概念；公共政策的本质。
2. 熟悉：公共政策的功能；公共政策的类型。
3. 了解：公共政策的特征；公共政策的形式。

【案例导读】

实施中医药振兴发展重大工程，提升中医药服务质量

2023年2月，国务院办公厅发布的《中医药振兴发展重大工程实施方案》（以下简称《方案》），统筹部署了中医药健康服务高质量发展工程等8项重点工程，安排了26个建设项目，进一步加大"十四五"期间对中医药发展的支持力度。

"实施中医药振兴发展重大工程，要把服务体系建设和能力提升摆在突出位置，着力彰显优势、夯实基层基础、补齐短板，加快从'有没有'向'好不好'转变，为群众提供更高质量的中医药服务。"国家中医药管理局有关负责人表示，按照《方案》，将进一步发挥中医药整体医学优势，着力推动建立融预防保健、疾病治疗和康复于一体的中医药服务体系，提升服务能力。

推动中医药服务体系建设，要促进优质中医资源扩容和均衡布局。《方案》提出，建设若干国家中医医学中心和国家区域中医医疗中心；建设130个左右中医特色突出、临床疗效显著、示范带动作用明显的中医特色重点医院；每个县级中医医院建成2个中医特色优势专科和1个县域中医药适宜技术推广中心；布局35个左右国家中医疫病防治基地，开展中医医院传染病防治能力建设。

推动若干地级市开展区域中医治未病中心试点建设、增加中医药老年健康服务供给、开展智慧中医医院建设……为更好满足群众享有高质量中医医疗服务需求，《方案》在中医治未病能力建设、中医药老年健康服务能力建设、中医药数字便民和综合统计体系建设等方面提出具体举措，进一步凸显中医药的特色优势，创新服务模式。

中医药振兴发展离不开科技支撑，需要科技创新体系提供保障。《方案》提出，要依托现

有资源，建设若干中医药相关多学科交叉融合的全国重点实验室、中医类国家临床医学研究中心和30个左右国家中医药传承创新中心、100个左右国家中医药局重点实验室，提升中医药科技服务能力及协同创新能力。

同时，依托国家和省级药品检验机构，建设30个左右国家药监局中药市场质量监控和评价重点实验室、30个左右国家药监局中药安全监测和风险评估重点实验室，整体提升药品检验机构的中药质量评价能力。

近年来，我国中药质量呈现逐年提升态势，但与群众期望仍有一定差距。结合当前中药质量存在的问题和产业发展面临的现实需求，《方案》提出开展"中药质量提升及产业促进工程"建设，针对种子种苗、中药材、中药饮片、中成药等关键领域、关键环节，强化源头管理、全程管理、协同管理，促进产学研用一体化推进。

此外，《方案》还对中医药特色人才培养、建立中西医协同长效机制、推进中医药文化传承发展、建设中医药开放发展平台等方面做出了部署安排，统筹推进中医药医疗、教育、科研、产业、文化等发展。

资料来源：杨彦帆.实施振兴发展重大工程——提供更高质量的中医药服务［N］.人民日报，2023-3-22（14）.

第一节　公共政策的概念

不论你知道不知道，也不论你愿意不愿意，从摇篮到坟墓，我们每个人每时每刻都要受到公共政策直接或间接的影响，比如计划生育政策、医疗保险政策、教育政策、婚姻政策、税收政策、交通政策、就业政策、住房政策、退休政策、殡葬政策……公共政策不仅与每个人的生活息息相关，还影响着各类组织的存续发展，规范和维护着社会秩序。不论个人、家庭、医院、学校、企业、军队，还是政党、政府、国家、跨国联盟、全球社会，都要受制于公共政策的约束，否则就难以健康持续地发展。可以说，在现代社会，公共政策无时不在、无处不在，与人如影相随，因此我们需要对公共政策有所了解和探究。

【知识拓展】

为政之道，民生为要

要着力补齐民生短板，破解民生难题，兜牢民生底线，办好就业、教育、社保、医疗、养老、托幼、住房等民生实事，提高公共服务可及性和均等化水平。

——2021年3月7日习近平总书记参加十三届全国人大四次会议青海代表团审议时的讲话

为政之道，民生为要。在就业、教育、社保、医疗、养老、托幼、住房等热点民生领域，每家每户的具体关注点都有所不同。面对人民群众急难愁盼的事情，党中央始终坚持"重点论"，通过深入调查研究，精准识别每个发展阶段最突出的难题，发挥我们国家集中力量办大事的制度优势，扎实补齐一个又一个民生短板。

资料来源：https://www.12371.gov.cn/Item/626670.aspx

现代法治社会，人们在社会生活中特别喜欢把公共政策一词挂在嘴边，比如"高考政策""税收政策""改革医疗保险政策""出台养老服务政策""房地产限购政策""优化支持新能源汽车购买使用政策"，等等。社会大众在谈论公共政策的时候，往往关注政府做什么事情或不做什么事情，他们并不需要对公共政策的概念进行准确的界定，只要能进行一般的沟通即可。如果想对公共政策进行比较系统的分析，就需要对公共政策的概念进行准确的界定，才能更好地指导我们理性思考并促进相互之间的有效沟通。

一、国外学者对公共政策的界定

1951年哈罗德·拉斯韦尔（Harold D.Lasswell）和丹尼尔·勒纳（Daniel Lerner）发表了《政策科学：范围与方法的新发展》，标志着政策科学的创立。政策科学创立几十年来，公共政策研究取得了长足的进展，但研究者们对公共政策概念的理解和解释却各不相同。不同的研究者从自己的视角来探讨公共政策的定义，分别揭示了公共政策的一部分特性，如果我们能够认真分析这些定义，则可以帮助我们更加全面地理解何为公共政策。

政策科学的奠基人拉斯韦尔和卡普兰（Abraham Kaplan）认为公共政策是"一种含有目标、价值观和策略的大型计划"。这种定义强调了公共政策的目标性和设计功能，指出了公共政策的价值性，是有一定道理的。该定义笼统地把公共政策定义成一种计划，然而计划难以涵盖所有的公共政策。

托马斯·戴伊（Thomas R.Dye）认为公共政策是"政府选择做什么和不做什么的行为"。这种定义简单明了，突出了公共政策是政府的行为，不仅强调了政府做什么，还特别提出了政府"不做什么"，即政府既要有所为还要有所不为，这对我们理解公共政策有重要的启发意义。但我们也要明白，这种对公共政策的理解也比较宽泛，在一定程度上忽略了政府决定与政府行动两者之间的不一致性。

詹姆斯·安德森（James E.Anderson）认为公共政策是"一个或一组行动者为解决一个问题或相关事务所采取的相对稳定的、有目的的一系列行动"。这种定义强调了公共政策是以解决问题为导向的活动过程，是政府为解决问题实际做的事情而不是那些口头提出或打算去做的事情。这种理解有助于我们理解公共政策的动态性，然而，该定义虽然强调了政策行动主体的自觉意识，却忽视了公共政策的价值判断。

斯图亚特·内格尔（Stuart S.Nagel）认为公共政策是"政府为解决各种各样社会问题所做出的决定"。这种定义也突出了问题取向，但并非所有解决社会问题的政府决定都是真正意义上的公共政策。

戴维·伊斯顿（David Easton）认为公共政策是"对全社会的价值做有权威性的分配"。这种定义强调了公共政策的价值分配功能。这里我们需要简要说明对"价值"的理解，这个定义中的"价值"囊括了所有现实的和潜在的有用资源，既包括物质资源，也包括非物质资源。但这种定义没有交代清楚公共政策的目的、价值标准和行为方式，因而影响了公共政策"权威性分配"的社会可行性。

二、国内学者对公共政策的界定

公共政策的定义总是与现实的社会治理任务和实践紧密联系的，西方学者关于公共政策的定义都是从西方社会治理任务和实践出发来理解公共政策的，虽然有助于我们理解公共政策是什么，但不可能成为永远正确的、绝对的公共政策定义。因此，在公共政策研究被引入中国之后，国内的研究者也根据中国的社会治理任务和实践界定了公共政策，代表性的定义有以下几种。

张金马认为，公共政策是"党和政府用以规范、引导有关机构和个人行动的准则或指南。其表现形式有法律规章、行政命令、政府首脑的书面或口头声明和指示，以及行动计划与策略等"。这个定义突出了公共政策是一种行为规范，虽然比较全面地指出了公共政策的表现形式，但没有反映出公共政策的本质是增进和分配社会利益。

陈振明认为，公共政策是"国家机关、政党以及其他政治团体在特定时期内，为了实现或服务于一定的政治、经济、文化目标而采取的政治行为或规定的行为准则，它是一系列谋略、法令、措施、办法、方针、条例等的总称"。该定义将公共政策主体的范围扩大到"其他政治团体"，也突出了公共政策表现形式的多样性，然而也没有揭示公共政策的本质应该是为维护公众利益服务的。

陈庆云认为，公共政策是"政府依据特定时期的目标，通过对社会中各种利益进行选择与整合，在追求有效增进与公平分配社会利益的过程中所制定的行为准则"。这个定义反映出公共政策的本质是有效增进与公平分配社会利益，但政策主体仅限于政府而忽略了执政党及其他公共机构。

严强认为，公共政策是"以执政党和政府为主的公共机构，在一定的政治背景下，经论辩、竞争、合作的民主途径，以科学方法选择合适的工具，采取行动解决社会公共问题、求得社会进步的活动过程"。这个定义比较全面地揭示了公共政策的一些基本特征，特别强调了公共政策活动必须以科学民主决策为生命，以维护公共利益为目标。

三、本教材对公共政策的界定

通过对公共政策不同定义的梳理，我们可以看出不同研究者界定公共政策的视角各不相同，有的从"管理职能"视角界定公共政策，有的从"活动过程"视角界定公共政策，有的从"行为准则"视角界定公共政策，虽然他们对公共政策的界定有一定差异，但异中也有同。其共同性在于都强调了公共政策的主体是政党或政府为主的公共部门，都认为公共政策是为解决社会治理与发展问题的活动，都同意公共政策是需要通过以有目的的法令、方案、计划、措施、办法、方针等形式的执行来解决问题的。

综合以上分析，本教材结合公共政策学科发展趋势，以及我国社会治理和社会发展现实，特别是结合公共政策学研究本土化的发展，将我国公共政策概念界定为"公共政策是以中国共产党和政府为主的公共机构，在社会治理的过程中，为解决社会公共问题，运用谋略、法令、计划、措施、办法、条例、方法等形式，求得有效增进与公平分配社会利益的一系列活动"。

这一简明的定义揭示了公共政策的如下内涵。

第一，公共政策活动是以解决公共问题为取向的。公共政策是以中国共产党和政府为主的公共机构为解决社会治理过程中出现的公共问题而采取的行动。公共政策坚持问题导向,善于发现并确认社会公共问题是公共政策活动中最为重要的前提。公共政策一定要致力于解决公共问题。

第二,公共政策活动由中国共产党和政府为主的公共机构主导并体现中国共产党和政府的意志。公共政策具有法定权威性。

第三,公共政策活动以求得有效增进与公平分配社会利益为目标。中国共产党和政府是为人民即绝大多数公众服务的,必须把公众利益作为一切公共政策的出发点和归宿,旨在推动社会发展、增进人民福祉。

第四,公共政策需要通过一定形式表现出来,且表现形式多样,如谋略、法令、计划、措施、办法、条例、方法等。这些形式必须通过运用和执行才能最终解决公共问题。

本教材界定的公共政策定义只是从编者的观察视角来阐释公共政策是什么,虽然编者想竭力将公共政策的全貌揭示出来,但也如同盲人摸象一般,读者在理解时,需要汇聚其他研究者的观察视角,方能更加全面和深刻地认识"公共政策"这一概念。

【知识拓展】

"政策"一词探源

据考证,在中国古代并无"政策"这一固定的词组,只有"政"与"策"两个分开的字。在古汉语中,"政者,正也",其本义为"规范""控制";"策,谋术也",其本义为"计谋""谋略"。若将两词合起来则为"规范的计谋"。在近代,中国人所使用的"政策"一词,其来源有多种说法:有人认为是从日本传来的,明治维新后,日本接受西方文化,出现英文,他们将"policy"翻译为"政策",1840 年鸦片战争后,该词在日本明治维新期间又传回中国。也有人认为"政策"可能是由在中国生活的西方人翻译出来的。据载,英国传教士李提摩太在 1895 年曾给清政府呈送了一份《新政策》,要求清政府设置新政部,聘请英美等国人士来主管新政,中国就有了"政策"这一词语。

中国人较早地使用"政策"这一词语的是梁启超,1899 年,他写了《戊戌政变记》,其中就有"政策"一词。他认为:"中国之大患在于教育不兴,人才不足,皇上政策首注重于学校教育之中,可谓得其本矣。"后来,孙中山也在文章中使用"政策"这一概念。此后,"政策"一词便在中国社会上流传开来

资料来源:严强,王强.公共政策学 [M].南京:南京大学出版社,2002.

第二节　公共政策的本质与特征

一、公共政策的本质

本质是指事物本身所固有的、决定事物性质、面貌和发展的根本属性。理解公共政策不能仅停留在对公共政策现象的观察上,更需要通过理性思辨对隐藏在公共政策现象中的本质进行理解和把握。

（一）公共政策的本质属性是"公共性"

公共政策的本质是指公共政策本身所固有的、决定公共政策性质、面貌和发展的根本属性。由于公共政策的本质涉及公共政策的最根本属性，所以不同研究者虽然研究视角有所不同，但对公共政策的本质的理解基本上大同小异。

戴维·伊斯顿从政治系统理论的视角观察公共政策，认为公共政策是政治系统权威性决定的输出，是对全社会的价值做有权威性的分配。这种定义强调了公共政策的本质是对社会价值的权威性分配。

陈庆云认为，公共政策的本质是要解决社会公共利益的增进与分配问题，既包括物质利益的增进与分配，也包括精神利益的增进与分配。

陈振明认为，政策的本质主要集中在三个方面：集中反映或体现统治阶级的意志和愿望，是执政党、国家或政府进行政治控制或阶级统治的工具或手段；作为执政党、国家或政府的公共管理的工具或手段，服务于社会经济的发展和文化的进步；作为分配或调整各种利益关系的工具或手段，是各种利益关系的调节器。

不论是国外的戴维·伊斯顿，还是国内的陈庆云和陈振明，他们对公共政策本质的理解都体现出公共政策的根本属性是"公共性"，即公共政策是由执政党、政府或公共权威机构为解决社会公共问题而依托公共权力的运用来增进与分配公共利益的，是具有公共性的解决社会问题的政策。具体地讲，公共政策的"公共性"体现在以下四个方面。

1. 公共政策主体的公共性 公共政策不是任何人或任何组织都能制定和实施的，必须由国家公共法权主体制定和实施。国家法权主体指的是居于法律规定的法权地位、获得法律授权、享有公共权威，可以制定、执行和评估公共政策的机构与职位。在我国，国家法权主体除立法机关、行政机构、司法机关外，中国共产党作为领导一切的执政党在国家政治生活中发挥着积极主导作用，也是国家公共法权主体。因此，在我国，公共政策主体主要指中国共产党和政府为主的公共机构。

公共政策主体行使的是社会公共权力，代表全社会进行管理，不是某个人或某个组织的权力，更不能为某个人或某个组织谋取利益，而是要根据社会公众的利益诉求来制定和执行政策，提供公共服务，增进与分配社会利益，因而具有鲜明的公共性特征。

2. 公共政策对象的公共性 公共政策致力于处理社会公共问题，比如公共卫生问题、公共安全问题、公共秩序问题、公共教育问题、公共舆论问题、公共资源问题、公共环境问题等。这些公共问题的解决不是为了实现某个人或少部分人的利益诉求，而是为了实现绝大多数人的利益诉求。因此，政策制定必须考虑全社会的整体利益，调整和规范人与人、人与群体、群体与群体之间的利益关系，有时还需要处理好公众与政府之间的利益冲突，更好地维护社会稳定与社会秩序。

从公共政策问题到公共政策要发生作用的社会成员的角度来看，公共政策都是为了维护大多数人或群体的利益，体现了公共政策对象的公共性。

3. 公共政策目标取向的公共性 公共政策的目标是有效增进与公平分配社会利益。公共政策是以执政党和政府为主的公共机构为解决社会公共问题而采取的行动，这些行动都有明确的目的，即是解决那些已经或者将要阻碍甚至威胁社会发展和人民生活水平提高的社会公共问题。

在我国，中国共产党和中国政府是人民利益的代表者，其公共管理的根本宗旨是为人民即绝大多数公众服务。为了实现这一目标，中国共产党和中国政府在任何公共政策的制定和执行过程中，必须把维护和增进公众利益作为出发点和落脚点，进而推动整个社会的发展与进步，这也体现了公共政策目标取向的公共性。

4. 公共政策价值取向的公共性　在公共政策的所有活动中，所有阶段和环节都是围绕着政策价值取向展开的。公共政策问题的确定和诊断需要依据公共政策行动主体的价值判断，国家公共法权主体制定和执行公共政策是为了实现整个社会和制度的价值，公共政策的最终效果也是以社会价值为评估标准的，而执政党在政策决策中更是以主流意识形态价值来评判政策方案的。

公共政策的本质是为了增进与分配公共利益，在增进和分配公共利益的过程中必须体现出公共政策价值的公共性，执政党和政府等公共法权主体作为公共政策行动主体，在公共问题确定和诊断、公共政策方案制定与实施及公共政策效果评价过程中都必须为了人民即绝大多数人的利益实现，是以全体人民获利为目标的。

（二）公共政策的核心要素是"利益"

公共政策是对社会利益的权威性分配，是统治阶级的意志、利益的集中表达与体现。公共政策所要解决的核心问题就是人们之间的利益矛盾，调整和规范人与人之间的利益关系。不同利益群体通过各自的渠道表达利益诉求，决策者整合各利益群体的诉求并以公共政策的形式进行权威性分配。

公共政策在进行权威性分配时，关切的不是某个人或某个群体的私利，而是大多数人的公共利益。公共利益并不是所有人的利益总和，而是大多数人所追求的共同利益。我们知道，公共政策仅靠分配是无法增进利益的，分配利益只是"分蛋糕"，要想民众多分一些利益，还需要把"蛋糕"做更大，就是要增进社会利益。所以，公共政策的实质不能仅停留在伊斯顿所说的利益分配上，还需要包括增进社会利益。从这个意义上说，公共政策的实质是增进和分配社会公共利益。

二、公共政策的特征

公共政策的本质决定了公共政策的基本特征。公共政策的本质是增进和分配社会利益，在不同的社会形态里，公共政策的表现形式各不相同，表现出来的特征也是多样的，具体如下。

（一）政治性

从公共政策的概念看，政策制定和执行的主体是执政党和政府为主的国家法权主体。在阶级社会中，任何政党和政府都是代表特定阶级利益的政治集团，其一切活动和行为都要服从阶级利益的需求，要符合统治阶级维护和巩固现行政治统治的需要，要体现统治阶级的意志，具有明显的政治性和阶级性。

从表面上看，很多政党和政府出台的政策并不带有政治色彩，比如医保政策、环境保护政策、交通安全政策等，但实质上还是为了维护阶级统治的需要。马克思指出："统治阶级的思想在每一时代都是占统治地位的思想。这就是说，一个阶级是社会上占统治地位的物质力量，同时也是社会上占统治地位的精神力量。支配着物质生产资料的阶级，同时也支配着精神生产的资料，因此，那些没有精神生产资料的人的思想，一般地是受统治阶级支配的。"故而，占

NOTE

统治地位的政党和政府制定出来的公共政策即使在表面上看没有政治色彩，但本质上还是带有鲜明的政治倾向性的。

（二）公共性

公共政策的目的是增进和分配公共利益，公共性是公共政策的根本属性。公共政策活动需要在公共领域中运用公共权力、坚持公共价值以解决公共问题，从而实现公共利益。公共政策不是为某个人或某个群体服务的，而是立足整个社会发展，为全社会绝大多数公众的公共利益服务的，所以公共政策的目标取向带有公共性。

在阶级社会中，尤其在阶级矛盾比较激烈的社会中，公共政策的公共性和阶级性有着较为明显的矛盾。但在现代社会中，随着民主政治的发展，执政党和政府只有赢得多数民众的支持，才能行使公共权力，这要求公共政策必须代表民意、体现公意，否则就会产生合法性危机，因而公共政策的公共性就表现得更为明显一些。

（三）合法性

公共政策的合法性是指公众对公共政策的认可、接受和信任程度。公共政策的公共性是公共政策合法性的来源，只有具有公共性的公共政策才会赢得公众的认可、接受和信任，才会具有合法性。

公共政策的合法性依赖政治系统的合法性。如果政治系统都不被公众认可、接受和信任，其输出的公共政策必然会引起公众的不满和抵制。在现代法治社会，公共政策要赢得多数公众的认可、接受和信任，必须由法定主体按照法定程序制定、公布和执行。如果不这样做，即便执政党和政府利用权力强行推进公共政策，也会因失去公众的信任和支持而失去合法性。

（四）权威性

公共政策不同于个人、群体制定决策的重要方面，在于公共政策是由公共权力机构制定的，因而具有权威性。公共政策的权威性依赖于公共政策的合法性，只有合法的公共政策才能对公众产生约束力。

然而，在利益多元化的现代社会，公共政策不可能满足所有人的利益诉求，在满足绝大多数民众利益诉求的时候，可能难以兼顾甚至损害了少数人的利益诉求。有时为了满足全局的利益要牺牲局部的利益，为了长远的利益损害了当下的利益。如果公共政策没有权威性，那些利益诉求得不到满足的人就可能违背政策。比如一些重大传染疾病疫情防控的相关政策就是出于全局考虑而制定的，部分民众被封控在一定的区域，肯定会有利益损失。如果疫情防控政策没有权威性和强制性，少数人违背政策随意行动，必然会增加绝大多数民众感染疾病的风险，导致疫情急速扩散，那么重大传染疾病疫情防控政策也就成为一纸空文了。所以，当有人违反了重大传染疾病疫情防控政策时，公共权威机构就会根据具体情况对违反政策者进行不同程度的惩罚。

【媒体掠影】

英国将重罚违反防疫行为：最高 1 万英镑

据美国福克斯新闻 20 日报道，随着英国新冠病毒感染病例激增，违反自我隔离规定的人员可能面临高额罚款。

英国政府周日宣布，将对拒绝自我隔离的人员处以最高 1 万英镑（约合 1.3 万美元）的罚款，该规定将于 9 月 28 日生效。英国卫生大臣马特·汉考克表示，英国正面临感染激增的"引爆点"。

汉考克周日表示："如果每个人都遵守规则，我们就可以避免进一步的全国封锁。"他补充说，最高级别的罚款将针对"最严重的违规行为"。

规定要求，如果被检测出新冠病毒呈阳性或被确认为密切接触者，必须进行自我隔离。

资料来源：https://baijiahao.baidu.com/s?id=1657574286697363980&wfr=spider&for=pc

（五）整体性

公共政策需要处理的公共问题是复杂的。虽然某一政策是针对特定问题提出的，但这些问题总是和其他问题紧密联系在一起。如果只是孤立地解决某个问题，不仅不会取得成功，还会引出其他新的问题。比如一些重大传染疾病疫情防控政策，不仅与公共卫生政策相关，还与医保政策、交通政策、财政政策、出入境管理政策、教育政策等密切关联。如果只出台封控政策而不考虑其他政策的配套，就会产生很多严重的社会问题。

公共政策需要配套政策支持，一系列为了解决某个社会问题的政策形成了一个政策体系，可以强化政策的整体功能。比如三胎政策出台以后，为了鼓励育龄夫妇积极响应政策，陆续出台了取消社会抚养费，完善和落实财政、税收、保险、教育、住房、就业等生育支持措施等。

公共政策的整体性不仅表现在政策的内容与形式上，还表现在政策过程中。公共政策过程基本包括议程设置、政策制定、政策执行、政策评估、政策调整和政策终结等多个环节或阶段，不同环节或阶段之间相互联系，共同对公共政策的效果产生影响。

此外，公共政策的整体性也表现在其与政策环境的密切联系上，政策环境发生变化时，公共政策过程的各个环节都会受到影响而改变，进而影响政策和政策体系的变化，因此需要注重政策内容、政策形式、政策过程与政策环境之间的整体协调性，才能保证公共政策良性运行。

（六）动态性

公共政策活动不是一成不变的，而是动态变化的，动态性是公共政策的一个明显的特征。药师寺太藏曾经把研究动态的人类活动、承认有不确定性的科学形象地比喻为研究天上云霞的科学，因为天上的云霞是变动不居的，是动态变化的。公共政策活动也如他所说的云霞那样变化无常，不仅公共政策生命周期会发生变化，就连公共政策问题也会随着时间的变化而变化，可以说动态变化是公共政策的最重要的特征之一。

公共政策的动态性并不意味着公共政策可以朝令夕改、变化无常。如果那样的话，公共政策就会丧失权威性，降低民众对公共政策的信任程度，进而影响其合法性，所以公共政策还需要保持一定的稳定性。

NOTE

第三节   公共政策的类型与功能

一、公共政策的类型

公共政策覆盖社会生活的方方面面，涉及政治、经济、社会、文化和生态等各个领域。由于公共政策数量繁多，形式多样，如果不对其进行分类，就难以清晰地认识公共政策体系，也不利于优化政策结构。对公共政策进行分类并无定式，按照不同的标准，可以把公共政策划分为不同的类型。

（一）按照公共政策涉及的领域划分

按照公共政策涉及的社会生活领域划分，可以划分为政治政策、经济政策、社会政策、科教文卫政策、生态文明政策五类。

1. 政治政策　政治政策是由执政党和政府为调节和处理人们政治关系、规范人们政治活动而制定的种种原则、准则、法规的总称。

政治生活是现实社会生活的重要组成部分，其核心是社会公共权力的归属、配置、运行、维持与制约。在现实政治生活中，人们之间的利益关系、政治权力关系、政治权利关系渗透在阶级之间、政党之间、民族之间、利益团体之间、国家之间及政府之间的关系中。在这些具体的关系之间存在着矛盾、冲突和一致，需要制定政治政策来调节各种政治关系、规范人们的政治行为、保证政治系统的正常运行。

政治政策包括阶级政策、政党政策、国防政策、外交政策、民族政策、军事政策、公共安全政策等。对一个国家来说，政治政策在全部公共政策体系中处于支配和统管的优先地位，制约和影响着经济政策、社会政策和文化政策等其他领域的政策。

2. 经济政策　经济政策是由执政党和政府为解决经济生活中存在的问题而制定的调整人们经济关系、规范人们经济活动行为的种种准则、措施和规范。经济生活是处于基础层面的基本生活，其核心是如何合理、有效地配置各种社会资源，以满足人们不断增长的物质和精神生活需求。在现实社会生活和经济生活中常会发生各种矛盾和失范，需要经济政策来制约和规范人们的经济行为。

经济政策主要包括宏观调控和微观管理两个基本的层级，围绕着市场与政府的关系而展开。经济政策一般包括工业政策、农业政策、财政政策、金融政策、贸易政策、税收政策、物价政策等。

3. 社会政策　社会政策是执政党和政府为解决社会问题、维护社会稳定、增进社会利益、提高社会福利、促进社会和谐与进步而制定的基本规范和行为准则。社会政策的主要目标是实现社会正义、社会公正、社会和谐。不同时代、不同时期、不同地域会出现不同的社会问题，但总会存在着一些主要的、共同的问题。为了解决这些共同的、带有全局性的社会问题，就必须制定和实施相应的社会公共政策。

社会政策一般包括劳动与社会保障政策、医疗卫生政策、婚姻政策、人口政策、公共救助政策、宗教政策、社会治安政策、劳动工资政策、就业政策等。社会政策要处理的社会公共问题往往很复杂，与其他公共问题交织在一起，因此执政党和政府在制定、实施社会公共政策时，要不断优化社会公共政策结构，尽量发挥社会政策体系的整体功能。

4. 科教文卫政策 科教文卫政策是执政党和政府用来解决社会科教文卫领域中存在的问题，引导科教文卫事业正常发展的各种原则、规范和指导意见等。制定和实施科教文卫政策的目标是协调科技、教育、文化、卫生活动中的各种关系，消除阻碍科技、教育、文化、卫生活动中产生的种种问题，以保证科教文卫事业正常、有序、健康地发展。

科教文卫政策一般包括科技管理政策、科技成果转化政策、高新技术开发政策、高等教育政策、国民义务教育政策、职业教育政策、继续教育政策、大众传播政策、文学艺术政策、体育政策、公共卫生政策、医疗卫生服务政策、医疗保障政策等。科教文卫政策能保障和促进科教文卫事业的完善和发展，可以为社会的物质文明建设提供强有力的支撑。

5. 生态文明政策 生态文明政策是执政党和政府为了解决生态环境领域存在的问题，促进人与自然、人与人、人与社会和谐共生、良性循环、全面发展和持续繁荣而制定和实施的各种原则、规范和法令等。生态文明政策是为保护生态环境而设立的环境保护政策，一般有美丽乡村建设政策、海洋生态保护政策、湿地保护政策、生态保护与修复政策等。

（二）按照公共政策的功能划分

根据公共政策发挥的功能划分，公共政策可以划分为分配性政策、再分配性政策、管制性政策、自我管制性政策。西奥多·洛维（Theodore J.Lowi）将公共政策分为分配性政策、再分配性政策和管制性政策。在洛维划分法的基础上，罗伯特·萨利斯伯瑞（Robert H.Salisbury）又增加了自我管制性政策。

1. 分配性政策 分配性政策指执政党和政府使用公共资源帮助特定的社会群体的政策。分配性政策一般只产生政策受益者而没有明确的利益受损者，比如义务教育政策、职业培训政策、农业补贴政策等，这类政策的制定和实施往往会受到较多的社会支持。

2. 再分配性政策 再分配性政策指执政党和政府通过某种机制对社会群体之间的收入、财产和权力等进行转移性分配的政策。这种政策将社会中某一阶层的权益或义务转移给另一群体，通常是社会资源从富裕人群流向贫穷人群，如累进税政策、转移支付政策等。再分配性政策涉及不同社会群体之间成本与收益的重新分配，一个群体受益，另一个群体受损，所以在政策制定和实施过程中容易受到利益受损者的阻碍。

3. 管制性政策 管制性政策是执政党和政府对个人、群体的某些行为进行限制和约束的政策。管制性政策存在着明显的利益受益者和利益受损者，政策必须选择出谁是赢家和谁是输家，因此，管制性政策的制定和执行过程中会出现竞争和冲突，利益受损者会动员一切资源进行抵抗，也导致利益受益者得到的利益会少于他们想要的利益。管制性政策主要有交通管制政策、外汇管制政策、反垄断政策、污染管制政策、出入境管制政策、烟草销售管制政策等。

4. 自我管制性政策 自我管制性政策指政府不设定严格且一致的管制性规范，仅规定了某些行为的原则性规范，行动者在行动时可以自主决定行为选择的政策。自我管制性政策和管制性政策虽然有些相似，但与之不同的是，自我管制性政策受到被管制团体更多的控制，甚至他们把自我管制性政策当作保护和促进自身成员利益的一种手段。比如行业准入政策、职业准入政策等。相对于其他类型的政策，自我管制性政策往往不会太吸引社会公众的关注，只有这些团体内部成员或希望进入这些团体的人比较关注这类政策。

（三）按照公共政策的内容划分

按照公共政策的内容，特别是内容的侧重性来划分公共政策，可以分为实质性政策和程序性政策。

1. 实质性政策 实质性政策指执政党和政府解决实际问题的政策。儿童疫苗免费政策、大病救助政策、食品安全政策、垃圾分类政策、教育"双减"政策、农机购买补贴政策、修建高速公路政策、长江流域禁渔政策等都是实质性政策。实质性政策会直接给人们带来利益或造成不便，并分配相关收益和承担必要成本。

2. 程序性政策 程序性政策指执政党和政府解决怎样采取行动和由谁采取行动的问题的政策。组织法、行政许可法、卫生行政处罚程序等都是程序性政策。程序性政策关注谁负责、如何组织、如何行动等程序性问题，看上去只是解决程序问题，但也可能会对实际的政策结果产生影响，因为一些人可能会试图利用程序性问题推迟和阻止实质性政策的通过，最终影响实质性政策。

二、公共政策的功能

公共政策的功能就是公共政策在社会治理过程中发挥的作用。具体的公共政策在不同的时空内发挥着不同的作用，具体地讲，公共政策有引导功能、管制功能、调控功能和分配功能。

（一）引导功能

现实社会生活中，社会活动主体的行为是可以规范和引导的。公共政策作为规范公众行为的社会准则，规范和指导公众的行为，将公众的行为引导向执政党或政府的政策制定者希望的方向发展。执政党和政府通过公共政策来告诫公众什么事不可以做、什么事情可以做，以及应该按照什么原则来做，从而改变社会的人力、物力、财力等资源的配置与分布状况，使得政策具有引导功能。

公共政策的引导功能可以分为直接引导和间接引导。直接引导指政策对其直接调节对象的行为方向和行为准则产生作用，比如国家卫生健康委办公厅组织制定的《肿瘤专业医疗质量控制指标（2023年版）》，对促进相关专业的医疗质量管理工作发挥了重要作用。间接引导功能指政策对其非直接调节对象的行为产生的制约和引导作用，比如《关于全面推进社区医院建设工作的通知》，对转变社区居民就诊行为就会产生一定的间接影响。公共政策直接引导和间接引导不是一成不变的，在一定的条件下，两者可以互相转变。

公共政策的引导功能，从作用结果看，既可以有正向的引导，也可以有负向的引导。正向引导指政策发挥的作用与政策所调节对象的本来发展方向是一致的。负向引导指政策发挥的作用与政策所调节对象的本来发展方向是相反的。需要指出的是，公共政策的负向功能并非只是由错误的政策引起的，正确的政策也一样会产生负向功能，或者说，任何公共政策都可能同时具有正向功能和负向功能，比如提高企业社会保险费率政策对保障企业员工权益产生正向功能，但会增加企业负担，影响企业发展，对企业就产生了一定的负向功能。

（二）管制功能

现实社会生活中，会出现很多导致社会运行不良的公共问题，这些问题可以通过公共政策约束和禁止目标群体的行为加以解决。公共政策通过制定规则、法令、准则、标准、许可等手段对目标群体进行约束和禁止的功能就是公共政策的管制功能。公共政策管制功能主要是制约和禁止目标对象做什么，或使目标群体的行为符合政策主体的希望。比如《开展严厉打击非法应用人类辅助生殖技术专项活动工作方案》就是为了切实保障人民群众生命安全和身体健康而禁止非法应用人类辅助生殖技术的政策。

公共政策管制功能分为积极性管制和消极性管制。积极性管制是指政策条文的规定突出正激励原则，即对某种行为给予物质或精神方面的奖励，以激励这种行为重复出现，进而达到减少其反向行为的目的。比如《关于进一步完善和落实积极生育支持措施的指导意见》就是通过正激励来鼓励生育。消极性管制指政策条文的规定突出负激励原则，即对某种行为加以物质或精神方面的惩罚，以抑制这种行为重复出现的概率，从而达到管制的目的。比如《中华人民共和国治安管理处罚法》就是通过负激励的处罚来规范民众的行为。

【媒体掠影】

《全国无偿献血表彰奖励办法（2022年版）》修订背景和内容

1. 修订背景　根据《中华人民共和国献血法》和《全国无偿献血表彰奖励办法》有关规定，国家卫生健康委员会同中国红十字会总会、中央军委后勤保障部卫生局每两年开展一次全国无偿献血表彰活动，表彰和奖励在无偿献血事业中做出显著成绩和贡献的个人、单位、省（市）和部队。自1998年《中华人民共和国献血法》实施以来，全国已累计开展10次表彰，无偿献血奉献奖获奖人次逾180万，在鼓励更多社会公众参加无偿献血方面发挥了积极促进作用。为持续营造无偿献血良好社会氛围，拓展无偿献血招募工作模式，鼓励更多单位和个人参与无偿献血活动，国家卫生健康委会同中国红十字会总会、中央军委后勤保障部卫生局对《全国无偿献血表彰奖励办法（2014年版）》进行修订，形成《全国无偿献血表彰奖励办法（2022年版）》。

2. 主要修订内容　修订后的《全国无偿献血表彰奖励办法（2022年版）》共五章二十七条，主要修订内容：一是增加"无偿献血奉献奖终身荣誉奖"奖项（第六条第四项），获奖标准为"累计获得无偿献血奉献奖金奖3次以上者"，终身荣誉奖仅表彰一次。二是根据《志愿服务组织基本规范》（GB/T40143-2021）调整了"无偿献血志愿服务奖"获奖标准（第八条），并将"造血干细胞捐献志愿服务时间"纳入评选条件。三是调整了"无偿献血先进省（市）奖"获奖标准（第九条第二项），在强调巩固定期献血者队伍的同时增加千人口献血率等指标，获奖省（市）应当在"表彰年度内，当地献血人群中定期无偿献血者比例或千人口献血率不低于全国平均水平"。四是为增加表彰工作准确性，提升工作效率，减轻基层血站工作负担，明确表彰信息报送途径（第十七条），要求各地充分利用全国血液管理信息系统，通过系统平台实现表彰相关信息的申报、核对和确认。五是进一步明确"定期无偿献血者""定期无偿献血者比例"和"千人口献血率"定义，明确统计口径，增加办法的可操作性和评价的科学性。

资料来源：http://www.nhc.gov.cn/yzygj/s3590/202203/16b6e7696b4643f7a5184e35155464c1.shtml

（三）调控功能

现实社会生活中，民众或群体之间的利益矛盾和冲突不可避免，执政党和政府需要利用政策手段对社会生活中出现的利益冲突进行调节与控制，以保持社会的稳定，推动社会经济健康有序发展。公共政策的调控功能主要体现在对社会关系的调节和控制，尤其是对各种社会关系背后的利益关系进行调节和控制。

NOTE

公共政策的调控功能也分为直接调控和间接调控。直接调控就是政策直接调控某些民众或群体的行为趋向，比如《关于优化生育政策促进人口长期均衡发展的决定》，实施一对夫妻可以生育三个子女的政策，取消社会抚养费等制约措施，清理和废止相关处罚规定，配套实施积极生育支持措施，开启婴幼儿照护服务发展的新阶段，对人口增长和优化有直接调控作用。"三孩"政策及其配套政策的推出会间接影响到产业结构的调整和优化，从而对产业结构产生间接的调控。

公共政策的调控功能往往带有一定的倾向性，在特定的时期，执政党和政府会根据工作侧重点对某些民众和群体进行政策倾斜，优先考虑某一地区、某一领域，以保护某些群体的利益。比如《关于推动公立医院高质量发展的意见》政策就是把公立医院高质量发展放在更加突出的位置，以满足增进人民健康福祉的根本需求。

（四）分配功能

现实社会生活中，由于社会资源的总量有限，每一社会成员又希望尽可能多地占有社会资源，因此公共政策在分配利益时不可能同时满足所有人的利益诉求。如何进行利益分配以满足绝大多数人的利益，尽可能少地减少或化解由利益分配问题带来的矛盾和冲突，需要公共政策发挥利益分配的功能。

公共政策对利益的分配不可能满足所有人的利益诉求，往往是一部分人获利较多，而另一部分人获利较少甚至有利益损失，公共政策的利益分配功能发挥作用的好坏直接影响社会利益的冲突程度，甚至可能激化社会的利益冲突，进而影响社会的良性运行和稳定发展。

社会主义市场经济条件下，中国共产党和中国政府在发挥公共政策分配功能时，会充分考虑效率和公平相统一的原则，在向谁分配和怎样分配的问题上对部分利益群体倾斜，具体地讲，以下三种利益群体和个体容易从公共政策中获得利益。

1. 与政府主观偏好一致或基本一致者　任何政府都会愿意将利益分配给自己的拥护者而不是反对者，拥护者获得利益后会更加支持和信任政府，也更加愿意接受和支持政策的制定和实施。

2. 能代表生产力发展方向者　代表生产力发展方向者的行动是和社会发展方向一致的，会推动生产力的发展，能够创造出更高的效率和更大的效益，也为政府的运行和发展提供了强有力的经济保障，所以政府在进行利益分配时，必然会愿意让体现生产力发展方向者获得利益。

3. 社会中成为大多数者的公众　政府的合法性取决于大多数人的接受、信任和支持，为了维持自身的存在与发展，就必然要考虑社会中绝大多数人的利益，所以政府在制定公共政策时就必然从维护和增进社会中大多数人的利益出发，尽可能让大多数人获益。当大多数人的利益得到满足或基本满足后，就会自觉拥护和执行公共政策，从而取得更好的政策效果。

第四节　公共政策的形式

公共政策的形式是指政府为解决社会问题或实现特定目标和引导社会行为而采取的具体行动和决策的方式和形式。一般来说，这些表现形式可以包括立法决策、行政决策、司法决策、执政党决策，以及全民公决等。这些表现形式可以根据具体问题和政府的职责来选择和运用，并需要根据实际情况进行调整和改进。

一、立法决策

（一）中国的人民代表大会立法决策

中华人民共和国全国人民代表大会，是《中华人民共和国宪法》规定的中华人民共和国最高国家权力机关，是中华人民共和国国家立法机关，行使国家的立法权。中国共产党是中国政府系统的领导核心，主导着公共政策的制定。党的主张通过人民代表大会制度，经由法定程序转化为国家意志。中华人民共和国采取议行合一制度，人民代表大会的法律地位高于行政机关与司法机关。

立法是人民代表大会的首要职权，主要表现为以下五种形式。

1. 宪法 全国人民代表大会常务委员会享有修改宪法和解释宪法的职权。宪法的修改，由全国人民代表大会常务委员会或 1/5 以上的全国人大代表提议，并由全国人民代表大会多数全体代表（2/3 以上）通过。

2. 基本法 《中华人民共和国宪法》第六十二条规定，全国人民代表大会行使下列职权：制定和修改刑事、民事、国家机构的和其他的基本法律。刑法、刑事诉讼法、民事诉讼法、立法法、行政诉讼法、行政处罚法、选举法等法律都属于基本法的范畴。

3. 其他法律 指超出基本法律性质的其他法律。涉及外交、社会治安、环境保护、统计、土地管理、工商行政、专利等各个领域。

4. 地方性法规、自治条例和单行条例 根据宪法规定，地方国家权力机关依照法定的权限，在不同宪法、法律和行政法规相抵触的前提下，能够制定和颁布的在本行政区域范围内实施的规范性文件。

5. 决议、决定、命令、条例 决议与决定没有实质性的区别，命令、条例等都属于决定的范畴。决定、决议、命令、条例是对已有文件或事件的一种带有批准、告知、确认、表态、结论等性质的法律文件形式。

（二）美国的国会立法决策

国会立法是公共政策最基本的形式，美国宪法规定全部立法权"属于由参议院和众议院组成的合众国议会"。但是在美国，一项法案要成为法律，其道路是漫长而坎坷的，需要经历议案的提出、审议、听证、通过，方能成为法律，这标志着一项公共政策的正式出台。

二、行政决策

（一）中国的行政决策

国家行政机关指国务院及其组成部门和地方各级政府，它们是国家权力机关的执行机关，行使国家行政权，当代中国行政决策的主要形式包括行政法规、行政措施、决定和命令、部门规章。

我国现行宪法规定国务院有权根据宪法和法律，制定行政法规、规定行政措施，从国务院立法的情况来看，行政法规和行政措施、决定和命令在实质构成要件上尚未做出明确规定，而在其形式上则做了区分。即行政措施、决定和命令以国务院文件或国务院办公厅文件的形式发布。两者被统称作"国家政令"，具有相同的法律效力。但是，中共中央和国务院共同发布的文件则被认为是政策性文件，而不是法规。

部门规章是国家法律和行政法规的进一步具体化，外部形式也与国家法律和行政法规很相似，同样具有较强的规范性，常常以部长令的形式加以发布，并须报国务院备案，国务院有权予以改变或撤销。

（二）美国的行政决策

总统决策大多是行政决策。总统领导下的行政机构基本职能是执行国会立法和总统决策，在执行的过程中同时也制定政策。而总统领导下的行政机构可分为内阁部、独立管制机构、其他独立机构和政府公司。

就美国而言，总统的否决权一般是指总统对国会的否决权，作为总统的一项权力，是没有次数限制的，只是在总统行使否决权后，两院可以经过2/3以上投票推翻总统的否决。美国总统可以否决国会通过的任何法案，除非两院中各有2/3以上投票推翻他的否决，否则该法案就不能成为法律。美国首任总统乔治·华盛顿于1792年4月5日动用了否决权，成为第一个动用否决权的美国总统。1845年3月3日，美国国会第一次以2/3以上投票推翻了总统的否决票。总统决策一般包括立法倡议、立法否决、委托立法、外交决策和防务政策这五种类型。

国会授予政府机构正式权力以做出具有法律效力的抉择。如授予环保局正式权力做出有关规章、条例、细则等。根据美国《宪法》，国会无权废除一个州，也没有任何一个州可以僭越只有国家政府才可以行使的权力，同时《宪法》规定，在没有就国家政府权威做出规定的领域，州政府可以在不与国家政府可合法行使权力相冲突的情况下采取行动。

三、司法决策

（一）中国的司法决策

中国的司法决策体系主要由司法机关负责，包括人民法院和人民检察院，它是独立于行政和立法机关的第三个国家权力机关。

在中国，司法决策的基本原则是依法独立行使司法权。法官在审理案件时，应根据法律和相关法规做出独立、公正和公平的决策。司法决策应当遵循法律，依据事实和证据，保障当事人的合法权益，并维护社会公共利益。近年来，中国也在推进司法改革，以进一步提高司法决策的公正性和效率。改革的重点包括加强司法独立、完善司法责任制、推动审判公开和透明、加强司法人员队伍建设等。

中国的司法决策产生于国家最高司法机关的司法解释中。由最高人民法院和最高人民检察院根据法律赋予的职权，对审判和检察工作中具体应用法律所做的具有普遍司法效力的解释是公共政策的一种特殊组成。

伽达默尔认为，"理解"和"解释"同等重要，它们都是解释法律条文在司法实践中的重要表达形式，他认为只有通过对"解释"的"理解"，才能使"解释"的内容更加清晰、准确。

随着法治建设的不断深入，司法解释在我国的重要性日益凸显，已成为法治发展的重要动力。法院系统由于其职能和责任的特殊性，其做出的司法解释在整体中占据很重要的地位。

（二）美国的司法决策

美国最高法院也是公共政策的直接制定者，美国联邦最高法院对各种提交的案件，一般由9位大法官以简单多数票的表决方法来决定。1882年开始发行官方汇编的《美国联邦最高法院判例汇编》，其中的判例对法庭有约束力，为审理同类案件的依据。美国司法决策的主要形式有司法审查、推翻先前的裁决和司法命令。

四、执政党决策

中国共产党的领导是中国特色社会主义最本质的特征。党的十八大以来，以习近平同志为核心的党中央统筹推进"五位一体"总体布局，协调推进"四个全面"战略布局，把坚持和加强党的全面领导落实到国家治理各领域、各方面、各环节，确保党始终成为中国特色社会主义事业的坚强领导核心。习近平总书记在党的二十大报告中强调全党必须牢记五个"必由之路"，其中"坚持党的全面领导是坚持和发展中国特色社会主义的必由之路"居于首位。

中国共产党的政策以直接和间接两种形式形成国家的公共政策。

（一）直接形式

中国共产党是全国人民的领导核心，在公共政策的制定与执行过程中起着主导作用。中国共产党制定的政策是在一定历史时期为实现一定任务而规定的调整国家之间和国家内部各社会群体之间的行为依据和准则，是通过直接采取政府行为而贯彻到社会生活各个领域之中的。

（二）间接形式

主要涉及三种类型：第一，中共中央与国家其他机构联名发布的政策文件，如《中共中央国务院关于做好 2023 年全面推进乡村振兴重点工作的意见》是 2023 年中央一号文件。第二，中共中央提出政策倡议，如"三大倡议"强化金砖国家合作。第三，国家有关机构以党的政策为指导原则制定相关政策。中国共产党领导的中国特色社会主义制度的辉煌成就，需要从包括公共政策领域发展进步在内的政治与行政体制改革中寻求更为全面的解释。

五、全民公决

全民公决并不是现代社会的产物，它的雏形发轫于古代希腊雅典时期的"公民大会"，在小国寡民的城邦里全民公决运行自然、合理。现代意义上的全民公决更具有"半直接民主"的特点。从历史角度来看，除直接民主的理论源头外，全民公决也与参与式民主和协商民主理论有着密切的关系。

全民公决又称全民投票或公民表决，指在某个地区或作为国际法主体的一个国家内，拥有公决投票权的全体公民就提交给他们的对本地区或本国的政治生活具有重大影响的问题以投票表决的方式做出最后决定。全民公决作为直接民主的一种方式，进入 20 世纪 80 年代中后期以来，其使用越来越频繁，成为一些国家政坛上比较普遍的政治现象。

【媒体掠影】

英国去留欧盟公投事件回顾

英国去留欧盟公投（Brexit），是英国国内就其欧盟成员资格去留问题于 2016 年 6 月 23 日举行的公投。2013 年 1 月 22 日，英国时任首相卡梅伦首次提及脱欧，许诺自己如果连任成功将保证在 2017 年年底之前进行脱欧公投尝试。这番言论当时瞬间遭到欧洲国家强烈反对。

在 2015 年英国大选后，首相戴维·卡梅伦兑现竞选时承诺，提出在 2017 年年终前举行公民投票，决定英国是否继续留在欧洲联盟。英国女王伊丽莎白二世于 2015 年 5 月 27 日的国会开幕大典上也提到举行公投的计划。同月，政府向下议院提交举行公投的法案。最终于2016年2月正式公布公投时间定为同年6月23日。同年3月，脱欧公投进入准备期，支持脱欧的选民和留欧的选民纷纷动员民众，政府以及反对党也开始组织拉票活动，竞争舆论阵地。在本次公投中有权投票的人士包括所有年满18岁且居住在联合王国及直布罗陀的英国公民、爱尔兰公民和英联邦公民，以及上议院议员和过去15年内曾经登记为选民而现在海外居住的英国公民。与大选不同，除居住在英国、爱尔兰、马耳他和塞浦路斯的英国国民之外，在皇家属地和其他欧盟成员国居住的英国公民均无权参加本次公投。

2016年6月23日，英国正式举行脱欧公投，6月24日，正式投票结果公布，脱欧阵营以51.9%的得票率获胜，英国决定退出欧盟。英国脱欧既是欧盟的一个重大挫败，也是影响欧洲整体团结的大事，尽管这种分手还是以和平和理性的方式进行的。

资料来源：https://image.thepaper.cn/html/timeline/2017/Brixit/index.html

全民公决基于平等原则，能够获得最大范围的民主，防止了国家重大政策的制定被少数人操纵，还可以培养公民的参与意识与政治责任感。但由于投票者多会关注自己的利益、少数人的权益没有得到有效保障、公决时间长等问题，全民公决并不是一个完美的制度。

全民公决作为公民政治参与的一种形式，近年来在世界上运用得比较普遍。国内某些学者也提出"对极为重要的国事问题，如有必要和可能，也可考虑依法进行'人民公决'的制度"。在现代政治生活中，随着传播手段的发展，公民参与政治决策的可能性越来越大。全民公决现象的大量涌现，意味着大众政治文化从社会心理上获得了主导权。经济社会的发展、平等观念的世俗化、教育的普及、大众传媒的发达，公民知识水准和政治参与水平的提高，都有利于推动直接民主从"理想"趋向"现实"。

【案例分析】

深化医改"划重点"

7月29日至30日在山东济南召开的2023全国深化医改经验推广会暨中国卫生发展会议上，多名业内专家盘点既往医改清单，前瞻下一阶段"路线图"，着力解决人民群众看病难、看病贵的问题。

1. "家门口"能否有更多优质医疗服务　推动"大病重病在本省就能解决，一般的病在市县解决，头疼脑热在乡镇、村里解决"，是深化医改的重要目标。

目前，我国确定了125个国家区域医疗中心建设项目，医疗服务"高地"覆盖所有资源薄弱省份。2021年首批国家区域医疗中心相关专科的跨省就医，较2019年下降9.3%。

"国家区域医疗中心已基本完成规划布局，下一步重点是推动建立与之相适应的管理体制和运行机制。"国家卫生健康委体制改革司一级巡视员朱洪彪说。

均衡布局优质医疗资源，基层的诊疗水平也在持续提升。截至2022年年底，全国87.71%的县级医院达到医疗服务能力基本标准，累计达到服务能力标准的乡镇卫生院和社区卫生服务中心超过3万家。

着眼长远，要让老百姓在"家门口"享受到更多优质医疗服务，还需深化以公益性为导向的公立医院改革，发展壮大医疗卫生队伍。

此前，全国公立医院已分别取消药品和医用耗材加成。如何夯实公立医院的公益性基础，同时保障公立医院人员薪酬的来源、调动医务人员积极性，成为一项迫切任务。"下一步的重点是持续巩固和完善运行新机制。"朱洪彪说。

2. 如何让老百姓个人自付负担再减轻　根据最新发布的 2023 年城乡居民基本医保筹资标准，人均财政补助标准为每人每年 640 元。十年前，这个标准是 280 元。统计数据显示，近年来我国政府卫生支出和社会卫生支出持续加大，个人卫生支出占卫生总费用比重持续下降至27.7%。

"但一些老百姓实际从口袋里拿出的看病钱，并没有感觉到明显减少。"上海交通大学中国医院发展研究院院长许树强说，一个重要原因是基本医疗保险报销范围外的费用负担依然较重。

一边要继续解决看病贵，一边是医疗服务价格偏低、部分医疗机构出现亏损，如何破题？

不久前，经国务院同意，国家卫生健康委等六部门联合印发《深化医药卫生体制改革2023 年下半年重点工作任务》，其中明确提出要促进多层次医疗保障有序衔接。

许树强认为，深化医改既要让人民群众从自己口袋拿钱的花费越来越少，还要促进公立医院的发展，可以考虑更多医疗费用由第三方支付的改革举措。在继续发挥医保基金基本保障作用的同时，积极推进普惠型商业医疗保险、商业健康保险、长期护理保险等发展。

3. 怎样既"用好药"也"供好药"　近年来，随着医保药品目录准入谈判、集中带量采购等多项举措落地，341 个新药以适宜的价格纳入目录，集采药品平均降价超过 50%，累计节约费用 3000 亿元左右。

在上海市卫生和健康发展研究中心主任金春林看来，集采的前期准备工作越发充分，方案设计越发严密，惠及百姓的药品和医用耗材也越发丰富。

国家医保局数据显示，集采在推动药品降价的同时，也让原研药和通过仿制药质量、疗效一致性评价药品的比例超过 90%，高质量药品的可及性大幅提升。

支持药品研发创新，常态化开展药品和医用耗材集中带量采购，加强药品供应保障和质量监管……聚焦医药领域改革和创新发展，一系列重点工作将在今年下半年持续推进，确保"供好药""用好药"。国家卫生健康委体改司有关负责人表示，今年将指导各省至少开展一次药品、耗材的集中带量采购，要求年底前实现国家和省级集采药品数合计达到 450 个。

此外，据了解，促进医防协同、医防融合，推进疾病预防控制体系改革，提升公共卫生服务能力等，也将是下一阶段深化医改的重要内容，年内有望出台一系列指导性文件。

资料来源：www.news.cn/politics/2023-07/30/c_1129777051.htm

讨论：

1. 根据案例描述，你认为医改政策的价值取向是什么？

2. 在你看来，深化医改政策会影响哪些人或群体的利益？是如何影响的？

3. 请你谈谈该案例体现了公共政策具有的哪些功能？

【思考题】

1. 公共政策的含义是什么？

2. 如何理解公共政策的本质是"公共性"？

3. 公共政策有哪些特征？

4. 公共政策的类型有哪些？

5. 公共政策的功能是什么？

6. 公共政策的主要形式有哪些？

第二章　公共政策分析学科发展

【学习目标】

1. 熟悉：中国公共政策分析学科发展概况和展望。
2. 了解：西方政策科学产生和发展的历程、发展趋势。

【案例导读】

中国公共政策学科发展的回顾与展望

在中国，公共政策（政策科学、政策分析或政策研究）与公共管理（行政管理或行政学）是在改革开放中成长起来的特殊学科领域。20世纪70年代末80年代初，伴随改革开放的伟大脚步，我国恢复政治学及行政学这一中断了几十年的学科专业的研究与教学，政策科学或政策分析这个国外社会科学——特别是政治学与行政学的新研究领域同步传入我国，由此开启了中国政策科学构建与发展的进程。

在我国，党的十九大吹响了决胜全面建成小康社会、夺取新时代中国特色社会主义伟大胜利的号角，制定了适应时代要求、顺应人民意愿的行动纲领和大政方针。我国在新时代全面深化改革和现代化建设实践中，产生了大量亟待解决的关于公共政策方面的问题。党和国家的机构改革、国家治理现代化、依法治国与依法行政，公共服务体系和制度建设、创新型国家建设，以及政治、经济、社会、文化和生态等各个领域的改革、发展战略与政策的制定与执行，呼唤推进中国政策科学的学科建构、理论创新与知识应用。

改革与发展的大量政策问题需要系统研究，政策实践及其创新经验也需要及时总结。党的十八大以来，以习近平同志为核心的党中央提出一系列关于公共政策的新思想、新理念、新观点和新论断，包括政策制定的指导思想、原则和方法，党和国家机构改革特别是公共决策体制改革，完善决策咨询制度，加强政策执行、评估和督查以及政策检验的人民满意标准等；党和政府进行了卓有成效的政策实践创新，总结出了大量经验，如突出问题导向、顶层设计、找到最大公约数（决策共识）、先调研后决策、马上就办（政策转化为行动）、打通政策执行的"最后一公里"、政策督察、第三方评估、中国特色新型智库建设等，形成了中国特色的政策思想体系与鲜明的政策实践风格。这为中国特色政策科学的建构与发展提供了丰富的思想资源与经验材料。

习近平总书记在哲学社会科学工作座谈会上的重要讲话指出了加快构建中国特色哲学社会科学的重要性、目标、方向、原则、要求和措施，为加快构建中国特色的政策科学指明了方向。如何按照习近平总书记的指示精神，立足中国、借鉴国外，挖掘历史、把握当代，关怀人类、面向未来，着力建构中国特色政策科学的话语、理论和学科体系，既是党和国家向政策科学界提出的一个重大而紧迫的任务，也是我国政策科学繁荣发展的必由之路。

NOTE

资料来源：陈振明.中国政策科学的学科建构——改革开放40年公共政策学科发展的回顾与展望[J].东南学术，2018年7月，52-59.

第一节　中国公共政策分析学科发展概述

我国的公共政策有着悠久的文化历史，其主要思想散见于古代的谋略典籍之中，思想基础深厚。中华民族为全人类留下了大量的优秀政策研究遗产。中国古代典籍不仅记载了历代统治者的治国方略或政策、各种实际运用的谋略和谋术，还记载了政治家、圣哲贤人、谋士军师对政策经验的总结及关于政策研究的思想和方法。中国古代的谋略谋术可以说是现代政策研究的先导，而谋士、智囊则是古代的政策研究者。在我国，辅助统治者审时度势、选择时机，提供政策咨询的智囊出现得很早，上可追溯到夏商之家臣、西周之命士。至春秋战国时期，群雄争霸，各据一方。诸侯们为独揽天下，纷纷招贤纳士，养聘食客。有识之士则挟术怀策周游列国。《史记·吕不韦传》记载："当是时，魏有信陵君，楚有春申君，赵有平原君，齐有孟尝君，皆下士，喜宾客以相倾。"这些食客中有不少杰出智囊人物，他们为诸侯争霸立下了汗马功劳。《战国策》专门记述了这些策士们的言论和行动，可以说是我国历史上第一部较为完整的政策研究及咨询的著作。我们的祖先为我们留下了大量与政策相关的至理名言及成语，如"凡事预则立，不预则废""运筹帷幄之中，决胜千里之外"等。

在中国漫长的历史中，涌现了一大批与政策和政策研究密切相关的著作：诸子百家的著作中有大量治国安邦的至理名言；《孙子兵法》不仅是兵书，还是国策（虽然主要是军事谋略的研究，但也有大量的一般政策思想）；《史记》《三国志》《资治通鉴》等不朽名著记载了许多政策研究的真知灼见；明朝冯梦龙的笔记文学作品《智囊补》记录了从先秦到明代惊心动魄的政策案例。

除古代的政策思想和政策实践经验的遗产外，具有重要价值的还有马克思列宁主义、毛泽东思想中丰富的政策思想和在长期革命与社会主义建设过程中形成的政策原则及积累的经验教训。

一、中国公共政策分析学科发展概况

（一）发展阶段

真正意义上的中国公共政策学是在改革开放以后才出现的。可以将中国公共政策学的发展历程以2000年为界限进行划分。

1.公共政策学引进和初创阶段（20世纪80年代初～20世纪末）　这个时期，西方政策科学研究成果传入我国，一些学者注意到了国外社会科学中的这个新领域，着手进行介绍、引进和初步的研究工作。例如，1983年孟繁森在《理论探讨》杂志发文《需要建立一门研究党和国家生命的科学——政策学》。这是国内政策科学建构与发展的起点。1986年，全国软科学工作座谈会上"决策民主化和科学化是政治体制改革的一个重要课题——在全国软科学研究工作座谈会上的讲话"的报告，明确提出要推动"政策研究"进程，成为中国政策科学研究发展的标志性事件。随后，中国的公共政策学研究逐步走上正轨。

2. 公共政策学繁荣发展阶段（21 世纪以来） 进入 21 世纪，伴随着我国改革开放向纵深发展、实现国家治理体系和治理能力现代化改革总目标的确立，尤其是不断提高公共决策的科学化、民主化和法治化水平，以及改善公共决策咨询系统现实需要的增强，中国公共政策学发展迅速，呈现繁荣发展的局面。全国各高等院校大范围成立公共政策学院系和研究所，启动与发展专业学位教育，出版了大量政策科学专著译著，发表了大量学术性论文，学科建设不断拓展和完善。公共政策学此时成为我国社会科学研究的一个相对独立的学科领域，学科建设开始走向成熟。

（二）发展表现

改革开放 40 多年来，中国公共政策学在学界与政界的共同努力下，经过引进、吸收、消化、应用、总结、反思等阶段性的发展，目前已为推进全面深化改革，实现国家治理体系和治理能力现代化，促进公共政策实践的科学化、民主化、法治化，以及提高政策质量做出了卓越的贡献。具体表现在以下六个方面。

1. 知识增长迅速 在初创阶段，我国学者大量翻译国外政策科学经典著作和出版公共政策教材，发表有分量的学术性论文。引进的国外经典著作有查尔斯·林德布洛姆（Charles Lindblom）的《决策过程》、克朗（R.M.Krone）的《系统分析和政策科学》、安德森的《公共决策》、内格尔的《政策研究百科全书》、叶海卡·德洛尔（Ye-hezkel Dror）的《逆境中的政策制定》等；国内出版的公共政策教材有张金马的《政策科学导论》、陈庆云编著的《公共政策分析》、陈振明主编的《政策科学——公共政策分析导论》等。近一二十年来，我国政策科学领域文献数量增多，国外政策科学大量论著被翻译介绍过来，多家著名出版社推出"公共政策经典译丛"，国内学者也出版了大量的公共政策学专著或教材。学界在国外公共政策学理论与方法成果的评价、引进和消化，中国政策系统及运行，中国政策实践经验的总结与中国优秀文化遗产的继承，当代中国及世界现实政策问题尤其是经济社会政策问题等方面的研究上取得了丰硕成果，中国特色政策科学的话语、理论和学科体系的探索也逐渐起步。

2. 学术交流活跃 初创时期的 20 世纪 80 年代末和 90 年代初，国外著名政策科学家（如内格尔、德洛尔、弗莱什曼等人）来华讲学，国内教学科研机构和党政部门政研机构与国外大学的公共政策学院或思想库开始建立起学术交流关系，首批公共政策相关学科专业的留学生和访问学者回国，带回国外政策科学发展的大量新信息。国内学界的学术交流也逐步展开，如 20 世纪 90 年代召开了五次大规模的全国性政策科学研讨会（如 1991 年在长春召开全国首届政策科学研讨会，1992 年在山东曲阜召开全国政策科学研究会的成立大会暨理论探讨会等）。近一二十年来，国内公共政策学界学术交流活跃，活动内容包括学术会议、人员互访、课题合作和资料交流等，尤其是举办了大量国际性和全国性的政策科学或公共政策方面的学术研讨会。一批在海外取得公共政策及相关领域博士研究生学位的学者回国服务，出国攻读公共政策及相关专业的博士和硕士学位的留学生大量增加，这有力推动了中国政策科学的发展及其规范化和国际化。

3. 学科建制成熟 在学术团体方面，20 世纪 90 年代初两个全国性的政策科学研究组织相继成立，一个是 1992 年的全国政策科学研究会，另一个是 1994 年的挂靠国务院发展研究中心的中国政策科学学会，个别省市相应建立了政策科学研究会。在资金来源方面，从"七五"计划开始，中央和地方政府及大学、科研机构的科研基金就将政策科学或政策分析的课题列入

NOTE

资助范围，从"七五"到"十五"的计划设立了大量该领域的研究课题；"十一五""十二五""十三五"规划中的公共政策研究项目特别是重大项目大幅增加。高校重点学科建设，尤其是"211工程""985工程""双一流建设"的项目中，不少高校设了"公共管理与公共政策"或相关的创新平台或重点学科项目。在出版领域，近一二十年来，公共政策与公共管理一直是出版热点，许多出版社已推出"公共政策与公共管理"系列教材或译丛，特别是不少高校及科研机构纷纷创立公共政策与公共管理相关的专业期刊，政策科学研究成果的出版或发表渠道比较畅通。

4. 专业教育兴起   公共政策或政策分析作为大学专业教育及干部培训的一个新领域，逐步受到人们的关注和重视。20世纪90年代初、中期，我国重点综合性大学开设了政策分析的研究生和本科生课程（如厦门大学、北京大学分别于1993年、1994年在行政管理硕士点中设立了政策分析方向），在政治学与行政学系成立公共政策教研机构（如北京大学、厦门大学和中山大学的公共政策教研室等）；1998年全国首批的3个行政管理博士点的培养方案中，或者设立政策分析方向，或者开设政策科学研究的课程。进入21世纪，许多高校在政治学、行政学、经济学和社会学等学科的硕士点中设立政策分析或公共政策方向。到目前为止，国务院学位委员会批准的公共管理一级学科硕士点中，大都设置了公共政策研究方向。2001年国务院学位委员会批准设立公共管理硕士专业学位（MPA），"公共政策分析"成为该学位最重要的研究方向和基础课程之一。进入21世纪，政策分析专业的博士教育迅速发展，在迄今为止设立的48个公共管理一级学科博士点中大多设有公共政策分析二级学科或研究方向。此外，作为干部培训的一个新领域，各级党校和行政学院也不断加大政策科学或公共政策研究与教学的力度。

5. 职业化态势形成   在我国，政策分析职业化态势已经形成并初具规模。长期以来，我国有大量从事实际政策研究或政策分析职业的人员，他们主要分布在党政机关特别是党中央及地方各级党委的政策研究室，国务院和地方各级人民政府的发改委，社会经济发展研究中心，各职能部门的政策研究单位，高校、党校和行政学院、科研院所，科协和社科联一类的协会，以及其他半官方的或民间的咨询公司等。许多人在这些单位以政府公务员、事业单位职员、教师和研究人员的身份从事政策分析工作。在我国还没有类似"政策分析师"的职业名称。随着我国进入中国特色社会主义新时代及政策思想市场的形成，特别是中国特色新型智库的发育成熟及咨询业的发展，政策分析必将成为一种有吸引力的行业，其职业化规模将继续扩大。

6. 知识应用广泛   从一开始，政策科学的知识及研究成果便被应用到改革开放和现代化建设的重大决策以及重大工程项目的论证之中；智库或思想库开始发育成长，一些官方或民间的政策研究机构相继成立，包括党政机关的政策研究机构，以及高校和社科院的公共政策研究中心或发展研究院一类的政策参谋咨询机构。近一二十年来，越来越多的公共政策学者或团队以各种各样的方式（尤其是以政府部门顾问或咨询专家的身份）参与政府的政策实践中，活跃在经济、政治、社会、文化和环境生态等各个政策领域及国家或政府治理与改革的方方面面，公共政策学者和专家在推进我国公共决策的科学化、民主化、法治化方面起着越来越重要的作用。特别是2013年习近平总书记首次倡导要推进中国特色新型智库建设之后，一大批中央和地方党政机关的政策研究机构及大学和科研机构的智库纷纷建立与发展了起来。2015年，中共中央办公厅、国务院办公厅印发了《关于加强中国特色新型智库建设的意见》，随后总共有25家机构成为首批国家高端智库建设试点单位。

二、中国公共政策分析学科展望

总体而言，现代政策科学及其研究起源于第二次世界大战之后的美国，在改革开放后开始传入中国。在这四十余年间，我国的公共政策研究迅速发展，取得了较为丰硕的成果，已在我国社会科学领域占有一席之地。但同时我们也应该看到，相对于西方国家在公共政策研究领域中的领先地位，我国的公共政策研究仍较为落后，存在一些薄弱环节，如对政策科学的宣传普及工作做得不够；政策科学的学术价值和实践价值（特别是它可以作为决策科学化与民主化的主要支撑学科），以及对社会经济的巨大促进作用并未被人们充分认识；政策科学的学术研究水平与国外先进水平还有差距，学科的基础不牢，研究人员的整体素质有待提升；政策科学的制度化或学科的组织化建设存在诸多困难和问题；对现实政策问题的研究不深，政策科学的应用性、现实性未能充分体现；相对于我国公共政策实践的需求，我国公共政策的理论发展相对滞后……总之，我国公共政策分析学科的发展之路仍然任重而道远。因此，我国公共政策分析学科应该把如下五点作为未来发展的基本方向。

（一）政策科学的最新成果与本土化创新相结合

密切跟踪国外政策科学发展的最新趋势，大胆借鉴其新理论和新方法，同时立足于对中国现实政策问题的调查研究，促进政策科学的本土化。从政策科学的科学性角度看，政策科学反映了人类政策过程与政策行为的某些共性，揭示了政策系统及其运行的规律，因而它的某些概念范畴、理论原理、分析方法具有普遍适应性。我国的公共政策研究亟待与国际接轨，所以应当持续关注西方政策理论最新进展和研究动向，将西方政策研究的最新成果与前沿趋势吸纳进来。

然而，现代政策科学是先在西方尤其是在美国特定的政策背景下形成和发展起来的，因而不可避免地带有西方政治制度和意识形态的特征，含有非科学的、消极的成分，必须加以批判分析与辨别。话语及话语系统是植根于特定的政治、经济、社会和文化及语言系统之中的，所以各国或地区（区域）的话语系统存在差别是非常自然的事。由于社会经济发展水平、政治制度、文化传统和民族心理等方面的差异，各国的政策实践、政策制定系统及运行过程都会存在差别。因此，各国的政策科学研究必须立足于本国国情及现实的政策实践和政策传统。中国公共政策研究者还需要对中国社会的一些重大问题给予关注，提出切实可行的解决方案。这是研究者作为政策倡导者的角色使命，也是检验理论的一个重要方面，更是公共政策研究中问题导向的内在要求。因此，我们要通过中国公共政策的实践探索与案例分析，总结提炼中国公共政策制定、执行和评估的科学做法与先进经验，在此基础上实现政策理论和模型的本土化创新，形成政策研究的中国流派、中国范式和中国经验，为全球政策理论研究深入开展和政策实践创新发展做出中国理论界和实务界应有的贡献。

（二）政策科学的理论研究与实践创新相结合

大力加强政策科学的基本理论研究，提高中国政策科学的学术水平，同时坚持理论紧密联系实践，提高中国政策科学的应用性水平。政策科学是一门以行动为取向的学科。政策科学应将科学知识与公共决策过程密切联系起来，提倡以问题为中心而不是以学科为中心的知识生产方法；提倡把科学知识和方法直接运用于改进公共决策系统及提高政策质量的实践。政策科学既在实践中产生，又在实践中得到应用和发展，体现了理论和实践的统一。政策科学的研究对象是政策实践，其目的和功能是提供政策相关知识，为政策实践服务。政策科学要为执政党、国家或政府政策的制定、执行和评估的实践服务，以发现、分析和解决社会问题为导向。政策实践则为政策科学提供研究的场所及政策试验基地，提出需要解决的问题与提供实践经验，检验政策科学理论并推动其发展。政策科学的目的不仅是了解和解释政策系统及其运行，还要更好地影响和改造现实世界。任何一个国家的公共政策都是与一个国家的政治经济社会体制联系在一起的，公共政策既要作用于这一体制，又要受这一体制的影响。中国政策科学的学术话语体系建设要以中国的政策实践及政策问题的解决作为立足点，在回应实践的关切和解决问题的过程中进行理论创新和话语体系构建。必须善于用中国政策话语讲述中国的政策故事，用中国政策科学理论解释中国现实的政策实践，并在政策实践中，加强政策相关知识在决策过程中的应用，发挥政策科学理论在政策实践中的指导作用，体现中国政策科学的问题导向及应用性、现实性和生命力。

（三）政策科学的事实分析与价值分析相结合

注重公共政策学的科学方法研究，提高政策分析方法的理性、科学性，同时加强哲学层面的研究，引入反思、批判、非理性及价值维度的研究方法。这就要求正确处理事实与价值的关系。事实与价值及事实分析与价值分析的关系是科学研究中的重要关系，决定了实证研究与规范研究的分野。经验科学注重对事实或问题的实证分析，而且往往被认为是价值中立的（实证主义所持的就是这种观点）。政策科学在学科性质上既是实证的，又是规范的。它将事实分析与价值分析并列作为自己的两大方法论基础。因而政策科学不但关心事实，要求对事实或问题做实证分析，而且更关心价值和行动，重视价值取向和价值评价。它的一个重要目标是创造和批评有关的公共政策价值的知识主张或推荐应该采取的行动过程。政策选择往往需要在公平、正义、平等、民主、自由、健康、幸福、财富、安全、和平等价值中做出取舍。选择哪一种价值，不但要进行事实分析，而且更需要以世界观和价值观为指导，进行伦理推导与价值评价。事实分析与价值分析贯穿于政策过程或政策行为研究的始终，包括从问题发现、问题分析到问题解决的全过程，涉及从议程设置、问题界定、方案规划、后果预测、方案的比较择优到政策执行、评估、监控和终结等活动环节。注重价值分析与价值评价正是政策科学与一般经验科学的区别所在。

（四）政策科学的学术前沿与历史经验相结合

必须立足时代，紧跟学术前沿，实现理论创新，同时坚持古为今用，吸收传统政策思想与智慧。伴随着近现代工业革命的兴起和经验研究的发展，政策研究或政策相关知识的产生逐步变成了一种相对自主的、有它自己的特殊程序的活动，最终在 20 世纪中后期形成一个相对独立的政策科学或政策分析领域。政策科学的理论与实践是不断发展和变化的，不同时代和不同国家有着不同的政策文化及话语传统。现代政策科学产生之后，其学科范式、话语及话语体系也处于不断变化之中。特别是近二三十年，国外政策科学出现了由实证主义（或现代主义）向后实证主义（或后现代主义）的转变——"后实证主义者强调公共政策的政治内涵与价值冲突"。在这一转变过程中出现了许多新的话语，如公共治理、政策网络、政策共同体、建构主义、解构与批判、话语分析、公共能量场、制度理性选择、多源流、倡导联盟、中断﹣平衡、政策扩散、政策悖论、政策对话、政策论证、批判性评估等。在我国公共政策分析学科起步较晚、总体落后的情况下，我们需要发挥后发优势，大胆学习与借鉴西方政策科学的先进理论，结合我国的时代特色和现实情况进行理论创新。我国政策实践历史悠久，政策思想源远流长，几乎与人类文明同样古老。我们要善于向传统学习，将政策实践的历史经验和传统思想的精华吸纳转化为现代政策知识和理论。

（五）政策科学的综合性与独立性相结合

坚持公共政策研究的跨学科性、综合性，同时必须保持学科的独立性，全面展开对政策科学分支领域的探索，建立健全中国政策科学的学科体系。跨学科性、综合性是公共政策学的显著特征之一。公共政策学与诸如政治学、经济学、社会学等传统的人文社会科学各学科相比，具有更宽泛的学术框架范畴。公共政策研究既是公共管理学的一个分支，又是政治学、经济学、社会学等人文社会科学学科的重要组成部分。近年来，在人文社会科学各学科（尤其是政治学、经济学、社会学等）领域，相应的公共政策研究取得了丰硕成果，但政策分析对相关学科关于政策研究的成果吸收和整合相对缓慢。因此，务必要拓宽学科发展视野，把公共政策看成一个相对独立的跨学科研究领域，增强跨学科研究和学科间的合作，加强对政治学、经济学、社会学等人文社会科学各相关学科关于公共政策研究成果的吸收，取其精华，筑牢学科知识基础。与此同时，要加强公共政策专业教育（尤其是公共政策专业硕士教育）发展，增强公共政策学科建设的独立性。

公共政策研究包含众多的分支领域，如政策科学理论、政策分析方法、中国公共政策、比较公共政策、公共政策伦理、未来研究、制度分析与公共选择等；依据具体政策研究的实质性内容又可分为政治政策、经济政策、教科文政策、外交政策等；对公共决策过程（政策过程）的基本环节或功能活动研究也形成了专门的分支，如政策战略（元政策）、政策制定、政策执行、政策变迁、制度创新等。而在我国，公共政策学的学科分化程度还比较低，除政策科学理论、政策分析方法和若干实质性政策领域的研究之外，大部分分支学科并未分化、成型。针对这一缺陷，必须开拓公共政策的新研究领域，展开对各分支领域的研究；在政策分析专业中，尽快开设实质性政策的主要领域和政策过程各基本环节的独立课程，加快学科分化步伐，健全中国公共政策学的学科体系。

第二节　西方公共政策分析学科发展演进

公共政策学产生于 20 世纪 50 年代初，最开始称为"政策科学"，后又因林德布洛姆提出了"政策分析"这一概念，出现了"政策科学""公共政策分析""公共政策研究""公共政策学"等概念交叉使用的情况。它的产生有其历史必然性：第一，公共政策学是人类社会发展的必然产物。按照叶海卡·德洛尔（Ye-hezkel Dror）的说法，现代政策研究发展是众多因素作用的结果，这些因素包括思想库的成熟、人们对重大决策问题兴趣的增加、核武器的冲击、公众对科学能解决政策难题的信仰、政策制定者日益增长的需要等。第二，政策研究的兴起与当代人类所面临的共同问题及各国所面临的特殊问题有关。随着科技进步及社会发展，人类在当代所面临的问题越来越错综复杂，解决这些问题的政策也变得越来越重要，这使得人类第一次将自己的命运与提高政策质量直接联系起来。尤其是当代全球问题，如环境污染、恐怖主义、人口爆炸、能源危机、传染病、核威胁等的出现，更使人们意识到政策研究的重要性。第三，

NOTE

科学技术的迅速发展为解决社会问题提供了新的方法、技术或工具。"二战"期间发展起来的系统分析法被广泛应用于理性决策；战后，数量分析法、运筹学方法，再加上电子计算机的使用，使得科学决策方法有了长足的发展，人类的决策科学化有了科学技术的支撑。

一、西方政策科学的形成时期（20 世纪 50 ~ 60 年代）

20 世纪 50 年代初至 60 年代中期是政策科学的形成和初步发展时期。这一时期对政策科学的诞生和初步发展影响较大的代表人物及其著作主要有：哈罗德·拉斯韦尔，其代表作为 1951 年出版的《政策科学：范围和方法的新近发展》；查尔斯·林德布洛姆，其代表作有 1956 年出版的《政策分析》、1968 年出版的《政策制定过程》；戴维·伊斯顿，其代表作是 1953 年出版的《政治体系——政治学状况研究》，等等。

1951 年，在卡内基基金会的赞助下，美国斯坦福大学召开了一场"关于国际关系理论革命性、发展性学术研讨会"，这次会议云集了众多社会科学界的泰斗，包括政治学家丹尼尔·勒纳和哈罗德·拉斯韦尔、人类学家玛格丽特·米德（Margaret Mead）、社会科学家罗伯特·默顿（Robert C.Merton）、经济学家肯尼斯·阿罗（Kenneth J.Arrow）、心理学家爱德华·希尔斯（Edward Shils）等。作为本次会议主要成果之一的论文集，即由拉斯韦尔和勒纳主编的《政策科学：范围和方法的新近发展》一书由斯坦福大学出版社出版。这本书被誉为"公共政策学的开山之作"，被人们看作公共政策学诞生的标志，拉斯韦尔也被誉为"现代政策科学的创立者"。拉斯韦尔将政策与科学联系起来思考，为政策科学成为一门独立的学科奠定了基础。

拉斯韦尔深入探索政策过程的科学化问题，他创造性地提出政策过程的七个阶段包括情报、提议、规定、合法化、应用、评估和终止，并对其含义、内容等作出了界定。他在《政策方向》一文中论述了政策科学的六大特征：①政策科学是关于民主主义的学问，是以民主体制作为前提的学问。②政策科学的哲学基础是逻辑实证主义，政策科学追求的是政策的"合理性"。③政策科学是对时间和空间都非常敏感的学问。④政策科学具有跨学科的特征。⑤政策科学是一门必须和政府官员共同研究的学问。⑥政策科学必须以社会发展为研究对象，而"发展"概念就是构筑社会发展的理论体系和模型时所必不可少的概念的总称。由此，拉斯韦尔初步确立了政策科学研究发展的基本范式和发展方向。但是，以拉斯韦尔为代表的公共政策学者，把方法论的发展看成政策科学在学术上取得进步的唯一动力，过分看重自然科学的方法，只对行为进行量化处理感兴趣，喜欢用数据说话，在进行政策分析时忽视了对伦理价值的考量。因此，政策科学研究在此后十几年的发展过程中，除在政策分析的定量方法及技术方面，尤其是在系统分析、运筹学、线性规划及成本 – 收益分析等方法和技术的应用方面取得显著成就之外，政策科学的学科建设并没有取得重大的进展。

二、政策科学的发展时期（20 世纪 70 ~ 80 年代）

20 世纪 70 ~ 80 年代，是政策科学的发展时期，政策科学研究范围有所拓展，形成若干新的政策研究方向。这一时期主要代表人物及其著作有：叶海卡·德洛尔的政策科学"三部曲"，分别是 1968 年出版的《公共政策制定检讨》、1971 年出版的《政策科学的构想》和《政策科学进展》；杰弗瑞·普雷斯曼（Jeffrey L.Pressman）和艾伦·威尔达夫斯基（Aaron

Wildavsky），其代表作为 1973 年出版的《执行论》；詹姆斯·E. 安德森，其代表作为 1975 年出版的《在比较政策分析中的系统和策略》、1979 年出版的《公共决策》；托马斯·戴伊，其代表作为 1972 年出版的《理解公共政策》。

20 世纪 60 年代末 70 年代初，以色列学者德洛尔在美国兰德公司担任高级顾问期间，于 1968～1971 年撰写并相继推出他的政策科学"三部曲"，这些著作构成政策科学发展的第二个里程碑，标志着政策科学已初步成为一门以政策制定系统和政策过程为研究对象，以端正社会发展方向、改善公共决策系统和提高政策质量为目标的相对独立的学科。德洛尔继承和发展了拉斯韦尔的政策科学理论，对政策科学的对象、性质、理论等一系列问题做出具体而又明确的论证，使政策科学的范式日趋完善，形成拉斯韦尔－德洛尔的政策科学范式，对政策科学研究的发展完善做出了突出贡献。具体表现：①指出原有公共政策学发展过于注重行为主义方法论的弊端。②指明未来公共政策学发展方向，提出公共政策学力争突破的 14 个方面内容，提倡将系统研究方法引入公共政策学，丰富了公共政策研究方法。③阐明研究政策哲学对政策制定的重要性，确定政策哲学研究内容。④提出并界定"原政策""超政策""系统政策"概念，并作为其公共政策思想核心。⑤强调公共政策学的跨学科性质和实践特性。

然而，以拉斯韦尔和德洛尔为代表的公共政策学者所提倡的政策科学范式因其学科边界界定模糊、学科体系和研究方法缺乏特色而难以达成共识，确立的学科目标过于宏伟、不切实际而难以在短期内获得突破，再加上过于注重政策制定研究而忽视政策过程其他环节尤其是政策执行、政策评估的研究等自身局限性，使得政策科学研究在 20 世纪 70 年代以后的发展过程中变得步履维艰。于是，政策科学研究便朝着新的方向发展并取得一系列突破，突出表现为 20 世纪 70 年代初、中期的"趋前倾向"和"趋后倾向"，以及 20 世纪 80 年代中期出现的政策科学研究新趋势。

20 世纪 70 年代初期和中期，政策科学研究出现了"趋前倾向"和"趋后倾向"。所谓的"趋前倾向"是指政策研究偏重于"政策咨询"在政策制定过程中的意义的趋势。社会公众普遍认为应改变传统的凭经验决策的方法，而是借助拥有专业知识和科学方法的专家弥补政府决策中知识和信息的欠缺。凭借着细致、全面的政策分析，以及卓有成效的咨询研究，以兰德公司为代表的一批负有盛名的公共政策咨询研究机构纷纷成立，这些机构广泛运用数学、心理学、运筹学、统计学的方法和技术改进政府政策方案，提出各种政策建议供政府决策者参考，并受到政府决策部门的重视和依赖，被称为政府决策智库（或思想库）、智囊团（或外脑）。所谓的"趋后倾向"是指公共政策研究中关注"政策周期"的研究趋势。政策咨询能为政策制定提供必不可少的信息，然而，公共政策并不仅仅是信息获取、筛选与理论设计的结果，政治与行政方面的公共政策涉及政党、行政机构、利益集团之间的复杂利益关系，一项公共政策往往是各种利益博弈与妥协的结果。因此，要进行科学、合理的公共政策制定就必须考虑政策制定系统的改进与完善。另外，一项好的公共政策仅制定出来还是不够的，还需要执行。因此，公共政策的重要一环是推行和实施制定出来的政策。这样，对公共政策的研究就转向对整个政策的生命周期进行探讨，特别是对公共政策执行的研究。

20 世纪 80 年代中后期，政策科学研究出现了一些新的发展趋势：①加强政策价值观或公共政策与伦理关系问题的研究，公共政策研究者开始从政治哲学、案例分析、职业道德等多个角度去研究政策价值观问题。②政策科学与公共行政学日益融合，出现了用公共事务统指这两个领域的新趋向。③政策研究的视野进一步拓展，一些学者开始进行公共政策比较研究，还有一些学者认为过去政策科学片面强调经济理性和技术理性，无法解释丰富多彩的政策现象，因此，这些学者主张用社会、政治和法律的理性取代经济和技术的理性。这一时期政策科学在美国已经体制化，其体制化的内容包括学术团体、基金来源、出版发行渠道、教育培训和职业化等方面，且这些方面都已相当完备。

三、政策科学的拓展时期（20 世纪 90 年代以来）

20 世纪 90 年代，经济全球化所带来的国际政治经济环境变化对各国国内政策的影响和压力与日俱增。苏联、东欧诸国的制度变迁，世界贸易组织的创立及其新规则的形成，联合国介入地区冲突和重大事件的作用明显增强，欧洲共同体（欧盟）的实质性进展和欧洲统一货币制度的推行，亚洲金融危机引发的经济震荡和全球恐慌，所有这些政治经济事件和发展在不同程度上对各国政府的政策制定和执行产生了深刻的影响。从政策制定者到政策分析专家和学者，都开始深刻感受到加强宏观政策分析和拓展政策研究新方向对于国家兴衰、政权命运、经济社会可持续发展的重要性。这个时期的主要代表人物及其著作有：威廉·邓恩（William Dunn），其代表作为 1994 年出版的《公共政策分析导论》；罗伯特·海涅曼（Robert A.Heineman）等人，其代表作为 1990 年出版的《政策分析师的世界：理性、价值理念和政治》；斯图亚特·内格尔（Stuart Ngel），其代表作为 1990 年出版的《政策理论与政策评估：概念、知识、原理与规范》；卡尔·帕顿（Carl V.Patton）和戴维·沙维奇（David S.Sawicki），其代表作为 1993 年出版的《政策分析和规划的初步方法》；叶海卡·德洛尔，其代表作为《面向大政方针的宏观政策分析》；海伦·英格拉姆（Helen Ingram），其代表作为《为实现民主的公共政策》《制高点》；马克·穆尔（Mark H.Moor），其代表作为《创造公共价值——政府战略管理》；阿诺德·梅尔斯纳（Arnold Meltsner）和克里斯托弗·贝拉维塔（Christopher Bellavita），其代表作为《政策组织》；劳伦斯·林恩（Laurence E.Lynn），其代表作为《管理公共政策》；等等。

20 世纪 90 年代以来政策研究呈现两种趋势：一是对原有研究的深化，二是拓展新的研究方向。研究的热点集中体现在以下七个方面。

第一，重视宏观政策研究，促进政策制定系统改革。宏观政策研究和分析更加重视国家总体政策制定，重视战略性大政方针和政策范式的改进与创新。欧盟各国在全民公决与《马斯特里赫特条约》后陆续开始审视本国政策与欧盟规则的一致性；美国政府于 1993 年成立"国家绩效评议委员会"，对联邦政府的政策制定框架和政策绩效进行评估，开展了"重塑政府运动"；韩国在民主化改革后又开始"第二次建国运动"，对国家总体发展战略从大政方针到公共文化进行全面革新；日本政府的"新行政审议会"不断推出改革政府政策制定的新思路，促进了《行政程序法》《政府情报公开法》等一系列政策法规的出台，大力推动了政府政策制定体制和程序的改进。这一时期关于宏观政策研究的主要代表作有：德洛尔的《面向大政方针的宏观政策分析》，英格拉姆的《为实现民主的公共政策》《制高点》，穆尔的《创造公共价值——政府战略管理》等。

第二，深化对公共政策的伦理、价值研究。在诞生之初，政策科学重视量化分析而忽视政策的伦理价值研究，而在 20 世纪 80 年代中后期开始重视对公共政策的伦理考量。20 世纪 90 年代以来，该主题研究进一步深化，出现了较多的研究成果。海涅曼的《政策分析师的世界：

理性、价值理念和政治》、约翰·罗尔斯（John Rawls）的《正义论》、詹姆斯·布坎南（James Buchanan）的《伦理与公共政策》、路易斯·高斯罗普（Louis Gawthrop）的《公共管理部门、系统与伦理》等是有关该主题研究的代表性著作。

第三，开辟新的研究领域，开展公共政策调查。政策科学家将研究的兴趣转向一系列新的社会问题，比如电脑犯罪、网络陷阱、温室效应、试管婴儿、艾滋病防治、克隆技术。因为这些新的公共问题既是对人类的挑战，又是对公共政策研究的挑战。不少研究者感到，单靠以往的纯客观研究方法已不能完全解决这些问题，还必须采用后实证主义等主观研究方法。如曼纽尔·卡斯特（Manuel Castells）的《网络社会的崛起》一书对网络社会带来的公共问题进行了研究。以往政策科学家过于重视经济与技术理性为主体的政策抉择研究，强调如何使"利益最大、损失最小"，强调如何依据政策制定者的偏好排列方案的优先顺序。这种研究方法在实际生活中已经暴露出弊端。20 世纪 90 年代以来，许多政策科学家转向政策调查研究。他们认为不存在一个最佳的、社会全体大众都能接纳的政策。所谓好政策就是具有法律正当性的政策。为此，就必须通过政策调查、政策辩论使政策获得合理性、正当性。

第四，公共政策学与公共管理学日益融合，促成公共政策新的研究范式。公共政策与公共管理犹如一枚硬币的两面，密切相关，难分彼此。公共政策必须靠公共管理来推行，而公共管理主要是对公共政策的管理。梅尔斯纳和贝拉维塔在《政策组织》一书中提出了政策管理、政策沟通、政策组织、政策行动四者的相互联系理论；林恩在《管理公共政策》一书中提出组织行为、政治理论与公共政策的融合思想，他认为把公共管理与组织行为及政治与政策形成理论融于一体，才能有效管理公共政策。美国政策科学与政策分析最权威的学术组织——政策分析与管理学会成立的目的之一就是希望沟通政策分析研究与管理研究，促进组织政治与公共政策的融合。这种融合最终导致了新公共管理运动的出现。新公共管理运动对传统的政策科学提出了严峻的挑战，这种范式正逐步取代传统的政策科学范式而成为当代西方政策科学与公共管理研究的主流。

从时间（纵向）上对政策科学的产生与发展所做的历史考察表明它走过了孕育 – 形成 – 发展 – 反思 – 拓展的道路。另外，从空间（横向）上来看，西方政策科学的发展走过了一条学科化 – 组织化 – 产业化的道路。

第五，公共政策的学科化。公共政策研究的学科化表现：从 20 世纪 70 年代起美国各大学相继建立政策科学或政策分析的硕士或博士学位授予点；与政策科学相关的课程相继开设，培养了不同层次的政策科学与政策分析人才；许多学校建立了公共政策研究院、研究所或研究中心；公共政策专业硕士教育即 MPP 已经成为美国各大学研究生教育的一个重要组成部分；各国一些著名大学把公共政策作为一门独立的学科而制订的教学计划已经相当完备。

在学术团体方面，出现了如"政策研究组织""政策评估研究会""公共政策分析与管理学会"等专业性学会团体。在学术刊物方面，涌现出了一大批政策科学的刊物，如《政策科学》《政策研究杂志》《政策研究评论》《公共政策杂志》《政策分析与管理杂志》《美国公共行政评论》《美国政治科学评论》等。《政策科学年鉴》从 1977 年已开始发行。

第六，公共政策科学的组织化。公共政策科学的组织化是学科化发展的必然趋势和组织保证。政策科学的发展与智库或思想库的建设密切相关。智库或思想库是现代政策科学的发源地与成长的摇篮，政策科学的产生和发展离不开智库或思想库的政策分析实践。智库或思想库是政策科学或政策分析的最纯粹的组织体现，而政策科学则是智库或思想库建设的最直接和最主要的支撑学科之一。政策科学的组织化表现为各国出现的官方、半官方和民间的政策研究组织。这些组织中，有侧重理论研究的，如日本的"日本国策研究会"；有以解决实际政策问题为目的的，如美国的"罗斯福美国政策研究中心"；也有偏重与政府管理相结合的，如荷兰的"欧洲公共行政管理研究院"等。在组织的范围上也分为地区性的、国家性的、洲际性的和国际性的各种组织。各个组织的研究方向上也各有不同，有的采用"国家计划"途径，有专门政策研究机构，有首脑参谋智囊，有政府决策思想库，有专门政策审核程序机构，也有政策评估监测中心等。

第七，公共政策科学的产业化。公共政策科学的产业化是公共政策学科化和组织化的必然结果。它表现为不少发达国家已经建立起一支以政策分析和政策评估为职业的队伍。这支队伍在政府内外发挥着分析、评估、咨询的作用。这支队伍或是以各种组织的名义承接包括政府在内的各种委托人的政策分析项目，或是以政策研究组织或个人身份受聘于政府、公司、企业集团或国际组织。政府本身由于控制与职能的需要也设立了官方的政策研究、政策分析、政策评估机构。特别的是，一些组织已经发展成营利或半营利的机构，直接促进了政策科学朝着产业化方向发展，因此政策科学与政策分析作为一种知识型产业迅速发展起来，"政策分析师"已经成为一种具有较高声望的职业。

第三节　中国公共政策分析学科特点和研究前沿

一、中国公共政策分析学科特点

政策分析学科是一门研究政策问题的学科，它旨在通过系统性的研究、分析和评估，综合运用政治学、社会学、心理学、统计学等学科的知识，集中地分析与研究涉及社会生活各个领域、各个层次的公共政策，并为政策制定和实施提供科学支持和指导的一门学科。政策分析的主要任务是研究和解决公共问题，通过评估各种政策选择的影响和可行性，为政府和决策者提供决策依据和政策建议。政策分析学科的显著特点包括综合性与跨学科性、实践性、预测性与民主性，它既反映了现代科学各学科相互交叉、相互渗透的倾向，也反映了政策学科的实用性。

（一）综合性与跨学科性

从政策分析学科的相关界定来看，政策分析涉及政策的制定、执行、评估以至终结的整个发展过程。而政策问题和政策研究通常是复杂的，涉及经济、社会、环境、法律等多个领域，单一学科的视角难以全面理解和解决这些问题。因此，政策分析者需要具备跨学科的知识和能力，将不同学科的理论和方法相结合，如借助经济学的成本效益分析、社会学的调查研究方法、统计学的数据分析技巧等进行综合性的分析和评估，以全面考虑政策问题所涉及的各个方面和因素。

政策分析学科的综合性还体现在对政策研究中不同因素相互关系的考虑。政策问题往往是复杂的系统问题，不仅政策本身可以被看成一个系统，它还总是与其他政策相互联系、相互影响、相互制约，处于一个政策系统之中。综合性的政策分析需要建立系统思维，将各个因素纳入综合框架中，分析它们之间的关系和相互作用。因此，在政策分析的过程中，政策研究者和研究组织要对整体利益与局部利益、内因与外因、眼前利益与长远利益、主要目标与次要目标进行全面的考虑。

具有综合性与跨学科性特点的政策分析有助于避免学科偏见和片面观点的出现，帮助政策制定者和研究者更好地理解政策问题的本质和复杂性，做出更科学、有效的决策。

（二）实践性

中国政策分析学科的实践性是指政策分析的目的和取向是为了支持和指导政策制定和实施的，是为实际政治服务的，是将理论向实践应用转化，以实现国家发展目标和解决社会问题的。

实践是检验真理的唯一标准，客观的实践能检验政策分析所得出的结论是否合理、有效。对公共部门而言，政策分析是一种重要的决策支持工具，政策分析者需要为政府提供科学、客观、可行的政策建议。实践的特性使政策分析与政策制定过程紧密相连，确保政策分析的结果能够为政策制定者提供科学、有效的决策参考。为落实政策分析为实际政治服务的目标，中国政策分析学科的研究应结合中国国情，紧密关注国家的发展目标和战略，例如经济增长、社会稳定、环境保护等，以及关注解决社会问题和改善民生，分析研究和评估各种社会问题，如教育、医疗、就业、社会保障等方面。

实践性使得中国政策分析学科具有一定的实用性和针对性，能够更好地满足政府的决策需求。政策分析者通过深入研究和分析，提供具有可操作性和可落地的政策建议，为政府决策提供科学依据，推动国家发展和社会进步。

（三）预测性

美国政治学家托马斯·戴伊在《理解公共政策》中提出"公共政策就是政府选择要做的或者不要做的事情"，同时，公共政策也是着眼于未来的。制定公共政策是对公共部门的未来行为所做的一种预先分析与选择，具有明显的预测性。政策分析学科的预测性特征要求政策分析者能够通过研究和分析，对政策实施和效果进行预测和评估，以及提供对未来政策发展和趋势的预见和洞察。

政策分析的预测基于数据和事实的收集、整理和分析，依赖于实证研究方法，揭示问题的本质。加之通过对历史数据和现有趋势的分析，推测未来可能发生的情况，以及对政策实施后的影响、效果，并对可能出现的挑战和风险进行评估，最终为政策的制定提供有力的、高效的决策支持。出于这样的原因，有人认为预测是制定政策的前提。只有建立于可靠预测基础上的政策，才是切实可行的。需要指出的是，政策分析的预测性特征并非完全准确，因为政策最终的实施受到多种因素的影响，包括政策执行、外部环境变化等。然而，通过科学的研究和分析，政策分析可以提供有关政策实施可能效果的预测和评估，为决策者提供重要的信息参考。

（四）民主性

哈罗德·拉斯韦尔指出，政策科学是关于民主主义的学问。涉及个人的选择，必须以民主体制为前提，而公共政策是涉及广大人民利益的选择，则更需要以民主体制为前提。公共政策为体现其民主性，首先要回答的问题是那些被选举出来的少数人所制定的政策，是不是真正代表人民的利益，体现广大人民的意志，特别是能否保护和发展他们的整体利益和根本利益，而不是使广大人民群众仅获得必要的物质利益，在政治层面上却处于少权或无权状态。

政策分析学科的民主性特征要求在政策制定和实施的过程中加强民主决策和参与。首先要强调政策制定和实施过程的透明度和信息公开度，使政策分析者、决策者和公众各方能够深入了解政策问题和影响等。其次，为实现政策分析的民主性，应鼓励多元利益相关者参与和表达意见，收集不同人群的意见和建议，确保各方声音被充分考虑。最后，设立并强化政策评估和反馈机制，从不同角度促进政策的调整和改进。

政策分析学科的民主性特征在实践中可能会面临一些挑战和限制，如权力不平衡、信息不对称等。然而，通过强调透明度、多元参与和反馈机制，政策分析可以为政策制定和实施过程中的民主决策提供重要的支持和指导，充分发挥广大人民群众的主人翁作用。

二、中国政策分析学科研究前沿

政策分析学科是一个不断变化和发展的领域。政策分析学科中国化，构建有中国特色的公共政策学科体系，是这门从国外引进的新学科的发展方向，且需要更加鲜明、更加坚定地保持这一方向。而随着社会、经济和技术的不断演变，新的政策问题和挑战将不断出现，研究者需不断努力探索新的理论和方法，以应对这些挑战并提供有益的政策学科研究发展建议。

在政策分析学科的跨学科合作方面，当前的学者不仅仅局限于综合运用政治学、社会学、心理学、统计学等传统学科的理论和方法进行政策分析，而是开始涵盖复杂性科学、系统动力学等较为新兴学科的技术和方法，如基于系统动力学模型的政策模拟系统及方法与流程在宏观经济、农业、气候保护、海洋强国建设等领域的应用。多种学科理论的综合应用，有助于研究者开拓政策分析的思维和角度，更好地理解政策问题的复杂性，并提供有效的政策解决方案。

在政策分析研究与人工智能相结合方面，政策分析学科越来越重视数据科学和人工智能的应用，积极响应人工智能领域颠覆性技术政策新特征与新经济时代科技政策的需求。研究者正在探索如何利用大数据和机器学习等技术，从海量数据中提取有用的信息，进行政策分析和预测，并同时对数据隐私、伦理和公平性等与数据科学和人工智能相关的问题进行研究。而人工智能作为一种颠覆性、革命性技术，正在成为促进传统产业升级、培育新兴产业的重要驱动力量，是世界各国密切关注、争相布局的领域，而研究政策工具的选择过程、运用表现、时变特性等可发现人工智能颠覆技术政策工具既覆盖全面、又重点突出，且其演变规律符合人类对技术应用认识不断发展的特征，能为产业变革趋势预判、构建促进中国颠覆性技术发展的政策体系提供决策建议支撑。

在政策分析研究的政策方法和工具方面，政策分析学科正在不断探索和发展创新的政策工具和方法。政策工具经典的划分模式有供给型、需求型和环境型，还有以实施目标为标准进行划分的强制命令型工具、刺激诱导型工具、能力建设型工具和系统变化型工具，以及部分学者以政府与市场的关系为标准，将政策工具划分为自愿型工具、强制型工具和混合型工具。然而，以上类型的划分多建立在西方实践的基础上，与我国公共政策的情境不匹配，缺乏一定的解释力。因此，我国学者结合本国国情与公共政策研究实际情况提出管制性工具、经济性工具、信息性工具、社会性工具等一级工具类型划分。这些新的政策工具及其类型划分旨在提供更灵活、创新和有效的方法来解决复杂的政策问题，提高政策制定和实施的效果，并促进公众参与和民主决策。然而，每种工具都有其适用的相应场景和局限性，政策分析者和制定者需要根据具体情况选择并结合合适的工具来实现政策目标。

【案例分析】

DRG/DIP付费下开展中医优势病种的政策思考

2021年9月，国务院办公厅发布《关于印发"十四五"全民医疗保障规划的通知》，要求"探索符合中医药特点的医保支付方式，发布中医优势病种，鼓励实行中西医同病同效同价"。同年11月，国家医疗保障局在《DRG/DIP支付方式改革三年行动计划》中明确提出"探索中医药按病种支付的范围、标准和方式"。2021年12月，国家医疗保障局、国家中医药管理局联合印发《关于医保支持中医药传承创新发展的指导意见》，提出完善适合中医药特点的支付政策，推进中医医保支付方式改革，遴选中医病种，探索实施中医病种按病种分值付费、按床日付费、日间中医医疗按病种付费等。

按照国家医疗保障局《DRG/DIP支付方式改革三年行动计划》要求，2024年全国符合条件的定点医疗机构要实现DRG/DIP付费100%全覆盖，开展DRG/DIP付费的医疗机构病种90%覆盖，统筹区医保基金70%覆盖。然而，在当前未有成熟可推广的中医理论框架下的DRG/DIP分组付费模型的情况下，遴选病情单一、临床路径清晰、费用较为稳定、疗效可比、中医药治疗具有明显优势的中医病种，建立适合中医药特点的医保支付路径及方式是推进中医医保支付方式改革的重要支点。

2022年3月，上海市医保局、上海市财政局、上海市卫健委发布《上海市DRG/DIP支付方式改革三年行动计划实施方案（2022—2024年）》，要求重点推进建立以提升市级医院优质医疗资源使用效率为核心的DRG付费体系，以推进区域医疗中心建设为核心的DIP付费体系。

上海市在探索中医优势病种医保支付中遴选了肛痈、腰痹等22个病种开展中医优势病种按疗效价值付费试点。在明确中医优势病种中西医诊断标准、出入院标准、住院诊疗规范、中医主要治疗技术等基础上，参照DRG/DIP结算管理，合理确定支付标准，合理体现中医药技术劳务价值。在评价指标方面，除明确病种中医药服务量和服务技术使用率等指标外，部分病种还明确以临床价值和疗效指标引导鼓励中医特色诊疗技术的使用，充分体现中西医同病同效的原则。

广东省全面开展DRG/DIP支付方式改革，除佛山、汕尾进行DRG支付方式改革外，其余大部分地区均选定DIP模式。广东省以临床价值为导向，以中医优势服务、特色服务为重点，遴选中医优势病种，对中医优势门诊病种实施按病种付费，对中医优势住院病种实施按病种分值付费，并建立全省统一的中医优势住院病种分值库。对中西医并重的门诊和住院病种，实行中医与对应的西医病种同病同治同价。对以西医治疗为主的门诊和住院病种增加特色中医治疗服务的，可适当提高该病种的门诊费用或住院分值。对诊断明确、中医优势明显、治疗路径清晰、费用明确的中医日间治疗，实施按病种付费。

其中，汕尾市按照"中医药优势突出、临床路径明确、诊疗方案成熟、临床疗效确切、治疗费用稳定、治疗风险可控、中医药治疗费用低廉、疗效与西医疗效相近或优于西医疗效"的原则，遴选适宜当地开展的中医优势病种。对住院治疗的病例，实行中西医同病同效同价，按DRG付费结算。

江苏省南京市按照"中医优势明显、病种费用稳定、病例集中度和社会认可度较高"的基本原则，坚持以临床经验和统计校验相结合，在遵循临床诊疗分类和操作技术等基础上，对疾病诊断、手术、操作等遵循"临床特征相似，资源消耗相近"的原则，通过统计学分析进行验算，实现从 MDC、ADRG 直至 DRG 组的逐类细化。新增 51 个特色 DRG 中医病组，在国内率先确立了融合中西医特色的 NJ-DRG967 分组器，开展中医优势病种中医 DRG 付费。

甘肃省定西市在 DIP 医保支付方式下，结合国家中医药管理局印发的 95 个中医优势病种的中医临床路径和中医诊疗方案，按照中医优势科室开展范围广、中医优势明显、治疗路径清晰、中医费用占比大（50%）的原则，遴选制定了《定西市中医特色治疗病种目录》。将 27 个中医优势病种分为保守组和操作组开展医保支付，将 23 个治疗周期相对固定、疗程较长且病情稳定的慢性病、常见病纳入中医日间诊疗开展医保支付。

甘肃省张掖市以常见病和多发病、临床成熟和疗效确切、中西医诊断明确、中医优势突出为切入口，按照中医优势病种名称、中医 TCD 编码对应病种名称（医保 ICD-10 名称）、医保 ICD-10 编码，中医操作编码、中医操作名称对应医保 ICD-9-CM3 编码、医保 ICD-9-CM3 名称的原则，遴选 20 种中医优势病种开展 DIP 付费。

资料来源：宋桂杭，刘志新，杨仁前 .DRG/DIP 付费下开展中医优势病种的政策思考［J］.中国医疗保险，2023（7），23-29.

讨论：

1. 结合案例，你认为开展中医优势病种医保支付的必要性是什么？

2. 结合案例，从目前各地的探索实践来看，大多采取哪些方式遴选中医优势病种？

3. 你认为在制定医保支持中医药传承创新发展的政策过程中，要注意哪些问题？

【思考题】

1. 简述西方政策科学产生和发展的历程。

2. 简述公共政策分析学科的创始人及其主要贡献。

3. 论述西方政策科学的发展趋势。

4. 中国公共政策分析学科发展所取得的成就包括哪些方面？

第三章　公共政策系统分析

【学习目标】

1. 掌握：公共政策主体、客体、环境、工具的概念；公共政策主体、客体、环境、工具的构成。

2. 熟悉：公共政策工具的功能；公共政策工具的类型。

3. 了解：公共政策工具的选择和应用。

【案例导读】

抓住中医药振兴发展的好抓手

前不久，国务院办公厅印发《中医药振兴发展重大工程实施方案》（以下简称《实施方案》），统筹部署 8 项重点工程，安排 26 个建设项目，旨在破除制约中医药高质量发展的体制机制障碍，着力改善中医药发展条件，发挥中医药特色优势，提升中医药防病治病能力与科研水平，推进中医药振兴发展。业内人士认为，中医药振兴发展有了好抓手。

习近平总书记指出，中医药学包含着中华民族几千年的健康养生理念及其实践经验，是中华文明的一个瑰宝，凝聚着中国人民和中华民族的博大智慧。

中医药作为我国独特的卫生资源、潜力巨大的经济资源、具有原创优势的科技资源、优秀的文化资源和重要的生态资源，在经济社会发展中发挥着重要作用。近年来，我国中医药事业发展取得了长足的进步，中医药在疫情防控中的特色优势充分彰显，筛选出"三药三方"等有效方药，不断完善覆盖预防、治疗、康复一体的诊疗方案，中西医结合、中西药并用成为我国疫情防控的一大特色和亮点。

当前，健康服务业蓬勃发展，人民群众对中医药服务的需求日益旺盛。不过，由于中医医疗服务资源总量不足，一些基层医院中医科设置不完备，一些群众想就近接受中医服务仍有一定难度；在一些综合医院，中医科室地位相对边缘，患者享受高质量中西医协同服务的愿望仍较难实现。对中医药发展本身来说，也面临科技创新能力不足、高质量中医药产业引擎乏力、多学科交叉的大型高端科技平台匮乏，以及中医药高层次中青年临床与科研人才不足等问题。

中医药振兴发展是一项系统工程，需要全盘布局、系统谋划、多方参与、整体推进、有序落实。教育、人才、服务、产业、科技、传承、创新……每一个环节都是这一系统工程的重要组成，不可或缺。此次《实施方案》统筹部署的 8 项重点工程、26 个建设项目，不仅逐项明确建设目标、建设任务，还提出了配套措施和部门分工要求，着眼难点，务求落实。比如，在大家关注的中医药服务体系"扬优强弱补短"建设方面，提出择优遴选建设若干国家中医医学中心，而且明确"以地市级中医医院为重点，建设 130 个左右中医特色突出、临床疗效显著、示范带动作用明显的中医特色重点医院"。这些都将为中医药健康服务高质量发展奠定坚实基础。

NOTE

《实施方案》是中医药振兴发展的重大机遇，把握这一机遇，各方都需要做好准备。对任务相关单位来说，按职责分工不折不扣完成工作，不仅发挥自身的创造性灵活性，也注重协同配合；对各级中医医疗机构来说，既要不断满足群众的就医需求，还要在实践中培养人才、储备人才，更好适应中西医协同发展；对产业来说，更要处理好传承与创新的关系，迎接中医药现代化的各种挑战。

中医药振兴发展是健康中国建设的重要支撑，抓住机遇，敢于突破，细谋划，稳落实，就能切实推进《实施方案》的各项目标早日实现，也能够把中医药这一祖先留给我们的宝贵财富继承好、发展好、利用好。

资料来源：孙秀艳．抓住中医药振兴发展的好抓手［N］．人民日报，2023-3-24（19）．

第一节 公共政策主体

公共政策系统是公共政策运行的载体，也是公共政策过程展开的基础，是构成公共政策学的一项重要内容。E.R. 克鲁斯克和 B.M. 杰克逊将公共政策系统定义为："公共政策系统是公共政策制定过程所包含的一整套相互联系的因素，包括公共机构、公共政策制度、政府官僚机构以及社会总体的法律和价值观。"宁骚认为政策系统是一个由若干个既相互区别又相互联系的政策子系统（要素）构成的政治系统，它与政策环境持续不断地进行着物质、信息和能量交换，从而使政策系统成为一个动态的、开放的系统。基于系统论观点和公共政策学的发展，我们认为公共政策系统具有时代特征和国家属性，是国家意志、政治制度、经济制度和社会制度的集中反映，是一个由公共政策主体、公共政策客体、公共政策环境和公共政策工具等子系统构成的相互联系、相互作用的有机整体。

一、公共政策主体的概念

公共政策主体可以界定为直接或间接地参与公共政策制定、执行、评估、监控和终结的个人、团体或组织。尽管各国在政治制度、经济状况、文化传统等方面存在不同，但是公共政策主体的构成因素并无太大差别。安德森将公共政策主体分为官方的公共政策主体和非官方的公共政策主体两类。查尔斯·琼斯（Charles Joness）和马瑟斯（Dieter Metthes）将公共政策主体划分为政府内部和政府外部两大类。国内的部分学者将公共政策主体分为国家公共法权主体、社会政治法权主体及社会非法权主体。部分学者从个体与群体的角度区分出个体主体与群体主体，从政治体制内外关系的角度区分出公共政策的主导者、介入者与参与者，从政策运行的不同阶段区分出政策规划主体、政策制定主体、政策执行主体和政策评估主体。在此，我们将公共政策主体分为直接主体和间接主体两类。

二、公共政策主体的构成

（一）公共政策的直接主体

公共政策的直接主体是指依据宪法和法律的授权，享有公共权威，有权以自己的名义对社会价值进行权威性分配，从而主导公共政策过程的个人、团体或组织。直接主体包括国家机构、政党及某些领袖人物。

1. 立法机关 立法机关在西方是指国会、议会、代表会议一类的国家机构，在我国则是指全国及地方各级的人民代表大会及其常务委员会。立法机关作为公共政策主体最重要的构成因素，其主要任务是立法，即履行制定法律形态的公共政策职责。在西方，立法机关通常能够在独立决策的意义上行使立法权。在美国，有关税收、人权、社会福利和劳动关系等方面的公共政策一般由国会制定。在英国，议会所批准和通过的法律首先由政党提出，其后由文官起草，然后由政府（首相和内阁）提交法案。英国下院在批准立法的过程中拥有绝对权力，起着至关重要的作用。

与西方三权分立不同，我国实行的是人民代表大会制度，即首先产生一个最高权力——人民代表大会，然后再由其产生行政权和司法权，行政权和司法权对其负责，受其监督。人民代表大会具有最高的法律地位，不仅是立法机关，还是权力机关，除立法这一职责以外，它还具有产生和监督行政权和司法权的职能。

2. 行政机关 行政机关是公共政策的执行主体，有时甚至是唯一主体。行政机关事实上享有委任立法权，主要通过立法的形式制定公共政策。行政机关还通过发布行政决定和命令的形式来制定公共政策，这些行政决定和命令在不违背宪法和有关法律规定的前提下，其社会约束的效力等同于法律。

在美国，无论是公共政策的制定，还是公共政策的执行，政府的效能从根本上取决于行政领导，尤其是总统。总统在进行立法和公共政策领导方面的权威大大加强，国会的立法往往将重大的决策权授予总统。在发展中国家，行政部门对公共政策制定的影响比在发达国家大得多，由于发展中国家存在的公共政策问题少，所以大部分公共政策问题都能进入政府内阁的议事日程。

在我国，政府作为管理机关，是公共政策主体的一个重要组成部分。《中华人民共和国宪法》规定，中华人民共和国国务院即中央人民政府，是最高权力机关的执行机关，是最高国家行政机关，而地方各级人民政府是地方各级权力机关的执行机关。国务院享有行政立法权、提案权、监督权、人事权，以及全国人大及其常委会所授予的其他方面的职权。县级以上的地方各级人民政府享有执行权、制令权、管理权和监督权，以及中央政府给予地方的其他权限，它的管理权限是全面领导本行政区域内的经济文化建设和各项行政事务。

3. 司法机关 司法机关也是公共政策主体的构成要素之一。在英美等普通法系国家，由于实行的是判例法制度，法院实际上起着立法的作用。此外，法院还有法律解释权。当法院接受这一种而非另一种解释时，它在无形中就进入了公共政策制定领域，因为解释的结果无疑会使胜方的公共政策选择得以贯彻和实施。

我国的司法机关包括法院和检察院，全国人大赋予司法机关司法解释权，最高人民法院和最高人民检察院分别就审判工作和检察工作中具体应用法律的问题进行解释。司法解释在实践中具有和法律同样的效力。因此，司法机关实际上起了立法的作用。除此之外，法院起着非常重要的公共政策监督主体的作用。按照我国宪法的规定，人民法院独立行使审判权，在审理案件的过程中有选择适用法律的权力，因此法院可以通过这种选择，使某些公共政策失去在个案中被适用的效力，对公共政策制定产生重要的影响。另外，法院审理行政案件时，有权对违法的具体行政行为做出撤销等判决，对行政机关的执法行为也发挥了重要的监督作用。

NOTE

4. 政党　政党尤其是执政党是公共政策主体中的一种核心力量。公共政策在很大程度上可以视为执政党的公共政策。在现代社会中，国家的政治统治大都通过政党政治的途径来实现，政党通常发挥着某种"利益聚合"的功能，即政党努力将利益集团特定的要求转变为一般的可供选择的公共政策方案。西方国家一般都采用两党制或多党制，我国则采用中国共产党领导的多党合作制，因而中西方的政党在公共政策过程中的地位和作用明显不同。在两党制和多党制的条件下，政党首先与权力而非公共政策紧密相关，它们只有在大选中取胜，掌握了国家政权之后，才能将其政治纲领和公共政策主张转化为真正意义上的公共政策。

在我国，中国共产党是全国人民的领导核心，它在公共政策的制定、执行、评估和监控中起着主导作用。中国共产党在公共政策过程中的主要作用是政治领导和向国家机关尤其是政府部门推荐重要干部。党对国家事务实行政治领导的主要方式是使党的主张经法定的程序变成国家的意志，通过党组织的活动和党员的模范带头作用，带动广大人民群众实现党的路线、方针和公共政策。中国共产党通过制定的公共政策，掌握国家和社会生活总的发展方向，社会各阶层的活动都要受公共政策的制约。在我国实行的中国共产党领导的多党合作制度下，各民主党派是参政党。与这一政党制度相适应，我国实行政治协商的政治制度。政协以及各民主党派在我国的公共政策过程中发挥着重要的作用，不仅直接参与国家重大公共政策的讨论与决定，还经常进行大量的调查研究，提出公共政策建议，进行公共政策监督和评价，充分发挥参政议政的功能。因此，政协及各民主党派也构成了我国公共政策主体不可或缺的部分。

（二）公共政策的间接主体

1. 利益集团　利益集团是由具有相同价值需求和利益倾向的个人所组成的团体或团体间的联盟。它代表成员和团体的利益，发挥利益表达的功能。利益集团监督着公共权威，以便阻止它们的越权行为。利益集团还提供了公民参与政治的渠道，使得他们的权利具有影响力，同时得到承认和保护。因此，利益集团的活动有利于决策过程的合理化，对于公共决策有其积极的作用。当今时代，利益集团无论是在成员数量、集团数量、成熟程度、管理状况方面，还是在行动的公开化和享有的自由度方面都远远超过以往。在我国，随着社会主义市场经济体制的建立和完善，以及利益多元化格局的形成和发展，作为社会活动领域的利益集团已经进入成长的轨道，并从政治领域（国家权威）中分离出来，成为一种重要的社会力量，其对政府的公共决策产生日益重要的影响。

2. 公民　公民政治参与的权利是所有现代民主国家的共同性的宪法原则之一。公众在公共政策过程中的地位不容忽视，这是因为政党和政府制定的公共政策所要解决的社会公共问题都与公众的利益密切相关。在大多数现代国家里，特别是人口众多和地域辽阔的国家中，公众不容易直接对中央政府的决策发表意见，但可在地方政府的公共政策制定中发挥更重要和更直接的影响作用。

在现代民主国家中，公民主要通过以下途径决定或影响政府公共决策：以国家主人或主权者的身份，对某些重大公共政策问题直接行使主权，如对宪法的修订、领导人的选举、基本国策或重要的地方性公共政策采取直接投票的方式加以解决；用间接或代议的方式，选出自己的代表制定、修改并执行公共政策；参加利益集团，借助团体的力量影响公共政策，通过制造舆论或游说的方式影响公共政策；对政府通过并实施的公共政策采取合作或不合作的态度，以此影响公共政策结果等。

在西方代议制民主制度下，公民可以通过上述途径去影响政府的决策，但是公民的政治参与及其对公共政策的影响是有限的，甚至是微不足道的。其最大的弱点为大部分的立法人员皆欠缺有关的专业知识，故他们在行使职权时，往往出现力不从心的现象。

在我国社会主义民主政治制度下，人民群众是国家的主人，他们在决策过程中起着重大作用。党和政府通过各种渠道，尤其是通过"从群众中来，到群众中去"的路线，让人民群众参与公共事务的管理以及公共决策活动，参与公共政策的制定、执行、评估和监控。党和国家的各项公共政策实质上反映了广大人民群众的根本利益，是他们意志和要求的集中体现。

3. 大众传媒　大众传媒是信息传播过程中处在传播主体和普通受众之间的媒介，主要是指复制、传递信息的技术设备和传播组织、团体及其出版物和影视、广播节目等。大众传媒通过制造和传播社会舆论而成为极具"杀伤力"的社会行为主体，因此历来都受公共政策研究者的重视。在当今的信息社会，大众传媒对公共决策有着重要的影响，有时甚至是决定性的影响，被视为公共政策主体的一个重要组成部分，在西方甚至有人将大众传媒称作与立法权、行政权、司法权并列的"第四种权力"。

在西方资本主义社会，社会舆论与资产阶级的言论、出版自由相联系，后者作为资产阶级反封建斗争的胜利成果而见诸各国宪法性文件之中。西方国家的新闻舆论一定程度上确实起到了其他方面所无法起到的监督作用。在社会主义国家，各国也普遍在宪法中规定了公民言论、出版、集会、结社、示威、游行等各项自由和权利。在我国，改革开放以来，许多违法违纪案件的调查和处理，也是在新闻舆论的帮助和支持下进行的。这都说明，以言论和出版自由为基础的大众传媒这一公共政策主体，是监控公共政策行为合法性、合理性的有效力量。

4. 思想库　思想库是由各种专家、学者组成的跨学科的综合性公共政策研究和公共政策咨询组织。现代社会公共问题日益复杂，信息不断增多，科学技术发展，决策任务和难度加大，需要借助专家、学者的力量帮助决策者进行科学决策。思想库是由专业人员组成的跨学科、跨领域的综合性公共政策研究组织，它的出现对改善公共政策系统和环境、促进决策质量的提高有着积极的影响。思想库是公共政策主体的一个十分独特而又非常重要的构成因素，被认为是现代决策链条中不可缺少的一环。

思想库最主要的职能就是为统治者服务，一方面是直接填补掌权者的职责与实际能力之间的差距，另一方面是间接起到政府职能作用，为政府机构的有效运行服务。它们的作用包括：提供公共政策建议，充当咨询参政机构；提供学术思想，充当认识机构；提供公共政策结果信息，充当评估机构；向政府输送官员和专家，充当人才交流、储备机构；制造舆论、传播观点，充当宣传机构。思想库既从事理论研究又从事应用研究，既关注学术问题又关注实际问题。

第二节　公共政策客体

一、公共政策客体的概念

公共政策客体是指公共政策发挥作用时所指向的对象，是公共政策系统的构成要素之一，与公共政策主体相辅相成。公共政策客体包括公共政策所要处理的社会问题和所要发生作用的目标群体（社会成员）两个方面。一方面，公共政策的直接客体是社会问题，只有首先界定好社会问题和政策问题，才有可能制定良好的公共政策；另一方面，公共政策是通过调整和规范社会成员的行为来达成政策目标，社会成员或目标群体则构成了公共政策的间接客体。

二、公共政策客体的构成

（一）公共政策问题

公共问题泛指人类社会普遍存在的某种危机和困境，是因人们的价值、观念、利益或生存条件遭到威胁而出现的问题。它与社会问题的区别是其影响不再局限在某个区域或社会生活的某些领域，其标志是出现公意性诉求。社会的特殊问题转化为公共问题有两种可能：一是原来的社会问题还处在孕育阶段，矛盾还没有充分展现出来，一旦问题充分展开，就容易被人们察觉，从而产生政策诉求；二是一些社会问题虽然一开始就很严重，但在初期可能仅仅局限在一定的区域或个别领域，当问题扩散、蔓延后，就会转化为公共问题。当公共权力主体体会到公众的公意并趋同于公众的诉求时，该问题就成了一项公共政策问题。

政策问题是当公共权力主体意识到公共问题已经妨碍社会发展，并已体会到公众的公意性且趋同于公众诉求时，政府通过公共活动加以干预和实现的问题。任何一个社会的公共管理机构在一定的社会发展阶段都会有总体目标，公共机构所拥有解决社会公共问题的资源、手段和能力是有限的。因此，任何一个社会的公共管理机构在一定的社会发展阶段和时期只能将一部分公共问题确定为政策问题。一般来说，当公共权力主体意识到社会公共问题已经妨碍整个社会发展，充分了解公众的公意性并认同这种公众的政策要求时，公共问题就成了公共政策问题。公共政策问题具有客观性、主观性、人为性、依存性和动态性等主要特征。

（二）目标群体

从人的角度来看，政策所发生作用的对象是社会成员，这些受规范、制约的社会成员称为目标群体。政策有大有小，它们发生作用的范围不同，因而所影响或要调节、控制的社会成员及其行为的范围也不同。党和国家的总政策和基本政策发生作用的范围最广，它们所涉及的几乎是所有的社会成员；而特殊政府部门或地方政府的政策法规发生作用的范围较窄，它们所涉及的仅仅是部分成员、某一阶层、某一行业或某一部门的就业者或某个地区的居民。

了解政策所发生作用问题的性质和特点，了解政策涉及目标群体（社会成员）的需要、利益和心态，有助于制定出适应具体情况、能被人民群众普遍接受或能被多数人理解的政策，有助于政策的顺利执行，充分发挥政策的作用，取得预期的政策结果。从制度激励角度来看，一项政策如果能够使目标群体获得一定的利益，就容易被目标群体接受；反之，一项政策如果被目标群体视为对其利益的侵害和剥夺，就难以得到目标群体的认可。目标群体之所以能够接受和服从某一项政策，通常有以下七个方面的原因。

1. 政治社会化的影响 所谓政治社会化是指人们在社会化的过程中，政治观念的树立（对国家、政党、制度、权威、意识形态、权利义务的认识）和政治行为模式的形成（遵纪守法、拥护社会制度等）。任何国家都会设法通过家庭、教育、传媒等渠道促成人们的政治社会化。

2. 传统思想观念和行为习惯的制约 政策往往会对目标群体思想和行为的改变提出一定的要求，其变化幅度的大小在很大程度上影响目标群体对政策的接受和服从。时间的塑造和历史的熏陶在一定程度上固化了人们的思想和行为，要想很快改变这些习惯是极为困难的。

3. 对政策形式合理与实质合理的看法　政策不仅需要实质合理，更需要形式合理，二者相辅相成。只讲实质合理，不讲形式合理，必然会走向人治；反之，必然会导致教条。我们需要的是形式合理基础上的实质合理，这是迈向法治社会的必然选择。

4. 对成本收益的权衡　目标群体对某项政策的态度在很大程度上取决于其对利益得失的判断。如果他们认为接受此项政策比不接受此项政策所受的损失要大，就会采取抵制的态度。

5. 对大局或整体的考虑　虽然人是"经济人"，但也是"社会人"，他们不仅会从成本和收益角度考虑问题，而且还会从整体和大局角度进行判断。如果他们认为某项政策从总体上看是合情合理的，是照顾大局的，那么即使牺牲一些个人利益和小集团利益、局部利益和眼前利益，他们往往也能够顾全大局，从长远考虑，接受和服从该项政策。

6. 避免受到惩罚　公共政策的权威性是不争的事实。如果没有强制力作依托，政策就难以得到贯彻执行。作为利益分配与调节杠杆的公共政策，不可避免地会触动一部分人的既得利益。如果没有一定的惩罚措施，他们很可能就会去做违背政策的事情，人们有时候会因为畏惧惩罚而接受和遵从政策。当然，惩罚只是手段而不是目的，为惩罚而惩罚实际上就是权力的滥用。

7. 环境条件的变化　政策在实施过程中会产生"振动效应"。随着时间的推移和客观条件的改变，人们的主观认识也会产生这样那样的变化。一项最初不受欢迎的政策可能逐渐被人们理解并接受，一项最初深受拥护的政策可能逐渐被人们认清并抵制。应该从辩证角度认识这个问题，既没有一成不变的事物，也没有一劳永逸的政策。

第三节　公共政策环境

政策环境是公共政策的基础，理解政策环境是认识公共政策的前提。政策环境影响公共政策的问题形成、政策制定、执行、评估和调整等过程。公共政策同其环境应该具有内在的一致性和相容性，政策环境的变迁决定着公共政策的行为周期。

一、公共政策环境的概念

所谓公共政策环境是指影响公共政策产生、存在和发展的一切因素的总和。公共政策是政策环境的产物，二者存在辩证统一的关系。它们相互联系、相互依存、相互影响、相互作用。

二、公共政策环境的构成

政策环境及其对公共政策主体、公共政策客体的影响是公共政策系统研究的重要内容。由于系统本身的复杂性和牵连性，使得对公共政策环境的内容及其对公共政策的影响显得难以把握，并形成了分类的多样性。学界比较公认的一般环境包括自然、政治、经济、文化、社会、国际环境等，而具体环境是指影响公共政策的直接而具体的因素。

（一）公共政策的一般环境

公共政策的一般环境，是指作用和影响公共政策的所有外部条件的总和，包括地理自然环境、经济环境、政治法治环境、社会文化环境、国际环境等。政策行动的要求产生于政策一般环境，并从这种环境输入到政策系统。同时，公共政策一般环境限制和制约着公共政策主体的行动。分析公共政策一般环境的目的是为理解政策系统提供宏观、总体的框架和背景。

1. 自然环境　自然环境是指一个国家所处的地理位置、国土面积、地形地貌、气候条件和自然资源等，是公共政策制定和执行的物质基础和前提条件，对公共政策形成重要的制约和影响。自然环境作为公共政策环境的一个重要方面，对公共政策系统存在着直接或间接的影响，有时甚至是决定性影响。在一定限度内，公共政策可以改变自然环境，所以要用辩证的观点看待两者之间的关系。

2. 经济环境　经济环境是指对公共政策系统有重要影响的各种经济要素的总和，主要由社会生产力和生产关系的发展状况构成，包括生产力的结构、性质（科技发展、国民收入、资源分配等）和生产资料的所有制形式（个人所有、集体所有、国家所有等）。一方面，经济环境是人类社会生活中最基本的环境，公共政策系统不可能超越经济环境所提供的条件和要求；另一方面，公共政策系统对经济环境的反作用主要表现在它可以促进或延缓生产力和科学技术的发展及生产关系的健全与完善。

3. 政治环境　政治环境是指对公共政策系统的生存、发展与运行产生重要影响的所有实际或潜在的政治状态，包括政治制度、政治体制、政治结构、政治关系、国家与社会的关系状况等。政治环境对公共政策系统的影响表现为：①政治环境影响公共政策系统的性质。②政治环境影响公共政策系统的民主化程度。③政治环境影响公共政策系统的合法化程度。

4. 文化环境　文化环境是对公共政策系统生存、发展与运行产生重要影响的文化状况，包括文化传统、价值观念、道德风尚和宗教信仰等。在长期的历史发展中，一个国家和民族往往会形成其特有的文化沉淀，产生其独特的价值观念和传统，对人们的思想和行为产生深远的影响。文化环境影响社会成员对公共政策的认知、认可及行动。构成文化环境的因素尽管很多，但最为核心的是政治文化。政治文化来源于政治社会化过程，是一个民族的整个历史经验及人们所受的正式非正式教育的共同产物。尽管人们对政治文化的界定各有不同，但基本上是将它看作人类社会政治生活的主观意识范畴，看作政治方面的某种相对固定的主观取向，即一个民族在特定历史时期流行的有关政治方面的一套政治态度、政治信仰、政治情感。政治文化对公共政策系统的影响更为直接，不同公共政策系统在产出方面的差异，甚至可以用政治文化的不同来进行解释。

5. 国际环境　国际环境是指公共政策系统所面临的国家与国家之间的政治、经济、文化、生态等关系，以及超国家的全球性问题的发展规律和发展趋势。一个国家的公共政策系统不仅受国内环境因素的影响，也受国际环境因素的牵制和约束。国际环境对公共政策系统的影响表现为：①国际环境影响公共政策系统的价值选择。②国际环境影响公共政策系统的参照系选择和目标选择。③国际环境影响公共政策系统的性质。

（二）公共政策的工作环境

公共政策的一般环境是政策系统存续、运行的基础性环境，它对政策系统的产生、发展与运行会产生这样或那样的重要影响，有些环境因素甚至从根本上决定政策系统的组织特性和功能。公共政策的工作环境是政策一般环境中的不同部分在特定时间点上的聚合，因而具有多样性、变动性、主观性和人为性等特点。一国的现实国情是政策系统的工作环境，它对科学地制定公共政策尤其是总政策与基本政策具有极为重要的意义和深远的影响。公共政策主体只有以科学的态度、求实的精神，深入实际调查研究，深刻地认识和把握经济、政治、文化、历史、自然、社会条件和国际环境等方面的基本情况及特点，特别是政治系统在特定时期的社会性质、基本特征、社会生产力发展状况、主要矛盾等情况，认真地分析一般环境中的有利因素与不利因素，才能确定政策系统的工作环境，进而制定出符合客观实际、符合规律的基本国策和具体的公共政策。

第四节　公共政策工具

一、公共政策工具的概念

政策工具是指达成政策目标的手段。公共政策工具是指政府在实施公共政策时所使用的手段、方式或方法。这些工具的选择取决于政策目标、问题性质及资源限制等多种因素。公共政策工具既可以是法律、规章制度，也可以是经济手段、信息传播工具等。作为政府治理的重要手段和途径，公共政策工具的选择与应用直接关系政策实施的结果，并最终关系政策目标能否有效实现。公共政策工具的内涵主要包括以下四个方面。

（一）一种类型的物品或服务

政策工具概念主要针对的是公共管理行动，而从公共管理的角度来看，一是提供一种物品，如住房、环境、贷款、教育代用券等；二是提供活动本身，这些活动的价值可为公民、企业和社会其他实体享用，如卫生服务、教育服务、信息服务等。在很多情况下，公共管理主体提供的物品和服务即政策工具。

（二）一种提供物品或服务的工具

物品和服务的提供必须借助工具来实现。比如，政府为公众提供的资金，可以借助贷款的方式，也可以借助补助的方式，既可以借助直接支付的方式，也可借助减免税收等间接方式。而政府提供的服务，可以由政府机构直接提供，也可以由政府通过委托、外包等方式交由非政府乃至市场组织来提供，还可以通过补助服务对象资金，由服务对象直接从市场上购买。所有这些，均属于政府提供物品或服务的工具。

（三）一种提供物品或服务的部门

政策工具所言的政府活动机制，并非仅仅包括政府的行动。事实上，政府已经无法成为解决公共问题的唯一主体，大部分公共问题的解决，实际上依靠的是包括政府在内的各种社会行动者联合采取的集体行动。当然，政策工具主要涉及的是政府行动，政府是政策活动的主体和倡议者、组织者、协调者，而其他社会主体的行动，则是为配合政府活动而出现的。

（四）一套制度规则

无规矩无以成方圆，任何活动的正常有序开展都必须以一定的制度规则为前提。有效的制度和规则是活动得以按既定目标切实开展的维系和保障。因此，这里的一套制度规则，即界定构成提供系统的实体之间关系的一套规则，这些规则包括正式的和非正式的，它主要是界定各提供者之间关系，确保行动者按规则的要求实现既定目标的。

NOTE

【媒体掠影】

《古代经典名方目录（第二批）》发布

古代经典名方是指至今仍广泛应用、疗效确切、具有明显特色与优势的古代中医典籍所记载的方剂。推进古代经典名方制剂研发，将中医药经典理论和实践经验转化为中药新药，有利于更好发挥中医药特色优势，保障人民健康，助力"健康中国"。

2018年以来，国家中医药管理局先后发布《古代经典名方目录（第一批）》《古代经典名方目录（第二批儿科部分）》共107首方剂和64首方剂关键信息表。为进一步贯彻落实《中医药法》《中共中央 国务院关于促进中医药传承创新发展的意见》，近日，国家中医药管理局会同国家药品监督管理局联合发布《古代经典名方目录（第二批）》，共包含217首方剂，其中汉族医药方剂93首、藏医药方剂34首、蒙医药方剂34首、维医药方剂38首、傣医药方剂18首。

《古代经典名方目录（第二批）》的发布，对于激发中药创新研发活力、获得具有高竞争力的中药产品、提升中医药服务能力、促进中医药守正创新、传承发展等具有积极意义。下一步，国家中医药管理局、国家药监局将进一步加快推进关键信息考证工作，更好促进古代经典名方研发，推动中药产业高质量发展。

资料来源：http://www.natcm.gov.cn/kejisi/gongzuodongtai/2023-09-01/31742.html

二、公共政策工具的功能

（一）实现政策目标的途径

政策目标要变成现实，必须以各种政策工具作为媒介，充分运用经济性、行政性及政治性的工具手段，才能使政府决策真正变成现实。如果没有具体的政策工具予以贯彻，任何公共决策产生的思想、理念和原则都只能是"纸上谈兵"。政策工具是实现政策目标的途径，政策目标的实现不仅取决于政府是否去做，更要看其所运用的方法和手段。

（二）政策实施取得成效的关键

政策实施在很大程度上就是以政府为中心的行政执行机构，是针对特定政策问题，以有效地增进公共利益为目标，选择一种或多种政策工具，去解决公共问题的过程。在政策实施受影响的多种复杂因素中，政策工具无疑是政策实施中的关键点，从根本上说，政策工具的选择和运用直接关系政策有效执行的结果。

（三）实现政府职能的重要手段

政策目标的实现离不开政府职能的有效履行，而政府职能的履行和实现又要讲究科学的方式方法。因此，政策工具是政府实现其职能的手段，通过政府治理工具，政府职能得以实现，公共问题得以解决。政策职能转变的过程也可以看作是政策工具的选择和运用过程。

（四）实现有效治理的核心

治理的目的是在各种不同的制度关系中运用权力去引导、控制和规范公民的各种活动，以最大限度地增进公共利益。所以治理是一种公共管理活动和公共管理过程，它包括必要的公共权威、管理规则、治理机制和治理方式。有效的治理离不开新的政策工具的运用，政策工具是实现有效治理目标的核心所在。

三、公共政策工具的类型

（一）政治性工具

政治性工具是指政府为了实现自己意图、达成政策目标而运用各种政治资源的手段和方法。所谓政治资源，就是政治主体可以用来影响他人行为的政治手段和政治财富，它可以分为硬性资源和软性资源，硬性资源主要有警察、武装、传播、政党、团体、民族等，软性资源主要有财富、威望、知识、信息等。政治资源是维持公共政策实施顺利推进的力量源泉，是实现公共政策目标的基本保证。政府运用政治资源来达成政策目标的方式主要有政治管理和政治参与两种方式。另外，作为政治中不可分割的一部分，行政手段也往往成为政治性工具中广为运用的重要资源。因此，政治性工具主要包括政治管理、政治参与和行政性工具三类。

1. 政治管理　所谓政治管理，就是公共权力机关和政府官员通过公共权力体系实现社会资源管理的全部活动。具体地说，政治管理的主体是由国家权力主体及其延伸而构成的政权体系，包括各类权力机关、组织和管理人员。政治管理的客体是国家内部的全体社会成员。就其本质而言，政治管理是管理者对于政治生活进行调节和控制的活动。政府政治活动的全部内容就是围绕社会资源管理而展开的，就是为了制定并实现公共政策目标。

2. 政治参与　政治参与就是个人或集体影响公益或公共资源分配的活动。政治参与的主体是普通公民及由普通公民组成的各类政治组织和团体。政治参与的目的是力图影响社会资源分配，影响公共政策的实现。政治参与的途径和方式多种多样，目前公认的主要途径包括投票、集会、游行示威、请愿、发表言论、游说、政治冷漠。

3. 行政性工具　行政性工具就是政府利用公共权力和权威，采用行政命令、指示、规定及规章制度等行政方式，按照行政系统、行政层次和行政区划来实施政策的方法。行政性工具包括行政干预、行政法律、行政奖惩、行政诱导等。

（二）经济性工具

经济性工具是指政府为了实现自己意图，达成政策目标而运用的给予或夺取物质利益的方式。经济性工具往往表现为运用财政性手段、市场机制以及非市场机制等来组织、调节和影响政策实施者和政策对象的活动。经济性工具一般包括财政性工具、以市场为核心的工具和非市场机制工具。

1. 财政性工具　财政性工具是政府通过改变产品和服务相对价格的补贴及课税，提供诱因，促使政策的目标群体能够改变其行为，以符合政府治理的目标和要求。具体而言，政府通过课税，来提高那些从社会的观点来看属于太过丰盛的产品和服务的价格，并且利用政府的补贴，来降低产品的价格，使社会的净收益达到较高的程度。财政性工具的核心是利用人们趋利的人性，以达成政府治理的目的，从而实现政策目标。

2. 以市场为核心的工具　以市场为核心的政策工具，就是政府利用市场机制的运作来解决公共问题，实现政策的目标。凡公共事务能够以公开、公平、自由竞争的方式，达成较大效益者，便适合市场的机制。以市场为核心的工具包括民营化、合同出租、公私合伙、分权化、使用者付费、内部市场、放松管制等。

3. 非市场机制工具　所谓非市场机制是指政府为解决公共问题，满足社会公众的需要，直接运用政府的公共权力，为社会提供公共产品和公共服务。由非市场机制提供的公共产品和服务主要有政府直接供给和政府间接供给两种方式。

（三）管理性工具

管理性工具主要来源于工商管理领域，其基本假设是公私管理在管理上是相通的，源于企业的先进成功管理方式可以为公共部门所采用。因此，管理性工具的典型表现是学习、借鉴企业管理，这在新公共管理改革运动中表现得尤为明显。管理性工具主要有战略管理、绩效管理、目标管理、全面质量管理、标杆管理和流程再造理论等。

1. 战略管理　战略管理不仅包括战略规划，还包括战略的实施和评估。公共部门战略管理实际上分为战略规划、战略实施和战略评价三个阶段。作为一种政策工具，战略管理提供了一种全面、综合的组织观念，可以实现重心从即时的工作任务向组织整体目标、产出和影响的转变，更好地实现对组织资源和目标的控制。

2. 绩效管理　绩效管理是指为了达成组织的目标，通过持续开放的沟通过程，形成组织目标所预期的利益和产出，并推动团队和个人做出有利于目标达成的行为。绩效管理是一个完整的过程，其过程通常被看作一个循环。这个循环的周期通常分为四个步骤，即绩效计划、绩效实施与管理、绩效评估、绩效反馈面谈。

3. 目标管理　政府中的目标管理就是通过预先设计的政府工作目标，激励和引导政府部门和公务人员的管理行为，并对这种行为实施控制，最终实现政府工作目标的管理方式。通过目标管理，把发展和改革的总体目标，转化为政府工作目标，协调发展，突出政府工作重点。

4. 全面质量管理　全面质量管理是将组织的所有管理职能纳入质量管理的范畴，它不等同于质量管理，而是质量管理的更高境界。全面质量管理的特点：①以适用性为标准，以用户满意为目标。②以人为本。③突出改进的动态性。④综合性。

5. 标杆管理　标杆是一种业绩标准，这种标准可能是组织为达到某个目标或期望的业绩水准，或出于其他各种原因而订立的业绩标准。标杆管理是一个帮助机构发现其他组织更高绩效水平的过程，并尽量了解他们是如何达到那种水准的，以便产生那种水准的做法和程序，再应用到自己的组织机构中来。

6. 流程再造理论　企业再造是对公司的流程、组织结构和文化等进行彻底的、急剧的重塑，以达到绩效的飞跃。作为一种政策工具，流程再造技术可以提高提供公共物品和服务的效率和质量，帮助组织应对风险和变化，是一种鼓励个人创造性的新途径，使组织能够在国际竞争和日新月异的变革中生存。

（四）社会性工具

社会性工具是指政府更多地整合和利用社会资源，通过构建参与、互动、合作机制和充分发挥社会力量在公共治理中的作用，从而有效实现政策目标。社会性工具主要表现为社区治理、个人与家庭、志愿者组织、公众参与及听众会等。

1. 社区治理　社区治理是指一种由共同目标支持的社区公共事务方面的活动或管理机制。加强社区建设是当前公共管理面临的重要课题，随着社会的发展，原有的从政府剥离出来的社区管理职能可交由社区自治组织完成。在我国，随着社会主义市场经济体制的逐步建立和完善，从政府和企业分离出来的社会职能，大部分需要依托城市社区来承担。在大力发展社区建设和社区服务的实践中，社区治理成了重要的政策工具。

2. 个人与家庭　作为一种政策工具，个人和家庭提供了无数的物品与服务，政府也往往有意识地来扩展它们在达成政策目标上的作用。在许多服务领域，家庭有着比其他工具更为合适的优势，由于种种不足，以家庭为基础的政策工具往往成为其他政策工具的配套措施。

3. 志愿者服务　作为一种政策工具，志愿者组织的活动免受国家强制力和经济利益分配的约束。志愿者组织提供某些社会服务。例如，慈善机构为穷人提供医疗保健、教育和食品，志愿者团体提供诸如海滩和公园的公益服务等。在我国，随着政府职能的转变，志愿者或非营利组织作为一种政策工具的地位和作用也日益重要。由于建立在自觉自愿基础上提供的服务是可靠的和低成本的，因此，志愿者服务是一种提供社会服务的有效手段，这种手段也具有灵活性和回应性，能创造性地迅速确认并满足服务者需要，由志愿者提供社会服务还可以减少对政府行动的需要或减轻政府的负担。

4. 公众参与及听证会　政府决策民主化要求增强政府决策的透明度，建立公众参与的制度，赋予公众在国家决策上的发言权，公众依照法律赋予的民主权利，通过各种形式反映社会生活中的各种问题，提出各方面的建议。公众参与是衡量现代社会民主化程度和水平的一项重要指标，它的具体形式很多，包括直接选举和全民公决，还包括公共决策听证会。其中，公共决策中的听证制度是现代民主社会普遍推行的用于保证各方利益主体平等参与公共决策过程，最终实现决策民主化、公开化、科学化和公正的一种重要制度安排。

四、公共政策工具的选择和应用

公共治理活动作为一个动态过程，就其本质而言就是针对具体情况对各种治理工具不断做出选择的过程。因此，选择各种有效工具实现既定的政策目标是政策实施阶段的主要任务。在这一过程中，能否选择有效的政策工具是能否实现治理目标的关键。

（一）政策目标

政策目标是政策制定者希望通过政策实施所达到的效果。政策目标为政策工具规定了方向，为判断政策工具的有效性提供了评判标准。在进行政策工具选择和运用时，关于政策目标要考虑以下两点：首先，如果目标是单一的，就要明确目标是什么。目标不明确所带来的工具选择失误是政策实践中经常出现的问题。其次，如果目标是多重的，就要明确目标构成。

（二）工具的特性

每种工具都有其特征、适用范围及优劣。每种工具的倡导者都想让人们相信他们偏爱的工具是管理者的灵丹妙药。事实上，每种工具都有其适用范围，都有其价值，但不能"包医百病"，每种工具有其自身的优缺点。此外，不同工具有其不同的适用范围，被用于解决不同的问题，运用于不同的组织环境。

（三）工具应用的背景

治理工具的应用会受到工具应用背景的影响。总的来看，工具实施的背景因素包括执行组织、目标团体、其他工具及政策领域的其他因素。

（四）以前的工具选择

关于这一方面的影响，建构主义的论述最为充分。建构主义认为，工具选择不但与工具的有效性相关，而且确立政策工具的"正当过程"在评价政策工具时也发挥着重要作用。政策工具的选择受到先前工具选择的限制，因此，工具选择依赖一定路径。由于这种工具是在过去选择的，要转换成其他工具就会很难。这种工具在经过一段时间后已经成了一种路径，背离它会付出额外的努力和代价。

（五）意识形态

工具选择还受意识形态的影响。意识形态是一个信仰的体系，它为既存或构想中的社会解释并辩护为人所喜好的政治秩序，并且为实现其秩序提供策略。不同的意识形态倾向于使用不同的政策工具。政策工具的选择在很大程度上会受意识形态的影响。市场化工具、工商管理工具和社会化工具这三类工具在我国的应用就受到我们现有意识形态的影响。我国政府为了更有效地管理公共事务，也在逐步尝试选择多种工具，但是由于意识形态的影响，这些工具在实践运作过程中总是显得很谨慎。所以，我们需要进行意识形态创新，倡导一种直接面向民众的更切合实际的价值观念。

【案例分析】

西藏"四链融通"打造藏医药创新体系

对藏医药来说，今年春天可谓喜事连连：西藏自治区藏医院正式挂牌国家中医医学中心（藏医）筹建单位；中国藏药资源库正式启用……

"创建国家中医医学中心（藏医）是党中央推进藏医药事业发展做出的部署。近年来，西藏把聚焦建设世界一流的藏医药研究平台、一流的藏医药大学、一流的藏医药企业、一流的藏医医疗中心作为目标，在藏医药的人才培养、科研攻关、服务能力等方面做了大量卓有成效的工作。可以说，藏医药的春天已经到来！"西藏自治区藏医院院长次仁一见到记者就敞开了心扉。

1. 建设一流藏医药，人才是关键　"工作后，我怎样才能在理论知识和技能上把自己的能力水平再提高一步？""到了一个新单位，如何才能快速打开工作局面？"在西藏藏医药大学第30场就业指导会现场，同学们的提问充满朝气和对未来的向往。

"我们的藏医药事业，就是需要这样充满朝气、有进取心的年轻人！"西藏藏医药大学校长米玛深有感触地对记者说，"藏医药以其独特的理论知识和疗效特点流传了上千年。而今，守正创新是当务之急。这背后，需要大量藏医药人才做支撑。作为全国唯一单独设置的藏医药高等院校，这些年，我们通过高等教育、职业培训、师徒传承等举措，累计为全国培养了各层次藏医药人才7000余名。"

企业求贤若渴。西藏一家藏医药公司董事长达娃次仁向记者介绍："近两年，公司新进大学毕业生有150多人，其中西藏籍高校毕业生占比80%以上，目前，我们在藏医药核心技术自主创新方面，取得了很多新突破，这得益于高水平青年人才源源不断地加入。今年，我们又接收了15名西藏藏医药大学的学生实习。这些年轻人的加入，让我们对藏医药的未来更加充满信心！"

"过去，我们进行藏医药研究，常常需要借助区外资源。如今，雄厚的人才储备，让我们有能力开展自主创新。现在，我们拥有国家和自治区级非遗藏医药项目40个。这不，今年，我们正向着特色项目研究攻关发力。"在次仁看来，自治区藏医院的发展变化，是西藏藏医药事业发展的一个缩影。

2. 藏医药壮大，离不开产业支撑　为此，西藏探索出一条"企业＋科研＋基地＋农户"的融合发展路径，在藏医药发展起来的同时，让从事藏医药产业的群众同步致富。

"我们这里的藏药材种植，全程得到西藏农科院的指导！"在山南市乃东区索珠乡的藏药谷园区，负责人苏益民兴奋地告诉记者，有了专业指导和培训，藏药谷园区先后带动3个合作社参与到藏药材种植产业中，"今年，我们的藏药材种植规模计划扩大到600亩，预计产值200万元，力争让参与藏药材种植的农户人均增收5000元！"

按照西藏自治区的目标，到2025年，将建立起1个国家级藏药材产业园，2个藏药材种植技术研究基地和1个种子种苗繁育基地，全区藏药材种植面积达到2.5万亩，藏医药产业年产值规模达到70亿元。

3.藏医药可持续发展，需不断创新 为让藏医药发展拥有永恒动力源，西藏以产业链带动创新链，探索"藏医药+"新模式，推动藏医药与文化、旅游、康养等深度融合。今年"五一"假期，林芝墨脱巴登村的5栋温泉民宿，游客要提前一个月预订才能住上。村里第一书记王英说："墨脱藏药浴，可是藏医药的宝藏，祛除人体湿气效果很显著。现在，绿水、青山、藏药浴的组合，成了我们村吸引游客打卡体验的'法宝'，今年第一季度旅游收益就超过30万元！"

在那曲老年人医养结合中心，记者看到，那曲藏医院的医务人员正在为老人进行药物涂擦等藏医特色医疗服务。"目前中心有老人520名、社会病人906名。我们对接本地藏医院，把藏医药服务优势充分发挥出来，特别受欢迎。"中心负责人索朗卓玛对记者说，"下一步，我们会扩大服务范围，开展藏医药专家巡诊，尽全力满足高海拔地区老年人的养老需求。"

"自治区已做出规划，将着力打造以藏医药研究中心为核心的'1+N'创新网络体系，让藏医药的'创新链''产业链''人才链''资金链'四链融通起来。到'十四五'末，自治区三级藏医医院将发展到7家，二级藏医医院将发展到10家！"对未来，西藏自治区卫健委主任格桑玉珍踌躇满志。

资料来源：杜倩，尕玛多吉，石永程.西藏"四链融通"打造藏医药创新体系［N］.光明日报，2023-5-10（1）.

讨论：

1.从案例描述分析，你认为藏医药创新与发展主要依靠哪些政策？

2.结合个人认识，谈谈藏医药企业吸引和留住人才的政策工具是什么？

3.就你来看，政策工具的选择如何影响藏医药的可持续发展？

【思考题】

1.简析公共政策系统的内涵。

2.简述公共政策主体与客体的构成。

3.公共政策环境构成包括哪些因素？

4.公共政策工具的主要功能是什么？

5.简析公共政策工具的选择和应用。

第四章　公共政策问题构建分析

【学习目标】

1. 掌握：公共政策问题的特征；公共政策问题的确认。

2. 熟悉：公共政策问题构建分析的程序和方法。

3. 了解：公共政策议程确立的条件、途径和模式。

【案例导读】

新中国中医药发展不同阶段的问题与政策

中国高度重视中医药事业发展。中华人民共和国成立初期，把"团结中西医"作为三大卫生工作方针之一，确立了中医药应有的战略地位和作用。1978年，中共中央转发卫生部《关于认真贯彻党的中医政策，解决中医队伍后继乏人问题的报告》，并在人、财、物等方面给予大力支持，有力地推动了中医药事业发展。《中华人民共和国宪法》指出，发展现代医药和我国传统医药，保护人民健康。1986年，国务院成立相对独立的中医药管理部门。各省、自治区、直辖市也相继成立中医药管理机构，为中医药发展提供了组织保障。第七届全国人民代表大会第四次会议将"中西医并重"列为新时期中国卫生工作五大方针之一。2003年，国务院颁布实施《中华人民共和国中医药条例》；2009年，国务院颁布实施《关于扶持和促进中医药事业发展的若干意见》，逐步形成了相对完善的中医药政策体系。

中国共产党第十八次全国代表大会以来，党和政府把发展中医药摆上更加重要的位置，做出一系列重大决策部署。在全国卫生与健康大会上，习近平总书记强调，要"着力推动中医药振兴发展"。中国共产党第十八次全国代表大会和十八届五中全会提出"坚持中西医并重""扶持中医药和民族医药事业发展"。2015年，国务院常务会议通过《中医药法（草案）》，并提请全国人大常委会审议，为中医药事业发展提供良好的政策环境和法制保障。2016年，中共中央、国务院印发《"健康中国2030"规划纲要》，作为今后15年推进健康中国建设的行动纲领，提出了一系列振兴中医药发展、服务健康中国建设的任务和举措。国务院印发《中医药发展战略规划纲要（2016—2030年）》，把中医药发展上升为国家战略，对新时期推进中医药事业发展做出系统部署。这些决策部署，描绘了全面振兴中医药、加快医药卫生体制改革、构建中国特色医药卫生体系、推进健康中国建设的宏伟蓝图，中医药事业进入新的历史发展时期。

资料来源：《中国的中医药》白皮书

第一节　公共政策问题概述

任何公共政策的制定都是为了解决特定的社会问题，公共政策问题的构建既是公共政策过程的逻辑起点，也是进行政策分析的第一步，是为了发现问题，找出所要研究的公共问题。

究竟什么样的社会问题能成为公共政策问题？又由谁来决定哪些社会问题成为公共政策问题？公共政策问题具备哪些特性？这些是本节所要讨论的问题。

一、公共政策问题的含义

所谓"问题"，通常泛指实际状态与期望之间的差距。关于公共政策问题的定义，不同学者有不同的认识和看法。詹姆斯·E.安德森（James E.Anderson）认为："社会上存在着各种各样的需要和问题，但只有那些促使人们行动的问题才是政策问题。从政策意图的角度来看，政策问题可被定义为某种条件或环境，这种条件和环境引起社会上某一部分的需要或不满足，并为此寻求援助或补偿。"

国内有学者认为："政策问题是尚未被实现的社会价值或需求，而这些需求或价值能够通过公共活动来加以实现。""公共问题、社会问题只有当通过个体与集团的行动，向政府有关部门提出，而且该问题又属于该部门权限，政府又试图采取干预的手段去解决时，才会把它们列入政府议程，此时的问题就成了政策问题。政策问题的起因是由于人们的价值观、利益与现实冲突而产生的挫折与不满足感。"

从以上界定可以看出，公共政策要处理的是社会公共问题，而不是团体问题、私人问题。虽然有部分社会公共问题是由私人问题、团体问题转化而来，但三者在本质属性上还是有明显区别的，各自代表的利益关系、属性的典型特征和问题的解决方式截然不同，见表4-1。

表4-1　个人问题、团体问题与社会问题

问题类型	利益关系	典型特征	解决方式
个人问题	私人利益	个人独享性	市场交换机制、个人自治机制等
团体问题	团体利益	团体共享性	团体协商、交易、博弈等
社会问题	社会利益	社会分享性	公共选择、公共政策等

19世纪古典自由主义思想家约翰·斯图亚特·密尔（John Stuart Mill）在《论自由》一书中通过厘清"群""己"权界，来谋求公与私的界限，提出了"不伤害原则"。密尔把社会控制和个人自由之间的界限概括为：个人的行为只要不涉及自身以外其他人的利害，个人就不必向社会负责和交代；关于对他人利益有害的行为，个人则应当负责和交代，并且还应当承受来自社会的或是法律的相应惩罚。这一界限可以概括为"不伤害原则"，既界定了个人自由的界限，同时也界定了社会控制的界限。

个人问题、团体问题与社会问题之间有界限，也有着密切的关系。

【案例导读】

德国《老年和残疾保险法》（1889 版）的政策设计

德国于 1889 年通过的《老年和残疾保险法》，政策对象是被社会建构为承载"劳动力"的机器，残疾人是"收入能力受损"的正面形象。残疾人被定义为"任何因身心健康问题造成无法正常从事过去工作……也无法利用自身优势、能力以及现有工作机会获得高于最低残疾年金标准的收入者。"这一定义包含了今天德国残疾保险对残疾定义的所有要素：一是收入能力丧失程度。个人只有工资低于社会最低收入水平时才被认定为残疾，残疾年金的目的不是为了保障生活水平，而是为了补偿丧失的收入能力。德国有国家为人民承担社会福利的父爱主义传统，福利制度是创造政治忠诚度的工具，换取政治忠诚度远高于财政支出的价值，所以当个人收入水平低于社会最低收入水平时便可认定为残疾。二是调整工作的范围。残疾被定义为无法从事过去工作时需要调整工作岗位，但替换的工作不能让个人存在"社会地位的明显下降"，如一位教授不可能因为残疾变成工人。若无法满足这一条件，就被认定为残疾并提前退休，开始领取残疾年金，残疾定义具有稳定社会分层的工具性价值。

考察《老年与残疾保险》政策设计，会发现在政策依据上，残疾保险的目的是恢复劳动力，并用残疾年金补偿劳动者丧失的收入能力，具有促进国家经济生产的工具目标；在政策分配上，残疾保险重在防止个人"社会地位的明显下降"，是保护个人社会地位的工具。在政策工具上，残疾待遇也包括残疾预防、收入补偿和医疗康复三项，是典型的能力建设型政策工具。

资料来源：郝玉玲.残疾形象建构对公共政策设计的影响——基于美国和德国残疾人福利政策的多案例研究［J］.社会保障评论，2022，6（2）144-159.

人类社会在进化发展过程中，总是存在各种各样的问题，任何社会类型在其运行过程中，都会产生这样或那样的社会关系失调，并由此产生不同类型的社会问题。那是不是所有的社会问题都属于公共政策范畴呢？当然不是。社会所面临的问题很多，但并非所有的问题都能够通过制定公共政策加以解决，而只有一部分得到政府的重视，进入政府政策议程的社会问题才能转化为公共政策问题。

对于公共政策问题的定义，学术界并没有统一的看法。但公认应有以下基本内涵。

1. 社会客观现象或问题情境　任何问题都源自客观存在的社会现实，公共政策问题也不例外。政策问题来源于社会期望与社会现状之间的差距。尽管社会期望具有强烈的主观性，但社会现状是一些可以观察到的、能够表述出来的客观事实和问题情境。这些事实或问题情境是客观存在的，不以人的意志为转移的。

2. 对上述问题的察觉与认同　即便上述客观现象或问题情境存在，倘若没有被社会大多数人察觉，它也只能是一种潜在的社会问题，只有上述问题已被大多数公众察觉，潜在的社会问题才能变成现实的政策问题。当然，个别社会问题可能并没有被社会大多数人察觉，但它现实的影响，或发展趋势已被少数有识之士或决策当局洞察，它也可能进入政策议程，成为政策问题。

3. 价值、利益与规范的冲突　在特定社会条件下，各种不同的行为受到上述社会问题的影响与制约，必然要从自身利益出发，依据一定的价值与行为规范，表明自己的态度，从而造成彼此间的冲突。这种冲突除个体与个体之间外，更多地表现于个体与团体、团体与团体，以至个体、团体与整个社会之间的矛盾与冲突。上述冲突会使社会成员产生某种需求，或相对被剥夺感，且社会成员普遍认为有必要采取行动改变这种状况。这种冲突激烈到一定程度，就会引起决策当局的重视与行动，此时社会问题就转变为政策问题。

4. 团体的活动与力量   让某些个人问题转变为社会问题，直至上升为政策问题，往往不是少数个人行动就能奏效的。在现代社会，社会成员只有加入一定团体或组织，以团体或组织的力量和行动才有可能影响政府决策部门。即便是少数权威人物，也必须通过一定的组织行为（如说服执政党或政府职能部门）才能将自己察觉到的社会问题转变成政策问题。

5. 政府的必要行动   作为公共利益的代表者和决策权力的行使者，政府认同社会问题，并使其成为政策问题有两个基本条件：一是属于政府职能权限范围内的事务。政府不是万能的，不能包揽一切社会问题的治理，有些社会问题需靠市场交换机制或社会自治机制来解决。二是属于政府能力范围内的事务。有的社会问题虽然属于政府职能范围内的事务，但政府受财力、精力等治理能力的限制，也可能会消极或无力对待某些社会问题。不仅如此，政府对社会问题的治理，还与外部压力有关。总之，社会问题要列入政策议程，必须是那些被认为是很重大的问题，这些问题值得政府给予更多的注意，并能依法采取政策行动加以解决。

二、政策问题的确认

政策问题的确认是指对政策问题察觉、界定和描述的过程，是一个从对客观事实的感性认识上升到理性认识的过程。问题确认是问题求解过程中最为关键的一环。政策分析的创造力就存在于察觉和解释问题当中，由此可以知道决策当局应该和能够做什么。

（一）问题的察觉

问题察觉是指某一社会现象被社会成员发现并扩散，逐渐引起社会公众和政府有关部门关注的过程。在此过程中，社会成员普遍感到应该行动起来做点什么，以改变现状，但究竟做什么和怎么做，尚未进入理性分析阶段。

（二）问题的界定

问题界定是指对问题进行特定分析和解释的过程，其目标是要把复杂、混沌的问题情境总结概括为清楚明了的实质性问题。

第一步，对问题进行归类。一般可以根据政策问题的性质、作用范围、作用方式的不同进行归类，见表4-2。

表4-2   政策问题的归类

归类依据	类型名称
政策问题的性质	政治问题、经济问题、文化问题等
政策问题的作用范围	全局问题、局部问题、国际问题、国内问题、全国性问题、地区性问题等
政策问题的作用方式	指导性的问题（涉及指导方向方面的问题）、分配性的问题（涉及资源配置或利益分配方面的问题）、限制性的问题（涉及行为或利益限制方面的问题）等

第二步，对问题进行诊断。这就像中医辨证论治。症状不等于疾病，现象也不等于问题。对问题进行诊断，主要为了解决两个问题：

差距何在？一个问题的存在，实际隐含着现实状态与理想状态之间的距离，任何解决办法无非都是为了缩短或消除这种距离。因而，能否准确表达这种差距，就成为能否发现解决办法的必要前提。

原因何在？找到差距后，还须弄清产生这些差距的原因。正像中医望闻问切之后，还要分析是什么原因引起的症状，否则就无法对症下药，无法标本兼治。

第三步，把问题情境转化为实质问题。问题情境包含了问题牵涉到的众多因素及其相互间错综复杂的关系。分析主要矛盾，关注重要因素，是情境转化过程中必须注意的问题。实质问题的提炼是从外相到内里，从个别到一般，由点及面的过程。

【案例导读】

疾病罕见　关爱不罕见——让罕见病患者有医、有药、有保障

罕见病又称"孤儿病"。根据《中国罕见病定义研究报告 2021》所给出的定义，新生儿发病率小于万分之一、患病率小于万分之一、患病人数小于 14 万的疾病，符合其中一项，即为罕见病。罕见病虽然发病率极低，但病种多，总的患者数量并不少。截至 2022 年 2 月，我国共有 2000 多万名罕见病患者，每年新增患者超 20 万人。中国工程院院士、北京大学常务副校长乔杰说，全世界发现的罕见病超过 7000 种，约 80% 为遗传性疾病，约 50% 发病于儿童期。而"病无医""医无药""药无保"是罕见病患者面临的共同"症结"。

1. 打造诊疗网络，解决"病无医"难题　由于罕见病病情罕见、单一疾病患者人数极少，医生尤其是基层医院对罕见病的识别和诊断能力不足，制约了罕见病诊疗能力的提升。治疗疾病的第一步是正确诊断，难确诊是罕见病患者遭遇的第一重困难。中国罕见病联盟发布的《2020 中国罕见病综合社会调研》显示，在参加调研的 2 万余名患者中，15.5% 的患者需要经历 1～4 年确诊，5% 的患者需要经历 5～20 年确诊，平均确诊时间为 4.26 年。为了提升罕见病的诊疗能力，2018 年，国家卫健委、科技部、工信部等五部门联合印发了《第一批罕见病目录》，121 种疾病被列入罕见病目录，首次明确了罕见病的病种，让罕见病诊疗有据可依。2019 年 2 月，国家卫健委印发了《关于建立全国罕见病诊疗协作网的通知》，遴选了罕见病诊疗能力较强、诊疗病例较多的 324 家医院组建了全国罕见病诊疗协作网，对罕见病患者进行相对集中诊疗和双向转诊，以发挥优质医疗资源辐射带动作用，提高我国罕见病综合诊疗能力。2019 年 10 月我国开展了罕见病病例诊疗信息登记。2020 年 2 月，全国罕见病诊疗协作网办公室正式成立。一系列政策的实施让我国的罕见病诊疗规范度不断提升。

2. 加强药品研发，摆脱"医无药"困境　由于市场需求小、研发难度大、成本高、周期长，因此涉足罕见病用药研发生产的制药企业不多，这导致罕见病用药少，被称为"孤儿药"。数据显示，目前已知的 7000 多种罕见病中，有对应治疗药品的不超过 400 种。近年来，国家大力支持罕见病防治与保障工作，加强罕见病研究、诊疗和药品研发供应。据统计，截至 2022 年 11 月底，治疗 45 种罕见病的 89 种药物已在我国获批，我国境内可治罕见病数量占全球有药可治罕见病数量的 53%。2023 年国家医保药品目录中含罕见病药物有 19 个之多，覆盖法布雷病、庞贝病、戈谢病、肺动脉高压、脊髓性肌萎缩症等罕见病，刷新了以往的纪录。

3. 推出多元保障，减轻"药无保"之忧　尽管罕见病发病率极低，但医疗费用极高，一般每年的医疗费用在几十万元到一二百万元之间，个别罕见病的年医疗费用可达上千万元。为

了让更多的罕见病患者吃得起药，《国家基本医疗保险、工伤保险和生育保险药品目录（2021年）》已纳入58种罕见病用药，约占上市罕见病用药比例的67%。比如曾经每针70万元的诺西那生钠注射液，在经医保谈判后，以3万余元被纳入医保，脊髓性肌萎缩症患儿成为"幸运儿"。各地也对用药保障机制进行了积极探索。全国已有10多个省市建立了涉及罕见病高值药物的用药保障机制，主要模式包括专项基金、大病医疗保险、财政出资、医疗救助、政策型商业保险等。许多地方已不只是单一的制度保障，而是由政府、市场、社会等提供多元保障，对国家基本医保进行补充，实现了一部分需要高值药物治疗的罕见病患者的"用药可及"。

罕见病要从源头进行防控。我国已采取三级预防措施防治出生缺陷，通过婚检、产检、新生儿筛查等实现关口前移，从"生命起点"把好关，做到早发现、早干预、早治疗，降低罕见病发生率。

资料来源：https://m.gmw.cn/baijia/2023-01/11/36293705.html

（三）问题的描述

问题描述是指运用信息性语言，如数字、文字、符号、图表等表达方式，对问题进行清晰表述的过程，且尽可能量化。如对于人口问题的描述，就须准确记载相关指标：人口现有数量、人口的增长率、人口发展趋势等，并做出量化分析；如对农业用水问题的描述：目前有多少水资源可以利用？实体设施的发展能力如何？随着时间的推移，这种能力会提升还是会退步？提升的程度又如何核准？这种对问题所做的描述将作为政策制定的直接"原料"输入决策系统。

确认政策问题的方法　在政策问题确认的过程中，常用的分析工具有以下四种。

（1）边界分析法　一种通过简单快速计算，以确定问题边界的方法，包括3个基本的步骤：①使用引文出处：使用多种资料来源，检查引用数据是如何推导出结论的过程。②进行调查：包括使用全国性或地方性调查的数据资料。③整合专家推测：从已知的数据进行推测，并与某一领域的专家推测集合到一起，以减少可能出现的错误。

（2）类比思考法　即对相似问题的演绎认知法。帮助分析者在确认政策问题时，创造性地运用类比的方法，对问题间相同或相似关系进行梳理，以提升政策分析者认识问题的能力。可以通过各种类比来帮助界定问题，如：个人类比，分析者把自己想象为政策制定者或当事人经历问题情境，这对政策问题的界定是很重要的；直接类比，政策分析者寻找两个或两个以上的问题情境之间的相似关系，根据相似的情况来确定是否把某问题认定为政策问题；想象类比，用于分析目前探索的问题与想象中的问题之间的相似性，通过合理的比较来帮助界定问题。

（3）多面透视分析法　即系统地利用对问题情境、组织和技术等方面的透视，以获得关于问题及其解决办法的方法，分为技术透视、组织透视、个人透视等，即从多种角度来分析、看待问题。尤其对确认一些较为复杂的政策问题时，此方法常用且有效。

（4）其他方法　如论证方法和反论证法的运用，经过提出假设、进行验证，最后得出结论，确定是否成为政策问题。

【案例导读】

将新增儿童基本药物目录

国家基本药物目录（以下简称基药目录），是国家卫健委组织专家遴选、制定，并由国家基本药物委员会审核通过的药物目录的总称，是医疗机构配备使用药品的依据。基药目录从1982年发布第一版至2018年，共发布了9个版本。2018年版本相比前一版（2012年版），纳入了更多的心血管系统用药、抗肿瘤药，儿科用药则首次被列入基药目录。

据《儿科药学杂志》等统计，我国患病儿童数量占患病总人数的20%左右，然而由于剂型、规格及儿童的特殊性等条件的限制，我国90%左右的药品没有儿童适宜的剂型。2018年版基本药物目录虽然将儿科用药作为子目录单独列出，并新调入咖啡因、牛肺表面活性剂、小儿柴桂退热颗粒等16个儿科用药，但是基本药物中的儿童用药依然总体偏少。主要表现为两个方面：第一，儿童用药总体数量偏少，例如，2018年版基本药物目录虽然新调入165个品种，总品种数达到685个，但是基药目录中明确儿科用药的只有3种化学药品和生物制品及13种中成药。第二，适用于儿童的药品剂型和规格偏少，例如，2018年版基药目录中虽然对有些药品的剂型和规格进行了改进，但是适宜儿童使用的药品规格依然较少，致使有些儿童用药时，由于规格不适宜，需对大规格的药物进行分装，不仅难以保证药品剂量的精准，而且容易对药品的疗效产生影响，对于大规格的缓释或肠溶等无法分装的药品，儿童更是难以使用。

2023年3月21日，国家卫健委发布的《对十三届全国人大五次会议第1996号建议的答复》中，就基本药物遴选和使用向中成药倾斜的建议进行了答复。答复中提到，尊重中医药特点，体现"中西医并重"。2023年3月21日，国家卫健委发布的《对十三届全国人大五次会议第3704号建议的答复》中对提高国家基本药物保障的建议做出了答复，会考虑新增儿童基本药物目录。

资料来源：https://www.vzkoo.com/document/202306291f4f29125416d58eeb47824d.html

第二节　公共政策问题分析的程序

一、确立政策问题的结构要素

1. 决策者的数量　不同的政策在制定时，其决策者的数量是不同的。有的政策的最终决策者比较少，有一个或几个，但有的政策由于涉及面较广，涉及领域较多，就有可能关系到多个利益群体，利益的分配也就非常复杂，此种情况下，介入的决策者就会很多。

2. 备选方案的数量　备选方案的数量和政策问题的复杂程度有关。对于某些复杂的政策问题来说，其本身包含较多的因素，因而解决问题的方案也比较多。

3. 政策目标的共识性（效用价值）　政策目标不同，对公众利益也会产生不同的影响。若政策目标较单一，可选择的余地较小，则政策的制定者、执行者及目标团体对目标容易产生共识；相反，如果政策目标过于繁杂、模糊不清，或易造成公众利益较大分化，人们就会在价值层面上对目标的认识产生分歧，导致共识性降低。

4. 结果的风险性　对不同的政策问题来说，制定和实施方案的最终风险程度是不一样的。有些政策问题牵扯的利益相关者较少，涉及范围较小，推测解决此类问题花费的成本较小，风险性相对也就较小；若政策问题牵扯的利益相关者较多，涉及面较大，解决起来困难，就需要花费大量的时间和精力。如事关公众生命、财产安全及社会公共安全等方面的问题，一旦发生错误决策，后果不堪设想，会给社会和民众造成巨大的损失，像这样的政策问题就包含了较大的风险。

5. 概率的计算　若政策问题影响因素较少，且各种因素及其变化也基本能够掌控，则政策制定及执行后的成功概率较易预测；但现实中，大部分公共政策问题的影响因素都很多，且确定性弱，因此政策问题的成功概率计算较难，且准确性较低。

二、梳理政策问题的结构与层次

依照以上五个要素，我们可以将公共政策问题划分为三类。

1. 确定的问题（结构优良的政策问题）　这类政策问题的特点：有一个或少数几个政策的决策者；少数的备选方案；政策制定者们具有共同的价值取向；政策的后果风险性不大；政策的结果可以事先预测。

2. 比较确定的问题（结构适度的政策问题）　这类政策问题的特点：只有一个人或少数几个政策制定者；有限的政策备选方案；政策制定者具有共同的价值取向；政策的后果带有不确定性；政策实施的结果难以事先预测。

3. 不确定的问题（结构不良的政策问题）　这类政策问题的特点：决策者较多，提出的政策备选方案较多；政策决策者之间存在价值取向上的冲突；政策结果难以计量；不确定性极大。

以上三类政策问题的结构特征见表 4-3。

表 4-3　政策问题的结构特征

要素	问题结构		
	结构优良	结构适度	结构不良
决策者	一个或几个	一个或几个	许多
备选方案	有限	有限	无限
效用价值	一致	一致	冲突
结果	确定或风险小	不确定	高度不确定
概率	可计算	不可计算	不可计算

结构优良的政策问题涉及一个或几个决策人员，并在少数几个方案中进行政策选择。效用价值反映目标具有一致性，这些目标是按决策者的喜好顺序排列的。每种选择的结果要么具有完全的确定性，要么在可接受的可能的错误范围内。这类问题的原型是完全可由计算机处理的决策问题，所有政策备选方案的结构都可预先加以规划。在公共机构中存在的相对低层次的操作性问题中有部分即为这类问题。比如，机构汽车的置换问题相对简单，只需要考虑旧车的平均维修成本和新车的采购及折旧成本，就可以找到以旧换新的最佳时点。

结构适度问题则涉及一个或几个决策者，备选方案的数量相对有限。其效用（价值）也能反映明确排序的目标的一致性。然而，备选方案的结果既不确定，也无法在可接受的误差范围内加以计算（风险）。所谓"不确定"即说误差的概率无法估计。结构适度问题可用"囚徒困境"的例子来说明。在这项博弈中，两个囚徒被关在不同的囚室，由检察官分别审讯，他必须取得一人或两人的口供来做判决。检方有足够证据判定两名囚徒有较轻的罪行。他告诉囚徒，如果两人都不招供，两人都会以较轻的罪行被判较轻的惩罚；如果两人都坦白交代更严重的罪行，那他们都可以获得减刑；但如果只有一人坦白，将获得缓刑，而另一人将被判最重的刑罚。对每个囚徒来说，假定他们都无法预测对方将怎么做，"最佳"就只能是坦白。但正是因为这个选择，使两人都被判较重的刑罚，因为他们想要试图减轻自己的刑罚。这个例子不仅说明在结果不确定的情况下进行决策时所面临的困境，同时也表明个体看似"理性"的选择可能会导致小到团体、政府机构，大到社会整体的集体不理性。

结构不良的政策问题通常涉及许多不同的决策者，其效用价值既不可知，也无法用统一的形式加以排序。结构优良和结构适度的问题具有一致性，而结构不良的问题则表现出有争议的目标之间存在相互冲突的主要特征。在此种情况下，政策备选方案及其结果也可能是未知的。同理，也无法对风险和确定性加以估计。这样，做出选择并非要揭示已知的确定的关系，或是要计算政策备选方案所具有的风险或不确定性，而是要明确问题的本质。结构不良问题的原型是完全不具有传递性的决策问题，即不可能选出一个优于其他所有方案的方案。头两类问题包含对偏好的优先顺序的排列，并且排序具有传递性。例如，方案 A 优于 B，B 优于 C，则 A 优于 C，而第三类问题的优先顺序则没有传递性。

对结构不良问题与结构优良问题而言，它们有着不同的解决方法和要求。后者允许分析人员使用常规方法，而前者则要求分析人员积极参与到对问题本身性质的确定中。积极参与到对问题本身性质的确定，意味着分析人员一定要将自己完全置于问题情境中，还必须运用创造性的判断力和洞察力。这就要求分析人员要专注于问题的构建以及问题的解决。

政策问题有结构之分，也有不同层次之分。不同层次的政策问题表现出来的性质不同，因而解决问题的方法也不同。在解决不同层次政策问题时，须具体问题具体分析。例如，中央的税收政策问题和地方的税收政策问题，二者工作对象不同、工作层面不同，且二者职能也不同，其税收问题的解决也就不同，甚至解决方法也不相通。因此分析政策问题前，不可越过梳理政策问题的层次与结构这一环节。

三、政策问题分析的步骤

国际知名政策分析专家威廉·邓恩提出，政策问题分析须完成三个重要任务：第一，感知和构建问题。政策分析过程并非一开始就明确地提出问题，而是源于一种扩散的忧虑、初始的紧张迹象。这些忧虑和紧张并不是问题，而是由政策分析人员、决策者及利益相关者感受到的问题情境。政策问题是思想作用于环境的产物，它们是通过分析从问题情境中抽取出来的要素。问题就像原子或者细胞一样，是概念的产物。第二，问题构建与问题解决。政策分析是一个多层次的过程，既包括高层次的构建问题的方法，也包括低层次的解决问题的方法。高层次的构建问题的方法被称为元方法，即它们"高于"或"先于"低层次的解决问题的方法。当分析人员试图使用低层次方法来解决复杂问题时，他们就陷入第三类错误的危险，即用正确的方法解决错误的问题。第三，问题重新解决或不解决，以及重新构建。此三个术语是指三种类型的错误纠正过程，是为减少测量口径上的失误而对已构建的问题加以分析，放弃因问题错误阐述而形成的方案，为提出真正的问题，重新回到问题的构建上来的过程。

基于以上论述，可将政策问题分析的步骤细化如下。

1. 确定政策问题 在头脑中建构问题的框架，并据此收集资料，将能够获得的数据加以分类，尽可能地在方法允许的范围内，对观察到的问题情境，以及不同政策主体、客体的价值观体现，形成准确和完整的描述。由于政策问题往往涉及个人、群体的价值观和利益，所以政策分析者要用具体的术语来表述问题，进行规范性陈述，将一般的问题概念转化为解决问题的具体方法，以便能够对备选方案进行设计和评估。

2. 列出政策目标　政策问题的解决是否可以被接受，取决于政策目标。对某些较为明确的目标，需进行试探性的表述，并随着分析的进展加以修正；而对某些确定性较差的目标，则只能进行推测性表述。不管用哪类表述，政策目标都必须被清晰陈述，以便可以对其进行测量，同时，测量须具有可操作性，便于制定实现目标的方案和措施。

3. 明确政策范围　政策范围是指政策问题中所要考虑的各种因素的范围。政策分析者须确定可能影响政策的均衡点，以及相关的决策者。发现并明确政策敏感性变量，对于解读政策，以及评估其效用至关重要。

4. 显示潜在的成本与收益　要利用叙述图形等形式来报告相关政策主体、客体在某一政策问题上潜在的成本和收益情况。在问题分析的过程中，应明确显示潜在的成本与收益，以便决策者易于衡量。

5. 重审问题的陈述　为形成分析闭环，须最后再重审问题陈述是否准确，是否清晰政策目标，是否明确政策范围。此外，还须对已有的假设提出初步论证。

四、政策问题分析的常用方法

（一）层级分析

层级分析是一种用来明确一个问题可能原因的技术。若找出了产生问题的原因，就等于解决了问题的一半。层级分析主要从可能、合理、可行三个不同层次上分析探索政策问题产生的原因，并从可行原因出发，判断问题能否解决。可能的原因是指一切有可能促使问题产生的行为或事件，包含问题产生的直接原因和间接原因；合理原因是指可能原因中导致问题产生的直接原因，包括现实条件下可以解决的原因和现实条件下不可以解决的原因；可行的原因是指合理原因中现实条件下可以解决的原因。

层级分析法要求首先从不同角度确定问题产生的可能原因，在可能的原因中确定合理的原因，然后验证合理原因中可行原因究竟占有多大的比例。如果合理原因都是可行的，或可行原因占有较高比例，那么问题就容易解决；如果可行原因占有较低比例，那么问题就不容易解决；如果合理原因都是不可行的，那么问题将无法解决。采用层级分析法，从可行原因出发确定政策问题解决的现实可行性，具有较强可操作性。

（二）边界分析

边界分析即要划定研究对象的边界，找出与其他事物严格区别的本质及其属性，使之与外界相对隔离，在边界内组成一个统一整体。想要具体界定政策问题，必须首先划定研究对象的边界。但是，确定研究对象的边界是一个非常复杂且困难的事情。政策问题之间，政策问题与政策环境之间都有着广泛的联系，如果想要割裂它们之间的联系，清楚地划分出它们的界限是很困难的，需要从根本上认清事物的本质，从而把握其中的必然联系。

此外，在政策分析的过程中，我们很少能面对单一确定的问题。与之相反，却往往需要面对多层次和多种类的问题。比如，我们要制定贫困政策时，自然要构建贫穷问题。所以我们必须对贫困进行界定，并由此来确定谁是贫穷对象？有多少贫穷对象？如何扶贫？我们为什么要对他们实行扶贫？再如，制定住房政策时，住房问题的边界是什么？这样的界定往往困难很大。如果政策分析时边界不清，就很有可能在分析一开始出现方向性错误。边界分析一般可通过三个步骤来实现。

1. 饱和抽样 可通过一个包含多阶段的过程，取得利益相关人的饱和（或扩展）样本，这一过程始于一组对政策持不同意见的个体或团体。通过面谈或电话方式与最初选出的这一组人接洽，要求他们说出另外两位对讨论问题最支持和最不支持的人士的姓名，直到所有的相关人都加入。假设这一组人士不是一个更大的抽样总体的次抽样，那么就不会产生抽样误差。因为在某一具体范围内所有利益相关人都被涉及了。

2. 问题陈述 第二步是要引出对问题的各种不同陈述，即运用想法、范例、隐喻、标准、程序或任何其他方式，来获取情境的真实特征。支持这些特征的证据可通过面对面访谈来取得。对很多政策分析人员来说，更为现实的要求是争取时间，因而也可直接进行电话交谈，或者利用饱和抽样中取得的数据和资料。

3. 边界预估 第三步是预估问题的边界。分析人员需要区分和排列利益相关人，并罗列新的问题要素，即看法、观点、概念、变量、假设、条件、目标、政策等，随着每一位利益相关人提出新的问题（要素），问题陈述得到进一步的改善，直到关于问题本质的信息趋同。这时，就可以确定问题的基本轮廓。此外，边界预估还可利用一些简单快速的数据计算。因为统计数字在很大程度上可以反映公众对问题的争论，从而有助于明确问题的边界、设置问题的标志、突出问题的重要性。

（三）假设分析

假设分析是一种对政策问题的各种冲突性假设进行创造性合成的一种方法。假设分析的重要特征是明确用于解决结构不良问题。这种分析方法首先围绕政策问题假设出两组相互冲突的理论，然后进行创造性的综合。假设分析是政策问题分析中综合性最强的方法，其功能主要建立在"冲突""假设""挑战""综合"等辩证过程基础上。

在假设分析中包含着冲突与认同两个方面。冲突方面的功能主要是帮助政策分析人员去寻找政策问题中可能包含的不同假设，并给予批判。因此，在分析中要尽量鼓励发表不同见解，并尽可能地扩大各种见解间的冲突因素。认同方面的功能主要是围绕某个假设形成坚强的支持力量，尽量为自己坚持的假设提供有力的辩护，并对反对者的假设主动挑战。只有经过冲突与认同的充分作用，最终的综合才会协调和有效。

假设分析有五个连续的程序。

1. 利益关系人的确定 所谓利益关系人，是指影响政策问题或受政策问题影响的人。假设分析首先要找出政策问题的利益关系人，排除与政策问题无关的人，从而确定将哪些人列入假设分析的范围；然后再按与政策问题利益关系的远近、亲疏，给利益关系人排序，重点分析不同关系人的相关立场和观点。

2. 提出假设 这阶段的任务是找出并确认政策问题所依据的基本假设。通过追溯政策问题的基本假设及其原始资料，推测政策问题基本假设是否是从原始资料中归纳出来的，政策规划又是否是依据政策问题基本假设推论的。

3. 质疑假设 这阶段的任务是对每一组基本假设进行比较、评估，其目的是确定各种基本

NOTE

假设的对错、优劣、异同，以便进行取舍。分析人员逆向操作，每个先前确立的假设都要受到反假设的质疑。如果反假设不合理，就从进一步的分析中去除。如果合理，就对其进行分析和检验，然后决定是否能作为全新问题的表述及其解决方案的基础。

4. 汇集假设　这阶段的任务是将前面提出并比较过的基本假设汇集起来，然后根据假设，对不同利益相关者的重要性及相对确定性进行排序。汇集的重点是那些关键的和不确定的假设，其最终目的是编制一个假设列表，这个列表要有尽可能多的利益相关者同意。

5. 合成假设　这阶段的任务是对前面的分析加以总结并形成结论。政策分析人员须充分利用自己的专业知识、技能、才智，考虑各种政策问题利益关系人的立场、观点，全面衡量各种可能的矛盾与冲突，并考虑政府所能提供的政策资源，最后得出综合结论。

【案例导读】
民间中医传承，合法行医的现实与挑战

中国的民间中医，凝聚了古老的智慧与丰富的经验，然而，其合法身份却常常处于模糊的境地。近年来，随着对中医文化的重新认识和重视，如何使拥有传统绝技的民间中医合法行医并传承已成为当务之急。

民间中医的困境源自其无证行医的现实。尽管80%的民间医生拥有深厚的中医师承或家传技艺，然而，因缺乏正式医师资格证书，许多医生仍被视为"非法行医"。这种状况令许多珍贵的治疗方法无法被合法传承，进而导致宝贵的中医疗法濒临失传的境地。

中医师承作为传承中医文化的一种重要方式，正逐渐成为解决民间中医合法身份问题的关键途径。在2007年实施的卫生部52号令中，明确规定民间中医可以通过中医师承或确有专长的方式合法考取医师资格证。中医师承不仅有助于继承名老中医的智慧，也为中医药事业的发展提供了有力支持。学员通过公证备案、跟师年限计算等步骤，可以逐步取得中医执业医师资格，为合法行医奠定基础。

另一方面，确有专长的中医也逐渐受到认可。基于独具特色且安全有效的传统医学技术，中医从业者可以通过丰富的临床实践经验，结合执业医师的推荐，考取传统医学医术确有专长资格证书。这一制度为民间中医提供了合法发展的机会，为中医药事业的传承注入新的生机。

近日，国家中医药管理局发布了《中医药专业技术人员师承教育管理办法》，为中医师承教育提供了新的指导和规范。这一新政策的出台，对于中医药的传承和发展具有重要意义。

该管理办法主要适用于与继续教育相结合的师承教育，针对中医、中药专业技术人员进行管理。指导老师应当具备较高的中医药学术水平、丰富的实践经验和独特的技术技能。同时，他们还需要具备中医或中药执业医师资格、副主任医师以上职称或从事中医药临床工作15年以上的经验。继承人应当具备执业或助理医师资格，或者是中医药专业技术人员，还需得到指导老师认可的学识、专长、能力和人品等。

在师承教育过程中，指导老师和继承人需要双向自愿选择，确立师承关系，并签订师承教育协议。协议将明确师承学习时间、内容、职责等，对师承学习进行备案管理。指导老师根据继承人实际情况，确定跟师时间、学习内容，并定期批阅继承人的学习资料。跟师学习的时间原则上不少于1年，每月不少于8个半天。师承期满后，继承人需通过出师考核，由管理单位进行公示，并发放相应的出师证书。

新管理办法提出了规范中医药专业技术人员自主开展师承教育的依据和程序，明确了师承关系的确立、跟师学习内容、双方责任等。同时，对师承指导老师和继承人的责任进行了明确，并加强了中医药机构对师承教育情况的管理。政策还规定了师承教育与职称晋升、评优评先、绩效工资的挂钩，以激励更多的中医药专业技术人员参与师承教育。

这一最新政策的出台，为中医师承教育的发展提供了更加明确的指导和规范，将进一步促进中医药的传承和创新，助力中医药事业的蓬勃发展。

资料来源：http://www.natcm.gov.cn/renjiaosi/zhengcewenjian/2023-06-30/31097.html

第三节　公共政策议程的建立

一、公共政策议程的含义与类型

社会公众要求政府采取行动解决各种各样的社会问题，但只有一小部分被公共决策者关注，那些被决策者选中或决策者感到必须对之采取行动的要求，构成了政策议程。政策议程的建立是社会问题转化为政策问题的关键一步。

在政治系统中存在着多种类型的政策议程。最基础的分类为系统议程和正式议程。

（一）系统议程

系统议程，又称为公众议程，是指某问题已经引起社会公众和社会团体的普遍关注，他们向政府部门提出政策诉求，要求采取措施加以解决的一种政策议程。

从本质上讲，公众议程是一个众人参与的讨论过程，是一个问题从与其特殊联系的群体，逐渐扩展到社会普通公众的变化过程，即一个问题引起相关群体的注意，进而引起更多人的兴趣，最后受到普通公众的关注。

一个问题要想成为或达到公众议程，必须具备以下三个条件：第一，该问题必须在社会上广泛流传并受到广泛注意，或者至少必须为公众所感知；第二，大多数人都认为有采取行动的必要；第三，公众普遍认为，这个问题是某个政府职能部门权限范围内的事务，而且应当给予适当的关注。

（二）正式议程

正式议程，又称为政府议程，是指某社会问题已经引起决策者的深切关注，认为有必要对之采取一定的行动，而把这些社会问题列入政策范围的一种政策议程。从本质上讲，政府议程是政府部门按特定程序行动的过程，在程序上表现较为正式和固定，在方法上表现较为严谨和精确，在内容上表现较为具体和集中。

按照政府议程建立过程中各项功能活动的先后次序，政府议程包括以下四个阶段。

1. 界定议程　通过讨论，积极而慎重地研究被认定的政策问题。

2. 规划议程　从总体上讨论需要优先解决的政策项目。

3. 议价议程　根据每一规划方案的利害得失，政策相关人就价值标准与利益分配进行讨价还价的争论。

4. 循环议程　正式进入政府议程的政策方案，都要不断接受评估与检验并加以科学修正。

NOTE

（三）两种议程的区别

公众议程和政府议程是政策议程的两个不同阶段，二者有着本质区别。公众议程一般由一些较抽象的项目组成，其概念和范围都比较模糊，仅仅是发现问题，提出问题。可以不提出政策方案或解决办法，所体现出来的往往是众说纷纭的特点。政府议程则比公众议程正式而具体，是对政策问题进行认定或陈述的最后阶段。问题经过一定的描述，为决策系统所正式接受，并采取具体方案试图解决的时候，公众议程就转为政府议程。

二、公共政策议程确立的条件、途径和模式

（一）公共政策议程确立的条件和途径

现代社会中存在大量需要加以解决的问题，而政府能力及其所掌握的公共资源却是有限的，这就决定了解决政策问题的需求与政策供给之间存在着不一致性。所以总有一些社会问题被提上政策议程，而另一些则不能。

推动公共政策议程确立的常见途径有三个：第一，政治领袖的作用。迄今为止，几乎所有国家和地区，政治领袖在政策议程的过程中都是一个重要的影响因素。政治领导人作为政策系统的核心，其对政策议程的影响力往往来自制度或基本的法律授权，在特定情况下，其政策建议可以自动地提上政策议程。第二，利益集团和各种社会团体的作用。任何社会团体和利益集团都有各自不同的利益诉求，但是这些利益诉求是否客观、现实，是否与国家、社会的整体利益相一致，就成为能否把它们提上政府议事日程的一个重要条件。第三，社会公众舆论的影响作用。社会舆论在推动政策议程确立的过程中起着不可忽视的作用。它可以使某些只被少数人发觉的重要问题得到广泛传播，使问题的严重性被政府和政策中心系统接受，从而成为使问题被提上政策议程的前提条件。该因素要起作用，须要求社会公众具备特定的素质，在提出诉求的时候讲究方式和策略，不得使用煽动群众情绪、造成社会动荡的非法或不合理的手段。

（二）公共政策议程确立的模式

政策议程确立的模式，也称作政策议程确立的类型。以政策问题的提出者在议程中的不同作用，以及其影响力的范围、方向和程序分类，大致有三种政策议程确立类型。

一是外在创始模式。政策诉求由政府公共系统之外的个人或相关团体提出，并经过一定的渠道使之进入政府议程。具体是执政党或政府外的个人或社会团体，试图把某一问题扩散到社会其他团体和公众。当政策制定者以足够的影响力引起决策者的重视和考虑时，可使问题进入政策议程。

二是内在创始模式。政策诉求源于政府公共系统内部的工作人员或部门，他们设法直接把政策问题列入政策议程。在将问题列入政策议程的过程中，社会团体和公众的参与并不太多，而且影响力也不大，主要由政府政党系统内部的力量起作用。

三是政治动员模式。指具有权威作用的政治领袖主动提出政策意见，并开展社会动员，得到公众的了解和支持，使这些问题进入政策议程。

以上三种模式在实际的政策议程确立过程中并不是绝对分开的。更多的情况下，议程的确立是这几种模式相互组合的结果，只是其中一种模式占主导地位或比重较大。所以要具体问题具体分析，选择合适的一种或多种模式确立政策议程。

【案例分析】

底特律拖车居住者政策问题的界定与公共政策议程的确立

底特律拖车事件简介：底特律是美国密歇根州最大的城市。早在 1920 年的春天，底特律官方就已经发现拖车居住者营地的存在，当时规模较小，8～10 户人家，他们多为产业工人，以自己的拖车为家，过着十分贫困的生活。起初，拖车居住者并没有给城市带来任何的麻烦。但随后拖车营地在底特律市逐渐增多，规模也日渐增大，引起了市民的广泛关注，给底特律市造成了巨大的社会问题，并进入相关部门的工作视野。

底特律拖车居住者政策问题的界定过程：第一，问题的思考。1925 年年底特律市有一家报纸发表了一篇文章，指出某一拖车居住者营区"过分吵闹"的情况，在接下来的 10 年中，底特律市拖车居住营地的数目和规模逐渐扩大，底特律市三家报纸对拖车居住者营区"过分吵闹"情况的报道越来越多。报纸上一半以上的报道、评论、读者来信都表达着对拖车营区内所发生的犯罪、疾病、火灾、事故、不讲道德等现象的不满和愤怒。这一社会问题的公众诉求愈演愈烈，亟待政府部门采取相关政策手段加以控制。第二，勾画问题的边界。描述底特律拖车居住者营地的形成、演变过程，说明底特律拖车居住者营区呈现规模化发展，威胁社会公众正常生活、社会的发展进步和全面发展。第三，确定问题的事实依据。底特律拖车居住者营区这一社会问题本质上是一个社会管理问题，根源于政府相关部门对拖车营区居民准入的规制和建设管理制度缺失，对拖车营区管理不善，对拖车居住者的服务、救济保障不足，导致拖车居住者营区环境卫生条件恶劣、公共安全事件频发、社会秩序紊乱、教育缺失、拖车居民素质低下、侵犯纳税人和房产商等权益的恶劣影响。第四，列出政策介入的目的和目标，确定政策介入的目标就是制定底特律拖车居住者营区管理政策，主要包括拖车营区居民准入政策、拖车居住者营区建设管理政策、拖车居住者服务保障政策。第五，确定政策介入的领域是社会管理领域的政策，涉及拖车营区居民准入政策、拖车居住者营区建设管理政策和拖车居住者服务保障政策。第六，根据底特律拖车居住者营地问题所涉及的利益相关者关系，分析政策潜在成本和效益。第七，检查问题的陈述。通过再次检查以上分析的全面性、准确性可以对底特律拖车居住者营区政策问题界定为底特律市拖车居住者营区环境卫生条件恶劣、社会治安事件频发、拖车居民不讲道德严重影响了社会公众的正常生活，并且营区规模化发展威胁到房产商、受教育者等的利益，媒体、社会公众、学校相关人员、房产商、社会工作者对这些情况怨声载道，政府部门认为底特律拖车居住者营区管理缺失威胁卫生、教育、财产、道德方面的全体价值，应列入政策议程加以分析和研究。

底特律拖车居住者营区管理问题政策议程的建立过程：第一个层次是零散的和无组织状态的群体讨论，主要发生在邻居间和关注事态发展的人们之间。第二个层次是利益集团和压力集团的讨论，如纳税者、拖车制造商、房地产组织、家长－教师联合会、妇女俱乐部、男士俱乐部，这是公众议程的核心部分。第三个层次是专家、政府官员或准政府机构之间进行的讨论，准政府机构如警察、卫生官员、市议会、社会工作者和校务委员会。这样一种广泛的讨论使涉及其中的这三个层次相互影响、相互受益。媒体、市民、社会团体、利益集团、专家权威、政府官员经过深入分析，普遍认为拖车营地已经给卫生、教育、财产和道德方面的群体价值观造成了威胁，政府部门界定了底特律地区拖车居住者问题并将这一问题纳入政府议程。

资料来源：许婷. 政策问题界定和政策议程建立［J］. 法制博览，2019（20）28-30.

NOTE

讨论：

1. 从案例描述分析，你认为底特律拖车居住者营地问题所涉及的利益相关者有哪些？

2. 从案例描述分析，你认为底特律拖车居住者营地问题政策议程的确立用到了哪些模式？

3. 从案例描述分析，公共政策议程启动的基本要素有哪些？

【思考题】

1. 简述政策问题的特征。

2. 政策问题确认包括哪些环节？

3. 政策问题的分析有哪些步骤？

4. 简述一种政策问题分析的常用方法。

5. 公共政策议程确立的途径有哪些？

第五章 公共政策规划

【学习目标】

1. 掌握：公共政策规划的含义与步骤；公共政策方案制定的基本步骤；公共政策方案评估、抉择的程序；公共政策合法化的程序。

2. 熟悉：公共政策规划的原则；公共政策方案制定的基本依据与影响因素；公共政策方案决策的标准；公共政策合法化的含义。

3. 了解：公共政策规划的特征；公共政策决策体制。

【案例导读】

"十三五"时期我国中医药发展状况分析

"十三五"期间，中医药发展顶层设计加快完善，政策环境持续优化，中医药服务体系进一步健全。截至2020年年底，全国中医医院达到5482家，每千人口公立中医医院床位数达到0.68张，每千人口卫生机构中医类别执业（助理）医师数达到0.48人，99%的社区卫生服务中心、98%的乡镇卫生院、90.6%的社区卫生服务站、74.5%的村卫生室能够提供中医药服务，设置中医临床科室的二级以上公立综合医院占比达到86.75%，备案中医诊所达到2.6万家。但是，我国慢性病发病率总体呈上升趋势，传统传染病防控形势仍然严峻，新发传染病不断出现。同时，人民群众更加重视生命安全和健康质量，健康需求不断增长，并呈现多样化、差异化特点。但是，中医药发展不平衡不充分问题仍然突出，中医药优质医疗服务资源总体不足，基层中医药服务能力仍较薄弱，中西医协同作用发挥不够。

资料来源：https://www.gov.cn/gongbao/content/2022/content_5686029.htm

第一节 公共政策规划概述

公共政策规划是一个针对政策问题、从无到有形成问题解决方案的复杂过程。这个过程既需要实事求是、开拓创新，也需要遵循合理的程序。

一、公共政策规划的含义

1. 公共政策规划的含义 对于政策规划，不同学者有着不同的认识。如美国学者安德森认为，政策规划"涉及与解决公共问题有关的，并能被接受的各种行动方案的提出"。中国台湾学者林水波和张世贤认为，政策规划"是一个针对未来，为能付诸行动以解决公共问题，发展中肯并且可以接受的方案的动态过程"。张金马教授认为，政策规划过程是一个狭义的政策分

NOTE

析过程，包括政策目标的确定、政策方案的设计、政策方案的选择、政策方案的可行性论证等程序。张成福教授认为，政策规划乃是"政府为了解决公共问题，采取科学方法广泛收集各种信息，设定一套未来行动选择方案的动态过程"。陈振明教授认为，政策规划是对政策问题的分析研究并提出相应的解决办法或方案的活动过程，包括问题界定、目标确立、方案设计、后果预测、方案决策五个环节。

通过众说纷纭的描述，公共政策规划的定义可以概括为两大类：一类是广义的，站在宏观的角度，关注政策从问题到终结的过程，将公共政策规划等同于公共政策过程，从政策问题确认开始，经过公共政策方案制定、实施、评估，到政策终结为止。一类是狭义的，站在微观角度，关注从确立的政策问题出发，确定目标直至做出政策的过程，始于经过界定或已经进入政策议程的政策问题，经过政策目标、备选政策方案，直至最终抉择出拟供执行的政策。

从过程的视角，本教材选择狭义的概念，也就是提出解决问题的方案，并从中优选出供执行的政策。基于此，公共政策规划就是公共权力机关针对特定的政策问题，依据一定的程序和原则，确定政策目标、设计政策方案并进行优选抉择的过程。在这个过程中，目标、方案是最基本的两个要素，包括确定目标、拟订方案、优选方案三个核心工作。其中，确定政策目标是前提，拟定政策方案是基础，优选政策方案是关键。

2. 公共政策方案的含义 公共政策是公共政策规划的最终产物。实际工作中，公共政策往往是从众多备选的政策方案转变而来的。因此，为便于同公共政策的概念区分开来，本教材将可供选择的备选方案（往往不止一个）称为公共政策方案，并将其界定为公共政策主体为了解决特定公共政策问题、实现社会公共利益，而在政策内容、形式等方面所做出的具体规定，通常包括公共政策设计和执行的技术知识。公共政策的具体内容，都应在政策方案中得到详细而且明确的规定，包括政策的思路目标、政策工具、政策路径、具体措施、实施方法、资源配置以及必要的文字说明等，并且在形式上应当具备一定的要求。

二、公共政策规划的特征

公共政策专家罗伯特·梅耶（Robert Mayer）认为，公共政策规划有五大特征。

1. 目标导向 政策规划就是一个达成未来事务的过程，需要具有一定的目标导向。其主要表现就是任何一项政策方案的规划都必须有前瞻性与指导性。要实现政策方案规划所设计的"未来状态"，就必须有相关的人力、物力、财力支持，需要政策主体客体的共同努力。

2. 变革取向 要实现政策规划所设计的"未来状态"，就必须逐步改变现状。因此，政策规划必须有变动性与创新性。也就是说，政策规划要注重实际行动，要在时间、观念、行为、事务关系、人际关系等方面有所改变，以此适应"未来状态"的要求。

3. 选择取向 政策规划是设计与选择的结合，包含一系列大大小小的抉择活动，需要关注选择的广度、深度、连续性、相关性。因此，在进行规划时，要设法扩大选择的机会，在有限的资源约束下，做有效的选择。但在选择时，也要对选择的项目、顺序、时间等做适当和谨慎的考虑。

4. 理性取向 政策的目标与手段的配合越紧密就越有效。因此，政策规划需要通过环境、目标、手段之间的有效搭配，使其具备可行性。规划超越了环境的限制，便缺乏可行性。重视理性，也就成了政策规划的基本精髓所在。

5. 群体取向　现代公共政策问题的复杂性，使得政策规划已经难以由单方面的知识、思考和分析来决定，必须由相关部门和人员进行协作与配合。只有人人参与，群策群力，彼此配合，相互补充，才能共同达成公共利益，从而真正实现为大众服务，得到大众支持和拥护。

三、公共政策规划的原则

1. 信息原则　信息是决策的基础，从目标确立到方案设计、评估、选择等一系列过程都必须建立在信息全面、完整、科学、真实的基础上。如果没有充分、完备、真实的信息保障，"闭门造车"的政策规划就会不可避免地出现失误，从而带来巨大的资源浪费和社会成本损失。因此，规划过程必须始终建立在完备、真实、准确的信息基础之上。

2. 系统原则　政策问题处于整个社会大系统中，与现行政策、团体、公众等主体与客体之间存在着相互影响和相互制约的关系。因此，必须用系统的观点看待问题，将政策问题置于整个政治体系框架内，正确处理好局部与整体、现实与未来、战略与战术、主要和次要、内部与外部等关系，使政策制定在横向上与同一时期、同一层次的政策，纵向上与不同时期、不同层次的政策相互补充、相互配合、相互支持、有机协调，从而获得整体效益的最大化。

3. 可行原则　如果政策缺乏现实基础无法付诸实践，再好的方案也会变得一文不值。因此，在政策规划过程中必须严格遵循可行原则。具体包括三方面的内容：一是新政策必须与现行政策相辅相成、互为补充和支持，而不能相互抵制；二是必须确保政策实施所必需的人力、财力、物力支持；三是政策必须与目标群体的文化、价值观念、风俗习惯等相吻合，以减少人们的误解和反对。

4. 预测原则　政策规划是面向未来的，是对未来事务所做的规划和设计。因此，必须建立在科学预测的基础上。所谓科学预测，是指在正确的理论和思想指引下，运用科学的技术和方法，对政策执行可能会产生的结果或影响进行全面、系统、科学的预测和评判，而不是"头痛医头，脚痛医脚"，只顾现在而不考虑将来，造成资源的浪费。

5. 兼听原则　"兼听则明，偏信则暗"，在政策方案规划过程中要充分调动各方积极性，听取不同意见和建议。一方面，只有群策群力、集思广益，通过各种不同看法的讨论、辩驳和冲突，获取多方意见，才有可能做出正确的决策。另一方面，通过"兼听"，可以为其他团体及公众开拓一条表达自身意愿的渠道，向政策制定者反映自身的利益诉求。此外，在政策推行前经过广泛的辩论和民意收集，相对更容易使问题或方案获得大多数人的共识，从而为政策的顺利推行提供有利条件。

6. 稳定与弹性原则　政策在颁布实施后会成为人们处理相关问题时的指导思想和行为准则，朝令夕改会使人们无所适从。因此，政策应该具有一定的连续性和稳定性。同时，任何政策都是依据现行的一般情况制定的，随着外界环境的不断变化，政策又必须具有一定的弹性与灵活性，做到与时俱进，进行相应的调整和修改，以适应新形势的要求。

四、公共政策规划的步骤

在政策科学的发展中，国内外不同的学者对于政策规划的程序有着不同的理解与看法。不仅划分阶段的数量不同，内容方面也存在着差异。但总的来说，不同学者对政策规划的阶段性认识可分为两类：一类是广义上的过程，从政策问题的确认开始一直到政策评估和政策终结为

NOTE

止；一类是狭义上的过程，从确立政策目标到抉择政策方案的过程。根据政策规划的含义，本教材选择狭义的过程，也就是在政策问题确认后，从确定目标到抉择出拟付诸执行的政策的过程，并将其分为政策方案制定（含确定政策目标、设计备选方案两个步骤）、政策方案优选（含方案评估、方案抉择）、政策合法化三大阶段，见图5-1。

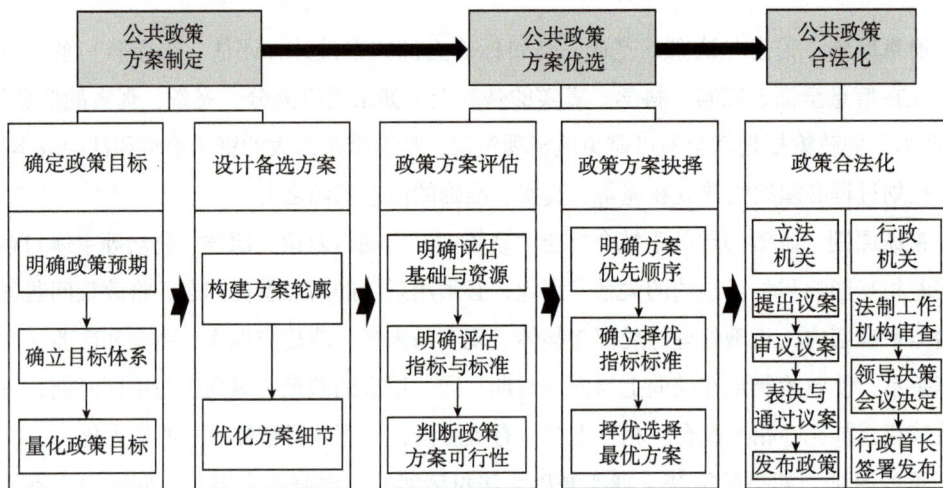

图 5-1 公共政策规划的基本步骤

第二节 公共政策方案制定

政策方案制定是政策过程的核心环节，就是在明确了政策问题及其原因的基础上，分析推导解决问题的思路目标，并就如何实现政策目标而研制出一系列备选政策方案的过程。

一、公共政策方案制定的基本依据

公共政策的制定虽然复杂，但其中也有些贯穿于政策制定各环节的要素，也就是政策制定的基本依据，主要包括三大方面。

1. 公共政策的价值观 公共政策价值是公众利益在公共政策上的体现，是公众对公共政策的期望，也是公众的权益，同时还是制定、实施和检验公共政策的依据。从某种角度而言，公共政策的制定过程实际上就是公众选择的过程，而选择和评估的标准，就是公共政策的价值取向，即政策主体出于公共利益和需求对政策客体所进行的方向性的价值确立。

2. 公共政策的基本目标 公共政策的基本目标是政策价值判断的具体体现，这不仅是政策制定的依据和标准，同时也决定着政策的实质和方向，在政策执行、评估等环节必须严格遵守。一般而言，公共政策在制定过程中，会参照环境、影响因素、涉及群体、利益分配等来确定具体的目标。但从宏观层面而言，存在着一些公共政策必须共同遵循的基本准则，包括社会公正、效率、现实可行性和科学发展准则，这些准则体现在公共政策的制定上，形成了公共政策的基本目标，也称为元目标。

3. 公共利益与公共政策的关系 公共利益是公共政策方案制定过程中一个不可或缺的重要

依据。政府是社会各阶层利益和意志的集中代表，为国民服务是其基本职能。公共政策旨在解决关系公众利益的问题，合理分配资源，维护公共秩序，满足公众需求。因此，公共政策的制定必须以公共利益作为出发点和根本归宿。另外，从现实性的角度而言，公共利益也必须通过政府机关、相关部门制定与实施公共政策来维护和保障。

二、公共政策方案制定的影响因素

公共政策方案的制定过程是一个博弈的过程，多方力量在相互冲突中获得平衡。公共政策的直接制定者公共部门及其人员对公共政策方案制定有着主要、直接的影响，决定公共政策方案制定的体制形式。另外，公民、利益集团、政党等在政策制定过程中的影响也不容忽视。下面着重讨论三种主要影响因素的作用机制。

1. 公共政策方案制定体制　公共政策方案制定体制是指担任政策制定工作的机构、人员所形成的组织体制及相应制度。政策制定体制在政策制定过程中起着十分重要的作用，既影响政策的制定，也制约着政策的选择。行政体制按权力的运行可划分为集权制和分权制。体制不同，政策的制定也就不同。集权制决策的优点是决策效率高，但容易忽视下级的决策积极性，并且受领导人物的知识、思维等的局限性影响，容易出现偏差。在分权制的条件下，可以发挥各方面的积极性，政策的全面性较好，但是政策的制定机关涉及各个部门、各个层次，有着自身系统的利益要求，容易出现各自为政、政出多门的现象。而体制习惯势力的大小和所占优势的程度，影响着人们对各种社会利益和社会问题的认识。如果代表旧体制的习惯势力占优势，则很难推出改革的新政策。由此可见，政策制定机关各种权力关系的结构情况即体制状况往往决定着政策取向。

2. 公共政策方案制定者　政策制定集团的构成（包括知识、年龄、能力、性格结构等）对政策制定非常重要。政策制定集团结构包括知识、年龄、能力和性格结构。政策人员的配备越合理，其产出的政策水平也就越高。

3. 公民、利益集团和政党　大多数公民只关心那些与他们的经济收入、支出、社会安全、教育等直接相关的政策。国家机关在这些政策领域的政策成效直接影响公众的生活，因而公民对这些领域公共政策的关注程度相对较高，对于与自身的利益有关的公共政策，公民会试图通过各种渠道影响公共政策的制定，使出台的政策方案对自身有利。

利益集团是公共政策方案制定过程中基本的政治力量，从某种意义上说它在政策制定过程中起着主导作用，公共部门的政策是利益集团相互调整的结果。在公共政策的制定过程中，有关的利益集团是运用其所掌握的政治资源，通过一定的渠道和方式，去影响与其利益相关的政策制定的。

政党，特别是执政党是政策制定的核心力量。执政党通常把自己的政纲交由担任政府首脑或立法机关的党员，再以适当的方式将其转变为政府政策。

三、公共政策方案制定的基本步骤

（一）确定政策目标

政策目标（policy objective），是决策者期望通过政策制定和实施所要达到的社会效果，是政策制定的根本出发点和落脚点。政策目标是政策方案设计、优选的基础依据、指导方针和参照标准，也是政策实施绩效的主要标准。特别是在进行政策方案设计的时候，必须始终围绕最初所确定的政策目标进行，任何背离目标的方案设计都是难以取得成功的。因此，在公共政策基本思想的指导下，选择好政策目标是政策制定的主要内容。当然，按照不同标准，政策目标可以划分为不同种类。如按时间可分为长期政策目标、短期政策目标，按地域可分为全国性政策目标、地方性政策目标，按目标地位可分为基本政策目标与具体政策目标。

政策目标要尽可能达到四个基本要求：①明确性。政策目标应该具体明确，不能模棱两可或模糊不清以至于产生理解方面的歧义。在目标表述上，其内涵和外延都应当科学界定。具体地讲，词义要确切，实现要求与约束条件都要具体，在条件允许的情况下，要尽量使目标量化。②前瞻性。在确定政策目标时，必须以发展的眼光看问题，科学地预测问题的发展动向，掌握问题发展的各种可能趋势，使政策目标具有一定的前瞻性。只有政策目标的规定高于现实水平，才可能对政策参与者产生强大的激励作用。③可行性。政策目标要从实际出发，建立在扎实的客观基础和主观条件之上。这些主客观条件包括人力、财力、物力、信息技术、时间等方面的资源，国内外的政治、经济、文化、社会环境，以及社会公众的期望与要求等。政策目标既要源于现实又要高于现实，是经过主观努力能够实现的目标，避免目标偏高或偏低。④协调性。现代政府决策往往是复杂的多目标决策，同时要实现多个目标，也就存在主要目标与次要目标、近期目标与远期目标、经济目标与社会目标、定性目标与定量目标、相互补充的目标与相互对立的目标之分。政策目标的协调，就是强调多目标之间的一致性，巩固它们之间的同向性，减少它们之间的异向性，避免它们之间的冲突性。

【知识拓展】

目标设定的 SMART 原则

SMART 原则来源于管理大师彼得·德鲁克（Peter F.Drucker）的《管理的实践》，有五个基本的原则。

S 代表具体（Specific），指目标要切中特定工作指标，不能笼统。

M 代表可度量（Measurable），指目标、进度要尽可能数量化，可以用数据指标或明确的方法进行衡量。

A 代表可实现（Attainable），指目标在付出努力的情况下可实现，不能过高或过低。

R 代表相关性（Relevant），指目标要与工作紧密相关、与其他目标相关联，能真正反映政策或工作情况。

T 代表有时限（Time-based），指目标要有明确完成期限或完成的时间节点。

资料来源：（美）彼得·德鲁克.管理的实践［M］.北京：机械工业出版社，2006.

政策目标确定的过程，实际上是明确和量化政策目标体系的过程。推导、确立政策目标体系的操作过程可以分为三个步骤，见表5-1。

表5-1　政策目标明确的具体步骤及常用方法

子步骤	主要内容	常用方法
明确政策预期	明确政策利益相关者尤其是决策者希望在多大程度上解决政策问题	名义团体分析、焦点组访谈；文献归纳；利益相关者分析

续表

子步骤	主要内容	常用方法
确立目标体系	定性推导、确立政策的总体目标、子目标，建立目标体系	逻辑演绎，德尔菲法、意向论证等论证方法
量化政策目标	选择合适的政策指标，并明确政策指标的标准（目标值）	逻辑演绎、直觉与头脑风暴、德尔菲法、专家咨询，数学、统计学等方法

1. 明确政策预期 公共政策的价值取向主要是由政策制定者确定的，利益相关者往往也会囿于自身条件、需求等对政策目标有不同的预期。因此，明确政策目标，首先就需要明确政策预期（policy expectation），也就是把政策利益相关者尤其是决策者对政策目标的主观判断（主观上希望在何种程度上解决政策问题）定性定量表达出来。实际上是了解利益相关群体"需要"的过程。

通常可以通过咨询、访谈等方式，获取各方对于政策问题解决程度的主观预期；然后通过合理方式方法进行汇总，这样就可以明确各方对政策的预期。明确利益相关者的"预期政策目标"，对于以后的工作，如政策的可行性分析、实施、评价等都有重要意义。

2. 确立目标体系 明确目标体系（object system）主要是定性推导、确立政策的总目标、子目标，构建政策目标体系，并宏观分析目标可能达到的程度。其核心是明确政策的目标主要体现在哪些维度（方面）。

政策目标体系确立的前提是对政策问题形成原因的系统分析。通常根据政策问题的形成原因（特别是问题如何在根源作用下，通过直接、间接影响因素的诱发而发生的），针对有条件消除的根源、影响因素及其与问题之间的关系，运用逻辑演绎、推导等方法，估计问题可以从哪些方面、多大程度上被解决，从而明确方案的总体目标。同理可得相应的子目标，最终形成总目标、子目标结合的目标体系。最后，结合"预期政策目标"，运用意向论证、德尔菲法等论证方法，对目标的内容、问题的总体可解决程度进行论证优化。

3. 量化政策目标 量化政策目标实际上是确定政策指标及其标准（目标值）的过程，可分为两个步骤。

（1）政策目标指标化 政策指标（policy index）是政策目标的具体说明，是衡量政策目标的质和量的尺度。通常，一个政策会有若干个目标，每个目标又可以用若干个定性或定量指标作为衡量与说明的尺度。选用指标的方法既可以沿袭经典的指标，也可以采用头脑风暴、德尔菲法等方法，经过多重论证后加以选用。

（2）政策指标标准确定 政策指标标准就是政策目标的目标值，包括总体目标值与各子目标值。可以利用现场调查、二手资料提取等收集资料，明确现状及现实的制约，并采用适宜的定性定量方法，在现实限制与政策期望之间进行平衡，确定现实的政策指标标准，并通过各种论证方式进行调整优化。

（二）设计政策方案

政策方案设计就是形成若干可供选择的备选方案的过程。备选方案是指决策者用来解决政策问题、达成政策目标的手段或办法。依据政策目标设计政策方案是解决政策问题的关键性步骤，与问题界定、目标确立一脉相承。问题界定是为了发现问题"是什么"，目标确立是为了确定"做什么",备择方案就是解决"怎么做"的问题。

设计政策方案可分为两步,见表5-2。

表 5–2   政策方案设计的步骤及常用方法

子步骤	主要内容	常用方法
构建方案轮廓	系统收集、界定实现目标的方法和措施,并对其进行组合,形成方案轮廓	文献分析法(含 meta 分析、文献计量分析、内容分析等)、访谈法(含名义群体法、焦点组访谈法等);类比法、枚举法、专家咨询等
优化方案细节	对方案的资源、障碍与形式进行完善,形成可供评估、选择的备选方案	各类比较、评价、论证方法,如枚举法

1. 构建方案轮廓   政策方案轮廓构想是方案设计的第一步,也是政策方案规划中的关键性步骤。方案轮廓实际上是按照目标体系的层级关系,将能够解决各个子目标的举措进行有机组合所形成的政策方案雏形。政策方案轮廓构建过程就是运用创造性思维,设计出多种实现政策目标的思路,寻找到解决问题、践行思路的多个方案,并将其进行组合,从而形成若干方案轮廓的过程。

通常构建方案轮廓包括两个步骤:一是根据政策目标要求,综合采用文献、访谈等方法,针对特定子目标,系统收集、精确界定和表述实现子目标的方法和措施,并对此进一步组织各方进行多重论证。二是围绕特定的子目标,采用类比法、枚举法、专家咨询等方法,逐个总结和归纳实现这些目标的方法和措施,然后根据目标体系中不同子目标的关系有机组合,形成政策方案轮廓。

2. 优化方案细节   经过政策方案轮廓设想这一阶段所得到的结果往往只是粗线条的方案雏形,尚未构成一个完整的方案。因此,要构造富有实用价值的具体方案,还需要进行精心的细节设计。政策方案的细化是遵循实用、可操作和细致的原则,对初步设想的方案进行具体加工,使之成为决策时讨论的对象。优化方案细节主要是为了预先把握政策实施可能面临的障碍,评估所需人、财、物等资源,预判各种措施实施后的效果,并对形式进行完善,以符合相关政策文本的要求。

优化方案细节设计,大体上需要做四件事:一是筛选政策方案轮廓,也就是围绕既定的目标,遵循一定标准,采用比较分析、系统分析、意向调查、专家咨询、多方论证、逻辑演绎等方法对方案轮廓进行筛选或排序。二是论证政策资源,就是采取相应措施所需的时间、精力和人财物等资源,以及政策成败的预后估计等。三是明确主要障碍,也就是应用系统分析、利益相关者分析等理论、方法,分析潜在的利益集团及其受政策影响的程度、对政策影响的能力等,从而明确目标达成的条件与动力、阻力,以便进一步分析增加动力、消除阻力的基本措施、所需技术及各相关部门职责等。四是完善方案形式,就是对政策方案的形式进行检查,确保政策方案所需要的基本内容全部被包括在内,以及各项形式要件齐备。

【知识拓展】

政策方案的内容

一般来说,一个完整的政策方案应该包括以下内容:①简要说明政策针对的问题、问题的危害,以及解决问题和消除危害的意义。②政策思路和总体目标的确定与表述,以及政策方案实施的预期效果。③目标体系，尤其是关键子目标的表述。④基本方法和措施的表述。⑤政策方案的适用对象、运用期限和阶段。⑥方案所需的各种条件和要求，包括机构、人员等各类资源配置要求。⑦方案的必要说明，如需要注意的问题、主要障碍等。

第三节　公共政策方案优选

　　科学合理的备选政策方案，理应能够解决政策问题。但是，往往有多个备选方案。同时，在"有限理性"下所形成的备选政策方案，可能会受到现实中各种限制条件，尤其是政治、经济、技术和社会文化等方面的制约，还需要结合现实进行论证、选择与优化，这就是政策方案优选的过程。政策方案优选就是利用科学方法，遵循合理步骤，在政策付诸实践之前，对备选方案的可行性进行论证，并对其潜在效果等进行评价，从而选择出现实中可行且相对最优的方案。政策方案优选是政策过程的重要环节，其目的就是在众多备选政策方案中，择优确定"最优"或"满意"的方案，以便于将其推向实施的过程。其直接结果通常可以通过政策方案优选报告（含可行性论证）体现出来。

一、公共政策方案优选的标准

　　公共政策方案优选，实际上就是一个对政策价值进行预判的过程。因此，公共政策优选需要有一套科学合理的价值标准。公共政策价值标准（standard of value）是指在政策评价评估中，用于判断某项政策如何分配价值、如何创造价值、是否具有价值、具有怎样的价值的公认标准。这个评价的价值标准直接决定政策评价指标体系，进而决定着评价的方向、评价的结果是否科学合理、评价是否可操作。

　　关于评价的价值标准，也有很多不同的看法。如威廉·邓恩在《公共政策分析导论》中指出，政策方案优选的标准主要包括效益（effectiveness）、效率（efficiency）、充分性（adequacy）、公平性（equity）、回应性（responsiveness）和适当性（appropriateness）六大标准。其中，效率主要是一个量的概念，指的是特定政策方案投入与产出的比率；效益包含质的概念，指的是政策产出给社会公众带来正面、积极福利的程度；充分性指特定的政策效益满足引起政策问题的需要、价值或机会的有效程度，明确了对政策方案和有价值的结果之间关系强度的期望；公平性是指政策效果在社会中不同群体间被公平或公正地分配，与法律和社会理性密切相关；回应性指政策满足特定群体的需要、偏好或价值观的程度，关注的是政策方案能否对可能从中获益的某个群体（如老年人、残疾人）的实际需要做出回应；适当性是一项政策目标的价值和支持这些目标的前提是否站得住脚，与实质理性密切相关，因此在逻辑上应该先于政策方案优选的其他标准。

　　除此之外，经过优选出的政策还需要满足合法性（validity）、合理性（rationality）、可持续性（sustainability）等要求。其中，合法性强调公共政策需要符合国家政治利益和法治要求。如果一项政策与国家政治利益相违背或者与法治原则、法律规定相违背，无论在其他标准方面表现得如何优异，也绝不会是一项好的政策，更不应该被"择优"选择而出。所谓合理性，主要强调公共政策方案应该符合目标人群普遍认同的社会常理，符合人们的伦理价值观。否则，势必影响目标群体对政策的接受程度，进而影响政策的实际执行效果。可持续性主要衡量政策的实施会给社会带来什么影响、造成什么后果等，实际上关注的是公共政策在满足当前需求的同时不破坏未来的资源和环境。

二、公共政策方案评估

公共政策方案评估就是对所设计出来的政策方案进行分析和评价，论证各个方案的优缺点、可行性、执行效果、实施成本等。通过一系列的分析和鉴定，从不同角度为最终的政策抉择提供科学依据。一般来说，政策方案评估包括价值评估、效果评估、风险评估和可行性评估等内容。其中，可行性评估是政策方案评估的重点内容，是形成高价值政策的基础，也是政策付诸执行之前的一道理性闸门，因而成为政策制定科学程序中不可或缺的部分。而效果、价值等评估往往被置于优选环节中。所谓可行性评估，是指用公认的科学方法，遵循合理的操作步骤，论证和评价备选政策方案在政治、经济、技术及社会文化等方面的可行性。通常，可行性评估可以分为三个基本步骤。

（一）明确评估基础与资源

在评估之前明确要评估的对象、范围及所需要的资源，便于推动评估的开展。首先，要比较备选方案的目的与拟解决的问题是否相一致，若一致则能将此备选方案纳入可行性论证对象及范围，反之则不能纳入。其次，要剔除明显不可行的方案，从而减少不必要的资源浪费。当然，备选方案，特别是具有标本兼治、治本功效的政策方案提出要特别慎重，尤其需要注意不能代入政策制定者和研究者的个人偏好。最后，明确人、财、物和信息等资源，落实并确认相应资源的种类、数量、配置比例，注意确保信息资源的及时性和真实性。

（二）确定评估指标与标准

评估的指标和标准，可以从两个角度入手。

1. 公共政策方案评估的"四性"标准　根据对政策实施可能遇到的阻力、动力分析，可以构建"政治、经济、技术和社会文化"标准及指标体系，见表5-3。其中，政治可行性（political feasibility）是首要、权威标准，是指政策方案与国家性质、政治制度、政治理念和发展方向等重大政治问题的契合程度，以及社会和利益相关方的满意程度，主要涉及两方面：政策需要与国家性质、政治制度、政治思想和发展方向保持一致；政策的顺利实施要获得社会和利益集团的拥护和接受。经济可行性（economic feasibility）是指政策方案实施需要资源（主要包括资本、自然资源和人力资源等）的现实满足程度及资源配置效率，旨在探讨政策方案是否具备执行的经济实力，执行后能否为未来发展提供更多的机遇与效益等。主要包括三个方面：方案实施所需资源能否在现实中获得满足；依据现有资源，方案执行将取得多大的经济效益；方案的投入产出比如何。技术可行性（technical feasibility）是指政策方案实施中技术条件满足的程度和需要的技术水平，主要包括两个方面：某项政策要达到预期目标，是否具备实施的技术手段；依据现有技术，能多大程度地实现政策目标。社会可行性（social feasibility），也称为社会文化可行性，广义上包括社会文化各方面的构成因素、综合特征等，狭义上主要是指社会各方对特定备选方案的认同、接受和支持程度，通常包括两项标准：备选方案解决政策问题的效果；备选方案实施引发社会震荡的大小。

表 5–3　政治、经济、技术和社会文化可行性的判断标准及指标体系

类别	标准	常用指标
政治	与国家性质、发展方向、政治制度和思想是否保持一致 方案能否尽可能兼顾更多利益集团的利益	一致性的论证结果 利益集团接受程度
经济	方案所需资源及可能的满足程度 方案实施后能够取得的社会和经济效益 方案的投入产出分析	各类资源对量和质的要求 现实能提供资源的量和质 预期社会和经济效果效益 成本－效益（效果）分析
技术	方案实施需要哪些关键技术 现实中是否具备这些技术，有无可能弥补 依据现有技术，能多大程度地实现政策目标	关键技术界定结果 这些技术的进展和可能性 技术与目标之间动态关系
社会文化	社会各方对特定公共政策方案的认同 方案解决问题的程度 方案的副作用和社会震荡	各方论证的接受程度 预期效果和社会影响 预测潜在的新问题

2.公共政策方案评估的"五性"标准　从另一个角度，也可以衍化出"必要性、时效性、科学性、可操作性与合理性"标准及指标体系，见表 5–4。其中，必要性回答的是"为什么要解决这个问题"的问题，通常需要结合问题的重要性、严重性、危害及政策思路、目标等内容，以及围绕政治、经济、技术、社会文化四个方面，形成"必要"程度的判断。时效性主要包含三层意思：一是指采取某个方案后，能否在特定期限内达到预期效果；二是指特定方案需要多少时间才能显示效果；三是指政策方案效果大致能够持续多长时间。科学性关注的是政策方案的研制过程，是否采用了公认的合理方法，政策目标、实施效果等是否有可考核的指标与方法。可操作性考察"目前是否有条件来解决该问题"，与政策问题确认中的"可解决性"、利益集团和动力阻力，以及方案研制中围绕目标的方法措施等内容直接相关。合理性主要探讨的是"论证能否为相关人员提供有价值的知识与信息"，通常要求方案论证的相关结论能符合常理，为各方所接受。

表 5–4　公共政策方案评估的"五性"判断标准及指标体系

方面	具体判断标准与指标
必要性	方案是否针对现实中的焦点问题，该问题的重要性和严重性（在政治、经济、社会文化方面）
可操作性	在政治、经济、技术、社会文化等范畴，政策方案的落实条件是否满足
科学性	方案的设计原理遵循事物发展的客观规律，关键是技术条件
时效性	以现实和前瞻的眼光，判断方案执行能否及时解决所针对问题（在政治、经济、技术、社会文化等方面）
合理性	论证结论是否符合规律性和目的性，同时为相关人员提供客观知识和信息

当然，"五性"标准是一般性的判断标准与指标体系。如果仅仅停留于此是不够的，还需要在此基础上构建与待评价备选方案紧密结合的标准与指标体系。如判断新型农村合作医疗政策的经济可行性，可以将新农合筹资水平（可以采用筹资额占农民人均收入比例等体现）作为评价指标。

（三）判断政策方案可行性

根据前述确立的两套判断标准及指标体系，判断每一个备选方案在每一个方面的可行性。

NOTE

对于"政治、经济、技术和社会文化"标准及指标体系，决策者应结合现实条件具体回答，备选方案的思路、目标及寻求实现目标的方法和措施等在政治、经济、技术和社会文化方面是否可行；对于"必要性、时效性、科学性、可操作性与合理性"标准及指标体系，决策者应思考方案是否有必要实施，是否有时效性等。按照综合评价的思路，这个判断过程可以分为单一指标评价、综合评价两个步骤。

1. 单一指标评价 就是按照每一个单一指标，针对每一个备选方案的思路、目标、实现方法和措施等，结合现实条件判断是否可行。如在新型农村合作医疗评价时，首先从经济可行性"筹资额占农民人均收入比例"这一指标入手，分别对各个备选方案的思路、目标、实现方法和措施是否合适进行评价。这样，就可以形成每个备选方案在每个评估指标上的"表现"，也就是是否可行或多大程度上可行的判断。

2. 综合评价 综合评价就是在已有单一指标判断结果的基础上进行的综合判断。综合判断的思路有三种：一是淘汰式，也就是备选方案只要在某个指标上不可行或可行性达不到期望或预定的标准，就可以认为其不具有可行性，实际上就是"一票否决式"。二是补偿式，就是为各个评价设定权重和可行性评分细则，然后根据实际条件，对各个备选方案在各个指标上的表现进行打分，然后根据既定权重，采用综合评价的方式计算总分，从而根据预定的"准入标准"确定哪些属于可行方案。其实质上是各种"表现"互为补充，综合评价。三是结合式，也就是将淘汰式与补偿式结合。如第一轮对某些指标进行评价，按照淘汰式，从而筛除掉部分备选方案；第二轮开始，采用补偿式对方案进行评判。

在整个评估过程中，应该秉承效果优先、思路优先原则，尽可能把标准和指标进行定量化。在量化的基础上，进行方案之间相互比较和排序。

三、公共政策方案抉择

经过可行性分析的备选政策方案可能还有不止一个，而最终付诸实施的政策方案通常只有一个。这个时候就需要对可行的方案进行抉择。这个过程，本质上是在可行性方案论证或者说现实中具有可行性的政策方案基础上，对政策的预期效果、价值进行评价，从而选择其中相对最可能实现政策目标、解决政策问题的方案。当然，在这个过程中，还要非常关注政策方案的"副作用"，也就是在解决政策问题、实现政策目标的同时，是否会带来潜在的社会问题、引发一定的社会震荡，这种新引发的问题或社会震荡是否在政策制定者等群体的可接受、可承受范围内。在政策规划过程中，首先需要确定政策方案优选的标准。决策者对最终选择的政策方案形成共识，政策才能最终被制定出来。

（一）抉择的原则

政策制定主体采用的抉择原则主要有以下五种。

1. 全体一致原则 全体一致原则，又称"一票否决制"，即所有拥有投票权的直接决策者都对某项政策方案投赞成票，或者至少没有任何一票反对的情况下，政策方案才能转化为正式的公共政策。从公平的角度看，全体一致原则具有很多优点，但在现实中很难见到这一原则的运用。这是由于决策者的时间、精力及物质资源有限，决策者不会为了寻求全票通过而付出极大的决策成本，因此就会导致许多"无奈的选择"或决策中的"策略性行为"。

2. 多数原则 多数原则指采取少数服从多数的原则，以得票最多的政策方案作为正式的公共政策方案的规则。它采取两种基本形式：简单多数原则和绝对多数原则。前者指在多种政策方案的择优中，哪一个方案得到的赞成票最多，则该方案就成为正式的公共政策；后者指对选择某一方案的具体比例做出明确规定，如规定必须超过总数的 1/2 或 2/3 等。

3.赞成投票原则　赞成投票原则也被称为"同意表决法"，即由抉择团队的所有成员对备选方案进行投票，选出他们认为可以接受的方案，最后得票最多的方案即获选。

4.加权原则　加权原则是指在投票时根据每位成员的"重要性"程度，赋予每位参与主体以不同的权重，在统计各备选方案所获得的票数时，需乘以投票主体的权重，以得出的最终值为选择方案。

5.淘汰投票原则　淘汰投票原则也称"否决表决法"，与赞成投票原则相对应，是由群体成员根据各自偏好选择不能接受的方案，得票最多的方案即被淘汰，依次进行下去，最后留下来的方案就是最终的选择。

（二）抉择的标准

方案抉择的标准一般包括以下两个方面。

1.事实标准　事实标准具体表现在客观性和变动性两个方面。首先，政策方案必须以客观事实为依托，建立在实际环境条件的基础之上，能够解决现实问题，具有可行性；其次，客观环境处于不断变化和发展之中，政策方案抉择时，要充分考虑实施环境的变动性，保持一定的灵活性，及时调整政策，适应环境需要。

2.价值标准　传统理性决策模型把方案抉择的价值标准定为"最优"。西蒙的有限理性决策模型把决策的价值标准改为"满意"标准。由于现实中人们知识、能力、信息的有限性，"最优"标准往往只是作为价值追求，大多数情况下，人们只达到"满意"的价值标准就完成了方案抉择。有时候，政策方案抉择并非只选择出一个方案，而是以某一方案为蓝本，将几个方案综合在一起，取长补短，从而获得"满意"方案。

（三）抉择的步骤

可行方案的现实择优，不仅仅是从诸多可行方案中找出现实可行的相对最优方案，而且也是方案的进一步完善。可以通过如下基本步骤进行现实择优。

1.明确方案优先顺序　政策思路对政策效果具有决定性影响。同时，对备选方案进行可行性论证时，针对每一个备选方案的政策思路、目标及相应指标、方法、措施等都要进行论证。两相结合，可以判断方案的基本顺序：标本兼治方案优于治本方案，治本方案优于治标方案。当然，这只是基本的优先顺序，并非最终的优先顺序。

2.建立择优指标标准　方案择优的标准和指标与可行性判断的构建思路与方法相似。围绕这些指标，分析和明确特定方案的指标值，可在方案之间比较时使用。

3.择优选择最优方案　依据效果优先原则，在确认基本优先顺序的前提下，判断其他条件是否在可以接受或承受的范围内。如何将多指标的政策效果综合表达是这个过程的关键，从统计方法上看并不难，但由于不同人的价值观等差异，这些处理方法和结果能否得到认可，尤其是政策制定者和决策者的认可，却显得特别困难。

第四节　公共政策合法化

通过政策议程、政策规划阶段所确定的政策方案还不能马上加以实施，必须通过一定的程序和途径使政策方案变成合法的、具有实施效力的权威性政策，这个过程就是政策合法化的过程。政策合法化的内容涵盖政策制定内容、主体与程序的合法性。政策合法化的主体是符合法律规定的相关立法机构或由法律赋予制定政策权限的其他机构，包括立法机关、行政机关和半官方机构，其对象是所有的政策。

一、公共政策合法化的含义

政策合法化的目的是使政策具有合法地位，能够进入执行阶段，具备执行的权威性和效力。对于"公共政策合法化"这一概念，可以从广义和狭义两个角度进行理解。广义上，公共政策合法化指能够被公众认可、接受、遵从和推行的政策就是具有合法性的政策，而使公共政策能够被公众认可、接受、遵从和推行的全过程就是公共政策的合法化过程。

本教材选择狭义的公共政策合法化，也就是偏重从法律角度来解释这一概念，包括公共政策主体合法、程序合法及内容合法。一是公共政策主体合法。公共政策的合法主体是指依照法律规定使政策获得法定地位的国家机关，包括国家的立法机关、一些获得立法机关授权或委托的行政机关及半官方机构主体。二是公共政策程序合法。程序合法化强调公共政策过程需要遵循一定的程序。这里需要注意，不同国家、地区、领域、层次的政策合法化程序并不一致，但都必须依照宪法和相关法律规定的程序完成。同时，必须对公共政策程序做出必要的规范，使之符合法律的要求。三是公共政策内容合法。公共政策内容的合法性主要是指政策不能与国家宪法和现行法律相抵触，公共政策在内容上不仅要符合有关的法律原则，还要符合法律的具体规定。为了达到此目的，不仅需要在整个政策过程中将内容与相关的法律法规相对照，及时调整内容以符合法律规定，还需要充分发挥司法机关的审查作用，不遗漏任何一点与法律相悖的内容。

【知识拓展】

政策合法化与政策法律化

政策法律化实质上是指立法活动，它是指享有立法权限的机关将某些经过实践检验、比较成熟、稳定的公共政策上升为法律的过程。政策合法化与政策法律化的区别在于：

1. 主体不同　政策合法化的主体是法律规定的享有政策合法化权力的国家机关，包括立法机关、行政机关和部分半官方机构；而政策法律化的主体只能是享有立法权力的国家机关。

2. 目的不同　政策合法化只是使政策获得合法地位，具有实施的权威性、规范性和约束性；而政策法律化是将政策上升到法律的高度，使政策具有相应的法律效力、国家强制力。

3. 条件不同　并非所有的公共政策都能转化为法律，只有一些符合条件的政策才能得以转化，只有那些影响全局的、经过长期实践检验的、比较成熟稳定的政策才有转化为法律的必要。

资料来源：陈刚.公共政策科学［M］.武汉：武汉大学出版社，2001.

二、公共政策决策体制

公共政策决策体制是决策权力分配的制度和决策程序、规则、方式等的总称，是公共政策是否科学的决定性因素，对政策决策的合理性、合法化及其流程具有重要影响。科学合理的决策体制通过分工合作，集思广益，既有助于克服官僚主义和个人专权，又有助于提高决策的速度和质量。一般来说，一个完整的公共政策决策体制应由决断子系统、咨询子系统、信息子系统、监控子系统和执行子系统等组成。

1. 决断子系统　决断子系统又叫中枢子系统，是公共决策体制的核心部分，它由拥有最高决策权的政府首脑机关及其领导者构成；处于最高领导者和指挥者的地位，并承担公共决策的主要责任。主要职能在于决策目标的确定和决策方案的抉择。

2. 咨询子系统　咨询子系统也称"思想库""智囊团"，它是指由多学科专家学者组成的专门从事广泛开发智力、协助中枢系统进行科学决策的辅助性机构。其主要作用是在决策过程中向中枢子系统提供政策信息、科学知识与备择方案。

3. 信息子系统　信息子系统是指由从事行政信息处理的机构、人员、设备及信息处理的各个环节构成的有机整体。在现代信息社会，政府的决策活动离不开信息辅助，尤其是问题发现、目标确立、方案拟制、评估抉择、监督控制及方案的修正完善都依赖于信息。可以说，公共决策的过程就是对相关信息进行收集、加工、整理和利用的过程。公共政策的科学化程度在很大程度上取决于决策部门掌握广泛的外源信息和及时的内源信息的情况。

4. 监控子系统　监控子系统是决策中枢机构之外对决策者的决策行为、决策内容和决策程序进行监督控制的机构。其主要职责是监督检查公共政策主体的决策权力是否合法，决策内容是否合法及决策程序是否合法。

5. 执行子系统　执行子系统在执行政策的过程中，承担着细化决策、补充决策、追踪决策的职责。在公共政策的实践过程中，决策与执行很难截然二分，在一定程度上分享了部分决策权力，因此执行子系统也是整个决策体制不可或缺的部分。

三、公共政策合法化的程序

程序是决策行为规范、合理、有序的重要保证，政策合法化程序是使政策获得合法地位的过程。根据政策合法化主体的不同，可以将合法化程序划分为三种类型：立法机关的政策合法化、行政机关的政策合法化，以及半官方机构的政策合法化。

（一）立法机关的政策合法化

在现代政治体系中，立法机关不仅行使立法职权，同时还承担着其他职能。立法机关包括议会、国会、人民代表大会等。虽然各国和地区存在一定差异，但立法机关的政策合法化过程，一般都要经过下列四个过程。

1. 提出议案　议案是各种议事提案的总称。按照立法机关的议事规则，提出议案的同时不一定要提出法律或政策的具体草案。但政策合法化是将已经过政策规划而获得的政策方案提交立法机关审议批准，因此，提出议案的同时也就提出了相应的政策方案。

2. 审议议案　议案审议即由权力机关对议案运用审议权，决定其是否列入议事日程，是否需要修改及如何进行修改的专门活动。对列入议事日程的政策方案的审议，主要围绕下列内容展开：是否符合政治、经济、文化和社会发展等的需要，是否具有必要性和可行性，是否符合法律和公共利益等。

3. 表决和通过议案 经过表决，政策方案如果获得法定数目以上人员的赞成、同意、肯定，即为通过。一般来说，议案通常采取过半数通过原则，有关宪法的议案则要 2/3 以上的绝对多数通过，有些国家在某些情况下，对议案还要进行全民公决。

4. 公布政策 政策方案经表决通过后，有的还需经过其他机关或其他形式的批准、认可后，再成为正式的公共政策。但此时的政策还不能立即执行，还得经过公布程序。公布权不一定都属于立法机关或权力机关，如在多数国家，法律由国家元首公布。

（二）行政机关的政策合法化

行政机关的政策合法化是指立法机构赋予行政机关一定的政策制定权力，行政机关可以在自己的职能、权限范围内，通过特定的程序将政策合法化。行政机关的政策合法化主要包括 3 个阶段。

1. 法制工作机构的审查 目前，我国县级以上各级人民政府都设置了司法局等专门的法制工作机构，其重要职责之一是审查政策方案的合法性。相关行政部门拟定政策方案后，一般先由法制工作机构审查，通过后再报领导审批或领导会议讨论决定。法制工作机构对政策方案进行审查具有重要意义，它可以保证政策符合法律的要求，不会与现行法律发生冲突。

2. 领导决策会议决定 一般性的政策方案由主管的行政领导同意后颁布，重大的政策方案则要召开领导常务会议、全体会议或行政首长办公会议讨论，由行政首长行使最后的决定权。我国不采取委员会制一人一票的少数服从多数的办法，而是大家畅所欲言，集思广益，充分发挥集体智慧的作用，对于应该做出决定的问题，由行政首长最终同意定案。

3. 行政首长签署发布政策 行政首长负责制的主要内容是，行政首长在各级政府机关中处于核心位置，拥有最高决策权和领导权。本级政府制定的政策，由行政首长签署发布，根据规定需要上报审批的政策，则应上报审批后发布。

（三）半官方机构的政策合法化

半官方机构在宪法和法律规定的范围内，通过授权或委托享有一些使公共政策合法化的权力。当半官方机构获得了政策合法化的权力后，它们便可以在相应领域内，依照规定程序将某些政策合法化，以获得实施的合法权利。

【案例分析】

中医药服务体系建设与《"十四五"中医药发展规划》

2022 年 3 月，国务院办公厅印发《"十四五"中医药发展规划》（以下简称《规划》），明确了"十四五"时期中医药发展目标和主要任务。

《规划》提出：到 2025 年，中医药健康服务能力明显增强，中医药高质量发展政策和体系进一步完善，中医药振兴发展取得积极成效，在健康中国建设中的独特优势得到充分发挥。针对中医药服务体系建设，提出了逐步健全融预防保健、疾病治疗和康复于一体的中医药服务体系，持续提升中医药基层服务能力，不断提高中西医结合服务水平等目标。同时，在深入研究论证、认真测算的基础上，明确了中医医疗机构（含中医医院）数、床位数、人员数（如中医类别全科医师）、相关科室（如康复科、康复医学科）等具体指标的目标值。

在中医药服务体系建设方面，《规划》提出进一步发挥中医药整体医学和健康医学优势，着力推动建立融预防保健、疾病治疗和康复于一体的中医药服务体系。一是打造中医药高地。依托现有优质中医医疗资源，推进国家医学中心（中医类）和国家区域医疗中心建设项目，推动中医药优质医疗资源提质扩容和均衡布局。二是发挥特色示范作用。启动中医特色重点医院项目建设，以名医、名科、名药带动中医医院特色发展，发挥辐射和示范作用。三是发挥县级医院龙头带动作用。原则上每个县办好一所县级中医医院（含中西医结合医院、民族医医院），提升县级综合医院、专科医院、妇幼保健机构中医药服务设施配置，中医临床科室、中药房、煎药室设置达到国家标准，县级妇幼健康服务机构设置中医妇科、中医儿科。四是推进中医馆建设。社区卫生服务中心和乡镇卫生院全部设置符合标准的中医馆，实现中医馆设置全覆盖。五是鼓励社会力量在基层办中医。鼓励社会力量在县域举办中医类别医院，发展具有中医特色的康复医院、护理院（站），支持社会力量举办以中医特色为主的医养结合、康养结合、护养结合的医疗机构或养老机构，依托中医机构举办互联网中医机构，支持名老中医开办诊所，支持企业举办连锁中医医疗机构。六是实施名医堂工程。以优势中医机构和团队为依托，创新政策措施，发挥示范带头作用，分层级规划布局建设一批名医堂，推动名医团队入驻，服务广大基层群众。

资料来源：http://www.natcm.gov.cn/guicaisi/zhengcewenjian/2022-03-29/25695.html

讨论：

1. 结合材料分析，如何确定特定公共政策的目标？
2. 结合材料分析，如何根据既定目标构建政策方案轮廓？
3. 试分析，如何预先研判政策举措对目标实现程度的作用？

【思考题】

1. 如何理解公共政策方案优选的标准？
2. 公共政策方案规划应该遵循什么原则？
3. 如何理解公共政策合法化与法律化的异同？
4. 公共政策方案有何特征？
5. 公共政策方案制定受哪些因素影响？

第六章　公共政策执行分析

【学习目标】

1. 掌握：公共政策执行的基本概念、特点、过程和手段。
2. 熟悉：公共政策执行的主体、资源；公共政策执行分析的理论模型。
3. 了解：公共政策执行研究的产生、发展和主要途径；公共政策执行的有效性和误区。

【案例导读】

实现家庭医生服务全覆盖，让百姓共享"健康红利"

我国从 2016 年开始全面推行家庭医生签约服务，截至目前，全国已组建超过 42 万个家庭医生团队，为签约居民，特别是慢病患者、老年人等重点人群提供医疗卫生服务。国家卫健委要求，到 2035 年，家庭医生签约服务覆盖率将达到 75% 以上，基本实现家庭全覆盖。

家庭医生是把健康送上门的惠民工程。家庭医生签约服务是居民通过与基层医疗卫生机构签订一定期限服务协议的方式，与家庭医生建立长期稳定的契约关系。这种医疗资源的"下沉"，使得寻常百姓享有个性化健康服务成为可能。"私人定制"式的家庭医生服务，可有效促进分级医疗，改善医患关系，破解看病难、看病贵问题，无疑是一项实实在在的惠民工程。

家庭医生被称为"居民健康的守门人"。当前，我国医疗卫生服务正在从以治病为中心向以人民健康为中心转变，大卫生、大健康的观念随之日渐深入人心。近年来，各地创新家庭医生服务模式，为居民提供周到、便捷的医疗护理服务。自 2016 年家庭医生签约服务在全国开展以来，改革在适宜性、规范性等方面的探索路径逐渐清晰，并得到群众的认可和欢迎。

家医服务暖人心，让群众更有"医靠"。家人生病了，只需一个电话，家庭医生就能上门服务。这些"近在咫尺"的健康关怀，实实在在的医疗服务举措，实惠又实在，"近在咫尺"的健康关怀让百姓共享"健康红利"。医疗卫生服务直接关系人民身体健康，此举不仅方便了居民特别是老年人看病，也有利于推进分级诊疗，缓解大医院"人满为患"的压力。推动医疗卫生工作重心下移、医疗卫生资源下沉，推动城乡基本公共服务均等化，为群众提供安全有效方便价廉的公共卫生和基本医疗服务，真正解决好基层群众看病难、看病贵的问题。

家庭医生服务全覆盖，让普通群众也能享受到便捷的医疗卫生服务，防止因病致贫、因病返贫现象发生。身边的家庭医生，让患者有了更多安全感，也构建起了医患间的"熟人"信任模式，家庭医生服务团队的温暖服务一直在持续，为居民提供有温度的诊治。在守护一方居民健康的道路上，家庭医生从不缺席，为百姓需求提供贴心服务。

国家卫健委要求，到 2035 年，家庭医生签约服务覆盖率将达到 75% 以上，基本实现家庭全覆盖。家庭医生承担着预防保健、常见病多发病的诊疗和转诊，病人康复和慢性病管理、健康管理等一体化服务。要真正做到让"社会认可、群众满意"，不仅要提高家庭医生签约数和覆盖率，更关键的是要提升家庭医生服务质量和水平。强化签约家庭医生作用，拓展服务渠道、延伸和丰富服务内容，以满足居民个性化、多样化的健康服务需求。只有全面提升家庭医生的服务质量和治疗效果，才能增加居民对家庭医生的信任度和满意度，让百姓有更多的获得感和幸福感。

资料来源：王恩奎．实现家庭医生服务全覆盖，让百姓共享"健康红利"［N］．人民号，2023-05-26.

第一节　公共政策执行概述

一、公共政策执行的概念、特征

（一）公共政策执行的概念

公共政策执行是将政策有效实施和推动的关键一环，只有将政策付诸实施，才能产生实际效果，实现政府对社会的承诺，达成政策目标。不同的政策科学学者从不同角度界定了政策执行的含义，以下是三种常见的定义。

1. 从管理和心理学的角度来看　政策执行可以理解为一种"管理过程"，即将政策方案付诸实施的一系列活动。这个过程中，政策执行者需要运用各种手段和方法，包括制定计划、组织落实、协调控制等，以达到特定的政策目标。同时，政策执行也是一个"心理过程"，即政策执行者需要理解和接受政策方案的理念和目标，然后才能有效地将其实施到具体行动中。

2. 从政治和法律的角度来看　政策执行可以理解为一种"政治行动"，即将政策方案转化为具体政治行动的过程。这个过程中，政策执行者需要考虑政治、社会、经济等各方面的因素，以制定出符合实际情况的政策方案，并采取有效的行动来实现这些方案的目标。同时，政策执行也是一个"法律行动"，即政策执行者需要遵守法律法规，在法律框架内行动，确保政策的合法性和有效性。

3. 从系统和技术的角度来看　政策执行可以理解为一种"系统过程"，即将政策方案付诸实施并对其产生影响的系统过程。这个过程中，政策执行者需要协调各种资源，包括人力、物力、财力等，以实现政策目标。同时，政策执行也是一个"技术过程"，即政策执行者需要运用各种现代管理技术和方法，包括信息技术、决策分析等，以提高政策执行的效率和效果。

综合以上诸种界定，编者认为，所谓公共政策执行是将一种政策付诸实施的所有行动的总和。它是一个复杂的过程，涉及多个方面和环节。它既包括管理、心理、政治、法律、系统和技术等多个角度的定义和理解，也需要在具体的实践情境中进行灵活应用和调整。

（二）公共政策执行的主要特征

公共政策执行是公共政策的具体实践过程，它具有如下五个主要特征。

1. 目标的导向性　公共政策执行以实现公共政策目标为行动方向，以是否符合政策目标作为基本准则。政策执行者需要紧紧围绕政策目标进行活动，不能偏离目标，同时需要将目标贯穿到整个政策执行过程中。

2. 内容的务实性　公共政策执行需要面对具体的公共问题，因此其计划、步骤、措施、手段等必须务实，具有可操作性和实践性。政策执行者需要从实际出发，根据实际情况制定相应的措施和策略，确保政策内容能够适应实际需求。

3. 行为的能动性　公共政策执行需要执行者具有能动性和创造性。执行者需要在全面领会政策内容的前提下，面对外部环境的复杂情况，积极采取措施，灵活地执行政策。同时，执行者还需要主动发现和解决问题，不断完善和优化政策执行过程。

4. 手段的权威性　公共政策是政府的决策，具有法律和行政的强制性。当有人拒不执行政策时，此人就要受到法律、行政等手段的制裁，以维护政策的权威性。政策执行者需要在法律和行政框架内采取适当的措施，确保政策的顺利实施。

5. 过程的互动性　公共政策执行需要执行者与相关利益方进行互动和协调。利益方包括政策的受益者、受影响者和其他相关组织和个人。执行者需要与他们建立良好的沟通和合作关系，共同推动政策的实施。

这些特征相互关联、相互促进，共同推动公共政策的有效实施。

【媒体掠影】

着力增强新时代政策执行力

党的十八大以来，以习近平同志为核心的党中央以巨大的勇气和魄力推动改革全面发力、多点突破、纵深推进。"一分部署，九分落实"，习近平总书记指出："抓落实是领导工作中一个极为重要的环节，是党的思想路线和群众路线的根本要求，也是衡量党员领导干部世界观正确与否和党性强不强的一个重要标志。"当前最紧要的任务是有效实施中央的改革方案，推动各项改革举措落地生根。这就要求各级各部门各单位切实增强新时代政策执行力，全面提升政策执行的认同力、意志力、规划力、组织力、文化力、公信力。

凝心聚力，提高政策执行的认同力。新时代出台公共政策，要坚持以人民为中心的发展理念，坚持问题导向，注重调查研究，回应民众需求，打破利益格局的藩篱，增强政策的科学性、系统性、有效性。干事兴业，关键在人。干部作为党的执政资源，其能力素质关系党的事业成败，干部教育培训对于不断增强党的政治领导力、思想引领力、群众组织力、社会号召力，以及确保我们党永葆旺盛生命力和强大战斗力有着至关重要的作用。因此，必须加强宣传教育，激励干部担当作为，着力培养干部的政治忠诚，造就一支忠诚干净担当的高素质干部队伍。

坚定信心，夯实政策执行的意志力。意志力是干事创业的韧性和定力，可使描绘的蓝图变成现实。我国已经进入发展关键期、改革攻坚期、矛盾凸显期，我们面临的矛盾更加复杂多变，需要我们攻坚克难，爬坡过坎。信仰、信念、信心，任何时候都至关重要。无论过去、现在还是将来，对马克思主义的信仰，对中国特色社会主义的信念，对实现中华民族伟大复兴中国梦的信心，都是指引和支撑中国人民的强大精神力量。坚定对习近平新时代中国特色社会主义思想的政治信仰，不断增进政治认同、思想认同、理论认同、情感认同。

因地制宜，提升政策执行的规划力。科学制定和有效实施规划计划，可起到指明方向、明确目标、坚定信念、凝聚力量的作用，这不仅是我们独特的领导方式和治理方式，更是我们的优势和特色。提升政策执行的规划力一方面要"吃透"上情，正确理解政策目标和政策精神，即用习近平新时代中国特色社会主义思想武装干部，吃透上级政策精神，把握政策要求。另一方面要"吃透"实情，在准确掌握地方实际及乡土民情的基础上创造性贯彻落实。我们要充分考虑不同地区、不同行业、不同群体的利益诉求，准确把握各方利益的交汇点和结合点，在权衡利弊中趋利避害，做出最为有利的战略抉择。三是把政策目标和政策精神转化成切实可行的实施方案。各级各类干部应当结合各地实际情况，充分调查研究，听取各方意见，制定出切实可行的政策实施方案，并严格执行。既要防止以会议传达会议、以文件转发文件，依样画葫芦，搞形式主义、官僚主义，又要防止拍脑袋决策、拍胸脯表态，盲目执行政策，或者提出一些不切实际的高指标。

统筹兼顾，增强政策执行的组织力。有效的集体行动依赖于优良的组织结构和有效的组织运行机制。因此，各地各部门各单位应成立坚强的组织机构、安排得力的人员、配置相应的资源，预算专项资金，制定强有力的组织措施、考核措施、激励措施，健全抓落实的工作责任制。动员千遍，不如问责一次。坚持主体责任和监督责任、直接责任和领导责任、党组织和党员干部的责任一起追究，使失责必问、问责必严形成制度、成为常态。要着力整治"中梗阻"现象，以组织保障力建立政策执行的长效机制，包括坚持和完善干部脱产学习进修制度，不断完善健全干部在职自学制度和理论学习考核奖励机制，把政策学习贯彻落实情况作为考核领导班子和衡量领导干部思想政治素质的重要内容。

潜移默化，营造政策执行的文化力。文化是弥漫于政策执行活动中、对政策执行产生无形、深厚、长久影响的文化氛围。要培养顾全大局和求真务实的精神，激励干部以"完不成任务不撒手、不解决问题不罢休"的干劲、钻劲、狠劲和韧劲干事，形成领导干部善谋事、干部会干事、群众能成事的良好局面。要大力提倡"马上就办"的作风，让"马上就办，马上办好"成为办事新常态。

言出必行，重视政策执行的公信力。公信力昭示政府行动正义性和可信度。政策执行公信力显示崇尚公平正义、唤起公众支持的道德和信誉力量。要求政策执行者既要尽力而为，又要量力而行，从而树立公平正义和诚实守信的形象，以增强其对社会公众尤其是对政策目标群体的感召力。只有切实有效改善政府形象，严守社会公平正义，才能彰显政策执行公信力。

资料来源：https://baijiahao.baidu.com/s?id=1657574286697363980&wfr=spider&for=pc

二、公共政策执行的主体

公共政策执行的主体是指直接实施或者间接影响具体的公共政策落实的人员和组织，主要包括以下六类。

（一）行政机关
行政机关是公共政策执行中最主要的主体之一，他们负责将政策转化为具体的行政行为，并负责组织和协调政策的实施。在我国，行政机关主要包括中央和地方各级政府及其所属部门和机构。

（二）司法机关
司法机关在公共政策执行中也扮演着重要的角色。他们负责依法对违反政策的行为进行制裁和处理，维护政策的权威性和法律的尊严。

（三）公共企事业单位
公共企事业单位是指那些接受政府委托或授权，承担具体公共事务，并执行相关公共政策的企事业单位，如公共交通公司、自来水公司等。这些单位在提供公共服务的同时，也扮演着公共政策执行者的角色。

（四）社会组织

各类社会组织，如非政府组织、慈善组织、研究机构等，在公共政策执行过程中发挥越来越重要的作用。这些组织通常在某些特定领域具有专业优势，可以为政府提供技术支持、咨询服务、宣传倡导等支持，推动公共政策的执行。

（五）公民个人

公民个人也是公共政策执行的主体之一。公民通过参与听证会、座谈会、民意调查等活动，反馈对公共政策的意见和建议，从而影响政策执行。此外，公民还通过纳税、服役等方式支持政府工作，间接参与了公共政策的执行。

（六）媒体与舆论

现代媒体尤其是互联网新媒体在公共政策执行中发挥越来越重要的作用。媒体通过对政策信息的传播和解读，提高公众对政策的认知和接受程度；通过舆论监督，促进政策执行的透明度和公正性。

综上所述，公共政策执行的主体具有多元性和复杂性。不同主体在政策执行过程中发挥各自的优势，相互协作、相互补充。通过合理配置和有效利用各种资源，共同推动公共政策的顺利执行和目标的实现。

三、公共政策执行资源

公共政策执行资源是指在公共政策执行过程中所需要的各种资源，包括人力、财力、物力、信息、权威等，是保证政策顺利执行的基础和前提。下面将从五个方面详细论述公共政策执行资源。

（一）人力资源

人力资源是公共政策执行中最为重要的资源之一，包括政策执行人员的素质、数量、专业能力等方面。政策执行的质量和效果往往取决于人员的素质和数量，因此，政府需要注重人员的选拔和培养，提高执行人员的专业素养和综合能力。此外，在执行过程中，需要合理分配人员，明确职责和权力，避免出现人力浪费和不足的情况。

（二）财力资源

财力资源是公共政策执行的物质保障，包括政府的财政支出、社会捐助等方面。财力资源的充足与否直接影响到政策执行的规模和质量，财力资源不足会导致政策无法得到有效执行，因此政府需要加大财政投入，同时积极引导社会资本参与政策执行。此外，在执行过程中，需要合理使用财力资源，避免浪费和重复投入。

（三）物力资源

物力资源是指公共政策执行所需的物质条件和基础设施，如办公用房、交通工具、通信设备等方面。物力资源的不足或浪费都会影响到政策执行的效率和效果，因此政府需要提供充足的物力资源保障，并加强管理和维护工作，确保物力资源的合理使用和长期效益。

（四）信息资源

信息资源是公共政策执行中必不可少的资源之一，包括政策目标、内容、受众等方面的信息。政策执行主体需要充分了解政策目标和内容，以便在执行过程中进行有效的沟通和协调。

同时，还需要了解受众的情况和需求，以便制定合理的执行方案和措施。因此，政府需要建立健全的信息收集和分析系统，提供充足的信息资源保障。

（五）权威资源

权威资源是公共政策执行的必要条件之一，是指政策执行主体具有的强制性和约束力。政策执行主体需要具备相应的权威性，包括制定和解释政策的权力、对不执行政策的惩戒权力等，以保证政策得到有效执行。同时，政府也需要加强对政策执行的监督和管理，确保政策执行的合法性和公正性。

政府需要充分认识到这些资源的重要性和作用，注重投入和管理，更好地推动公共政策顺利执行和有效落实。

第二节　公共政策执行过程与手段

一、公共政策执行过程

政策执行过程是政策目标得以实现的关键环节，主要包括三个阶段，即执行准备阶段、具体实施阶段和协调监控阶段。

（一）执行准备阶段

执行准备阶段是政策执行过程的首要环节，主要包括政策认知、制定执行计划和进行必要的组织与物质准备。

1. 政策认知　政策认知是政策执行主体对政策文本及其内在规定、目标、实施方案等的理解和掌握，它是政策执行的理性前提。政策认知包括对政策的文本内容、制定背景、目标、措施和实施要求等方面的理解和掌握。政策认知需要政策执行主体具备相应的专业知识和理解能力，能够全面、准确地把握政策的内容和要求。在准备阶段，需要对政策进行全面的解读和分析，理解政策的意图、目标和实施要求。同时，还需要对政策的可行性进行评估，考虑政策的实施条件和可能遇到的问题。这需要政策执行主体具备相关的专业知识和经验，能够对政策进行深入分析和理解。

2. 制订执行计划　执行计划是政策执行的重要环节之一，是政策执行主体根据政策目标和实际情况，在一定的资源条件下制订的具体实施方案。执行计划需要明确政策实施的时间表、资源分配、人员安排、措施落实等方面，以确保政策的有效执行。制订执行计划需要考虑各种因素，包括政策的优先次序、政策实施的可操作性、资源条件的限制等。在制订执行计划时，需要考虑政策的实施步骤、措施和时间表，以及资源分配和人员安排等方面。同时，还需要考虑政策的实施环境和实际情况，制订相应的应对措施，以确保政策的有效执行。执行计划应该具有可操作性和灵活性，能够应对可能出现的变化和挑战。

3. 进行必要的组织与物质准备　在准备阶段还需要进行必要的组织建设和物质准备。这包括建立执行机构、制定执行方案、准备必要的物资和设备等。政策执行机构需要根据政策内容和执行计划建立相应的组织结构和规章制度，明确各部门的职责和工作流程，以确保政策执行的协调和顺畅。同时，还需要准备必要的物资和设备，以确保政策实施过程中的必要需求得到满足。

NOTE

【知识拓展】
政策执行计划的分析方法——动力阻力分析

动力阻力分析，是指在明确政策内涵的基础上，通过搜寻政策执行过程的相关利益者，分析特定政策对这些人群的行为影响因素，以此来预测和判断在执行过程中的动力和阻力，为制定实施计划奠定基础。

对于任何一项变革，都存在着动力与阻力两种对抗力量，前者可以发动并维持变革，后者则阻止变革发生或进行。美国社会心理学家勒温就提出运用"力场分析"的方法，研究变革中的动力和阻力。政策执行动力阻力的力量对比，总体决定着政策的预期执行情况及产生偏差的可能性。因此，确保顺利执行并偏差最小的有力手段，就是通过动阻力分析，最大限度消除（减弱）阻力，同时增加（保持）动力，推动各方行为主体按照政策方案所规定的方向调整，最终达到政策目标所要求的状态。

资料来源：郝模.卫生政策学［M］.2 版.北京：人民卫生出版社，2013.

（二）具体实施阶段

政策执行的具体实施阶段是实现政策目标的核心环节。它包括政策宣传、政策实验和全面实施三方面的工作。

1.政策宣传 政策宣传是政策执行的重要环节之一，通过宣传可以让公众了解政策的内容、目的和意义，提高公众对政策的认知和理解，从而更好地配合政策的实施。宣传的方式包括发放宣传册、开展宣传讲座、张贴宣传海报等。同时，还需要利用媒体、网络等渠道进行广泛的宣传，以扩大政策的知名度和影响力。在政策宣传方面，需要制定宣传方案，明确宣传内容和方式，并选择合适的媒体和渠道进行宣传。同时，还需要及时跟进宣传效果，收集反馈信息，以便及时调整宣传策略和方式。应该注重针对不同的受众群体采取不同的宣传策略，以强化宣传效果。

2.政策实验 政策实验是在政策实施前，选择一些地方或单位进行试点，以验证政策的可行性和效果。通过试点可以发现政策中的问题和不足，及时进行修正和完善，提高政策的科学性和可操作性。这种实验可以帮助政策制定者和执行者发现问题并进行调整，以确保政策在全国范围内的顺利实施。

政策实验一定要按照科学方法来进行，其步骤大致包括选择实验对象、设计实验方案和总结实验结果三个阶段。

（1）选择实验对象 选择实验对象要根据政策方案的要求进行。必须在全局情况中具有典型性条件，这些典型条件应具有普遍性，所以试点也称为典型实验。

（2）设计实验方案 设计实验方案要周密。用于实验的政策方案可以是一个，也可以是两个或多个。对于范围较广、变化较大的复杂问题，应该有在相同条件下的对照组，以便从比较中得出科学的结论。在某些情况下试点还可以采取不公开的方式进行，称为"盲试"，这主要是为了避免各种人为因素的干扰，防止失去试点的科学性。

（3）总结实验结果 分析和总结实验的结果是政策实验过程最关键的一个阶段。因为总结阶段要根据实验的整个过程和最后结果，检验、评估、修改、补充或者否定政策方案。

在政策实验方面，需要选择合适的试点地区或单位，并制定实验方案，明确实验目标和实施步骤。同时，还需要对实验过程进行监控和管理，及时收集反馈信息并进行调整。在实验结束后对实验结果进行分析和评估，以便更好地总结经验和教训，为今后的工作提供参考。

3. 全面实施　在政策实验成功后，政策执行主体需要将政策全面推广实施。在这个过程中，政策执行主体需要协调各方面资源，包括人力、财力、物力等，确保政策的顺利实施。同时，还需要加强对政策执行的监督和调控，及时发现和解决问题。为了确保政策的顺利执行，还需要建立一套有效的监督机制，及时发现和纠正问题。政策全面实施过程要注意以下四点：一是自上而下和自下而上相结合；二是由局部试点到整体推进，循序渐进，逐步扩展；三是要把握重点，解决难点，不能平均用力；四是要在把握政策精神的前提下，具体情况具体分析，不要盲目照搬试点经验。

（三）协调监控阶段

协调监控阶段是政策执行过程的重要环节之一，主要包括协调和监控两方面的工作。在政策实施过程中，政策执行主体需要协调各方面利益关系，包括政府各部门之间、政府与公众之间、政府与企业之间等。同时，还需要加强对政策执行的监控，及时发现和纠正问题，确保政策的顺利实施。为了确保政策的顺利执行，还需要建立一套有效的监控机制，及时发现和纠正政策执行中的偏差或问题。具体而言，协调与监控的措施可以包括定期汇报工作进展、组织协调会议、收集反馈信息等。

综上所述，政策执行过程是一个动态的、复杂的过程，需要经过执行准备、具体实施和协调监控三个阶段。在每个阶段中，都需要采取不同的措施和方法，以确保政策执行的顺利完成。只有每个功能活动环节都做好了，政策执行活动才能顺利进行，政策方案才能取得预期的效果。

二、公共政策执行手段

政策执行手段是指政策执行机关及其执行者为完成一定政策任务，达到一定政策目标，而采取的各种措施和方法的总和。政策执行手段的恰当与否直接关系到政策目标能否顺利实现。研究政策执行手段是为了更好地运用这些手段，更有效地完成政策执行任务。政策执行活动的复杂性，决定了政策执行手段的多样性。概括说来，主要有以下八类。

1. 行政手段　行政手段是指行政机构通过制定和实施行政命令、规定、条例等具有法律效力的文书，直接对政策客体进行管理、调节和诱导的一种手段。这种手段具有强制性、权威性和直接性，是政府在某些领域中实现政策目标的重要手段。

2. 经济手段　经济手段是指政府通过调节经济活动中的各种要素，如财政、税收、金融等，来影响政策目标的实现。政府可以通过提供财政补贴、减免税收、低息贷款等优惠政策，鼓励或抑制某些行为，以达到政策目标。此外，政府还可以通过制定市场规则和加强市场监管来保证公平竞争和保护消费者利益。

3. 法律手段　法律手段是指政府通过制定和执行法律，来保障政策目标的实现。政府可以通过制定法律法规、行政法规、部门规章等规范性文件，明确政策目标和相关责任方的职责。同时，政府还可以通过法律手段来维护社会秩序、打击犯罪行为、保护公共利益等。

4. 思想教育手段　思想教育手段是指政府通过宣传、教育、倡导等方式，提高公众对政策的认知和理解，促进政策目标的实现。政府可以通过各种渠道，如媒体、教育机构、社区组织等，向公众传递政策信息，引导公众意识和行为的方向。此外，政府还可以通过制定宣传口号、宣传册等宣传资料，来增强公众对政策的认同感和支持度。

5. 纪律手段　纪律手段是指政府机关和相关组织通过规范自身行为和加强内部管理，来保证政策的有效执行。政府机关和相关组织需要建立一套有效的内部管理制度和规范，明确职责和权限，加强对工作人员的监督和管理，以保证公共政策的顺利执行。

6. 协商手段　协商手段是指政府通过与相关利益方进行沟通和协商，以达成共识并推动政策的实施。政府可以组织听证会、座谈会、研讨会等活动，邀请相关利益方参与讨论和提出意见，从而促进各方对政策的认同和支持。此外，政府还可以通过建立协商机制和利益协调机制，与相关利益方进行常态化的沟通和协商，共同推动政策的执行。

7. 示范手段　示范手段是指政府通过树立典范和样板，来引导公众效仿和学习，以推动政策的实施。政府可以通过表彰先进集体或个人、树立典型榜样等方式，激发公众的效仿心理和进取精神，从而促进政策目标的实现。

8. 技术手段　技术手段是指采用先进的科学技术和科技产品，如办公自动化和电子政务等来执行公共政策。随着网络的普及，政府的一些政策正在开始使用网络技术辅助执行，如网上发布信息、网上采集信息、网上采购、网上工程招标、网上征税等。另外，国家卫健委推进互联网医院建设，商务部实施数字消费提升行动，国家市场监督管理总局在全国推广互联网打假技术，文化和旅游部推广网上订房、订票等。政府网上工程的实施，可对公众实行政务公开，建立了政府与民众之间的互动机制，提高了公共政策执行的能力与效率。

以上是公共政策执行中常见的八种手段，不同手段具有不同的特点和应用场景。在具体的政策执行过程中，需要根据实际情况选择合适的手段并灵活运用，以达到最佳的政策效果。同时需要关注不同手段之间的相互配合和协调使用，形成政策执行的合力。

第三节　公共政策执行研究的演进

一、公共政策执行研究的产生和发展

公共政策执行研究是指对公共政策的执行过程及其影响因素进行调查研究，以期提高政策的有效性和可操作性。该研究领域经历了多个阶段的发展和演进，从最初的以经验总结和案例为主的定性研究，到后来的定量实证研究，再到目前的系统分析、仿真模拟等综合性方法的应用，公共政策执行研究逐渐深入和拓展。

1. 公共政策执行研究的起源　公共政策执行研究起源于 20 世纪初，当时美国学者开始关注政策执行过程，认为政策执行是将政策规定转化为实际行动的过程。这一时期的研究主要关注政策执行的技术问题，如计划、组织、协调和控制等。代表性的学者包括林德布洛姆和拉斯韦尔等。林德布洛姆提出了"渐进主义"政策执行模型，认为政策执行是一个逐步调整和适应的过程，而非完全按照政策制定者的意图进行。拉斯韦尔则提出了政策执行的"目标 – 手段"模型，认为政策执行者需要根据政策目标选择合适的手段来实施政策。

2. 公共政策执行研究的兴起　20 世纪 70 年代，由于西方国家出现经济滞胀、社会问题增多等现实问题，公共政策执行逐渐受到更多关注。这一时期，学者们开始从不同学科背景研究公共政策执行，包括政治学、社会学、心理学、经济学等。代表性的学者包括戴维·布莱曼·史密斯（Did B.Smith）、米尔布里·麦克拉夫林（Mibrey Mclaughlin）等。史密斯提出了政策执行过程模型，认为政策执行包括三个阶段：制定阶段、实施阶段和评估阶段。在制定阶段，政策执行者需要考虑政策的可行性、合理性和合法性；在实施阶段，需要考虑如何将政策转化为实际行动，并进行有效的协调和控制；在评估阶段，需要对政策的实施效果进行评估，并根据评估结果进行调整和改进。麦克拉夫林提出了"黑箱"理论，认为政策执行是将输入转化为输出的过程，其中"黑箱"代表了执行中的复杂性和不确定性。他认为，政策执行过程中存在许多不确定因素，如环境变化、组织间沟通不畅、人员素质不高等，这些因素可能导致政策执行的偏离和失败。此外，这一时期还出现了大量关于公共政策执行的研究方法，如实地调查、案例研究、实验研究等，为学者们提供了更加丰富的研究手段。

3. 公共政策执行研究的拓展与深化　20 世纪 80 年代以后，公共政策执行研究逐渐拓展和深化，研究领域更加广泛，研究方法更加多样。代表性的学者包括萨巴蒂尔（P.Sabatier）、卡尔·拉森（Carl Larson）等。萨巴蒂尔提出了政策执行的系统分析模型，认为政策执行是一个动态的过程，受到多种因素的影响，包括政策制定、环境、组织、沟通等。他将政策执行过程划分为四个阶段：议程建立阶段、决策制定阶段、实施阶段和评估阶段。在每个阶段中，他都考虑了不同的影响因素及其作用机制，为后来的研究提供了重要的参考。拉森提出了政策执行的权变模型，认为政策执行是一个权变过程，需要根据具体情况灵活应对。他将政策执行过程划分为三个阶段：问题识别阶段、方案制定阶段和实施阶段。在每个阶段中，他都考虑了不同的权变因素及其作用机制，为后来的研究提供了重要的启示。此外，这一时期的研究还涉及公共政策执行的伦理问题、公平性问题等，研究领域更加广泛。同时，研究方法也更加多样，包括博弈论、系统动力学、结构方程模型等，为学者们提供了更加精确的研究工具。

4. 公共政策执行的未来展望　目前，公共政策执行研究已经取得了丰硕的成果，但仍然存在一些不足和挑战。未来，公共政策执行研究将继续深入和拓展，学者们将更加关注情境因素对政策执行的影响，以及如何提高政策执行的可持续性等问题。同时，随着技术的不断进步和新方法的不断涌现，公共政策执行研究也将更加注重定量和定性相结合的研究方法。例如，可以利用计算机模拟技术来模拟政策执行的动态过程，从而更深入地理解政策执行的内在机制；还可以利用大数据分析和人工智能技术来对公共政策执行进行精细化的监测和管理，提高政策的有效性和可操作性。

总之，公共政策执行研究是一个充满活力和前景的领域，未来将继续深入拓展并不断创新发展。

二、公共政策执行研究的主要途径

西方政策科学家们认为政策执行研究的途径主要有如下四种。

（一）"自上而下"（top-bottom 或 top-down）途径

又称"以政策为中心的途径"或"政策制定者透视"途径。这种途径假定政策是由上层规划或制定的，然后，它们被翻译或具体化为各种指示，以便由下层的行政官员或职员执行。依照这种途径，政策过程被看作一种指挥链条，其中，政治领导人形成政策偏好，而这种偏好随行政层次的降低而不断被具体化，为下层行政官员所执行。这种途径关注的焦点是政策制定者，要考察他们做什么以及如何将政策付之实践而生效。普雷斯曼（T.L.Pressman）和韦达夫斯基（A.Wildavsky）的《执行》一书所采取的正是这种途径。

（二）"自下而上"（bottom—top 或 bottom—up）途径

与"自上而下"途径相反，"自下而上"途径以组织中的个人（即参与政策过程的所有行动者）作为出发点，政策链条中的较低及最低层次被当作政策执行的基础；它强调政策或项目的成功与否依赖于参与执行项目的行动者的承诺与技巧。这一途径以韦瑟利（R.Weatherley）和利普斯基（M.Lipsky）的《基层官僚与制度创新》一文为代表。

（三）"政策／行动连续统"（ploicy/action continum）途径

该途径或多或少有作为"自上而下"和"自下而上"两种途径综合的意味。按巴雷特（S.Barrett）和富奇（C.Fudge）的说法，应该将执行"当作一种政策/行动的连续统"，在其中，那些政策制定者与政策执行者之间随时发生相互作用和谈判。在这个意义上，这一过程既可以看作"自上而下"，也可以看作"自下而上"，政策制定者将做出限制其他行动者权力的决策，而行动者将做出规避决策者权力的决策。因而这一途径也可以说是以权力作为焦点的。

（四）工具选择途径 （instrument—choice）

政策执行在很大程度上包含了将一个或更多的政府基本工具应用到政策问题上，这些基本工具被称为政策工具（policy instruments 或 policy tools）。不管是以"自上而下"设计的方式，还是以"自下而上"的更传统的行政管理方式来研究政策过程，给予政策决策的实质或形式的过程总是包含着在可利用的政府工具箱中选择一种或几种工具。这种途径处理为什么政府从许多可供利用的工具中选择特定的工具，以及是否可以在政策执行过程中探明工具选择的模式或风格等问题。

"执行运动"的倡导者和追随者们提出了各种执行理论。较有影响的有如下七种。

（1）行动理论　政策执行被视为对某项公共政策所要采取的广泛行动。

（2）组织理论　强调组织在政策执行中的地位，认为只有了解组织是怎样工作的，才能理解所要执行的政策，以及它在执行中是如何被调整和塑造的。

（3）因果理论　将政策看作一种假设，将政策执行看作引导人们达到目的地的地图，关心政策过程中的因果关系。

（4）管理理论　强调政策执行是一个管理过程。

（5）交易理论　认为政策执行是一个政治上讨价还价的过程。

（6）系统理论　将政策执行理解为政策行动者与环境的相互作用。

（7）演化理论　主张在政策执行中重新设计目标和修改方案，政策的制定与执行是一个演化的过程。

西方的"执行运动"大大拓展了早期政策科学的研究范围，将长期被人们忽视的政策执行这一环节或阶段纳入政策科学的视野；政策执行的学者们从不同的途径、不同的方面来探讨政策执行过程，并提出了种种理论，尤其是力图系统地了解影响政策有效执行的各项因素及其相互关系，构造相关的政策执行过程模式，这大大丰富了政策科学的理论内容。

三、公共政策执行分析的理论模型

20世纪70年代中期以后，政策学者纷纷从不同的角度来研究影响政策执行的因素，形成了种种政策执行的理论模式，主要有以下五种。

1. 史密斯过程模型　这是由美国学者 T.B. 史密斯（T.B.Smith）在其《政策执行过程》一文中，首次提出的一个描述政策执行过程的理论模型，因而又可称为"史密斯模型"，见图 6-1。

史密斯认为，政策可以被界定为由政府在旧的机构内，设立新的处理公共事务的模式或机构，或改变原来的处理模式的复杂行动。政策发布以后即在社会上产生一种"紧张"。政策付诸实施后，政策执行者和受政策影响者就会感受到一种张力或压力，以及由此带来的冲突。

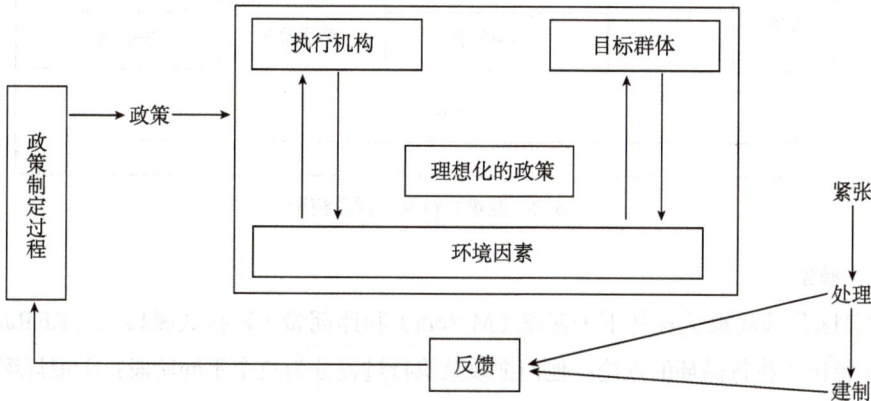

图 6-1　史密斯政策执行过程模型

史密斯认为政策执行涉及的因素很多，但以如下四个为主要变量。

（1）理想化的政策　即合法、合理、可行的政策方案。具体包括政策的形式、类型、渊源、范围，以及社会对政策的认识。

（2）执行机关　通常指政府中具体负责政策执行的机构。包括执行机构的权力结构，人事配备及其工作态度，领导模式和技巧，以及执行人员的情况。

（3）目标群体　即政策对象，泛指由于特定的政策决定而必须调整其行为的群体。包括他们的组织或制度化程度、对领导的认知程度，以及先前的政策经验。

（4）环境因素　即与政策生存空间相关联的因素，包括政治环境、经济环境、文化环境、历史环境等。它是政策执行的路径依赖和影响因素。

2. 互相调适模型

这一理论模型的提倡者是麦克拉夫林（M.Mclaughlin），其主要代表作是《互相调适的政策实施》（1976）。麦克拉夫林在对美国当时的教育结构改革问题进行个案研究的基础上，通过由具体到抽象的方法，说明政策执行过程是执行组织和受影响者之间就目标手段作相互调适的互动过程，政策执行的有效与否取决于二者相互调适的程度。他认为，成功的政策决定有赖于有效的政策执行，而有效的政策执行则有赖于这个相互调适过程。麦克拉夫林的这一理论模式主要包含以下四个逻辑认定。

（1）政策执行者与受影响者之间的需求和观点并不完全一致，基于双方在政策上的共同利益，彼此须经过说明、协商、妥协等确定一个双方都可以接受的政策执行方式。

（2）相互调适的过程是处于平等地位的双方彼此进行双向交流的过程，而不是传统的"上令下行"单向流程。

（3）政策执行者的目标和手段可随着环境因素、受影响者的需求和观点的改变而改变。

（4）受影响者的利益和价值取向将反馈到政策上，从而影响政策执行者的利益和价值取向。

最后，他得出结论：成功的决策决定有赖于有效的政策执行，而有效的政策执行则有赖于成功的互相调适过程。这种互动关系可用图 6-2 来表示。

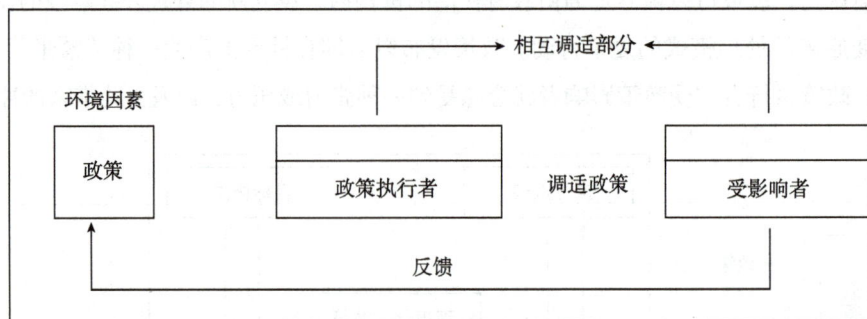

图 6-2　政策执行互相调适模型

3. 循环模型

当代美国公共政策学者马丁·雷恩（M.Rein）和弗朗希·F. 拉宾挪维茨（F.F.Rabinovitz）于 1978 年提出了执行循环的理论。他们把政策执行过程分为三个不同阶段：①拟订纲领阶段。②资源分配阶段。③监督执行阶段。他们认为这三个阶段是相互循环的，而非直线单向的过程；同时，循环过程亦必受到环境条件的冲击与影响。他们还强调每一阶段必须奉行三项政策执行的原则：①合法原则。②理性官僚原则。③共识原则。可用图 6-3 来表示。

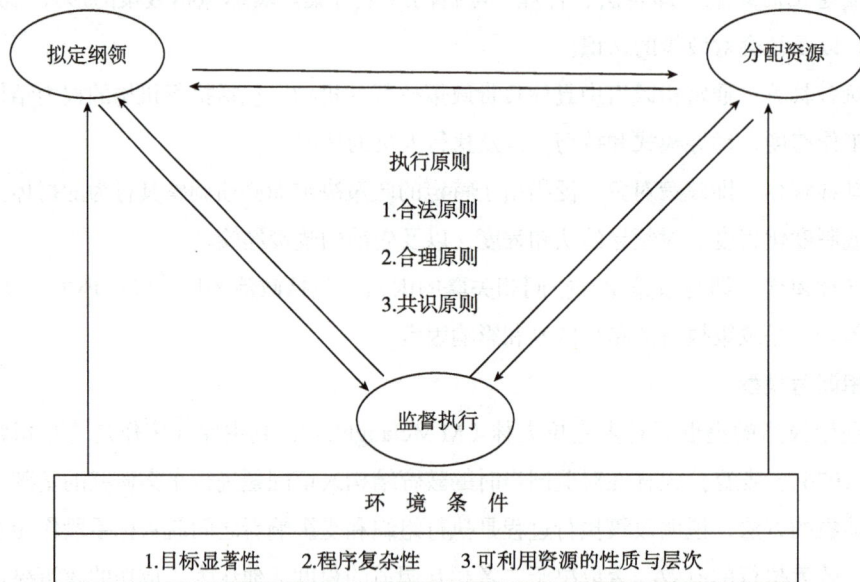

图 6-3　政策执行循环理论模型

政策执行循环理论侧重分析政策执行要素的重复影响力，并强调环境因素对政策执行过程的影响也是具有重复性的。

4. 系统模型

这是米德（D.S.Van Meter）和霍恩（C.E.Van Horn）提出的模型，又称米德－霍恩模型。米德和霍恩提供了一个系统模型说明执行过程中影响政策产生的五个相关因素。

（1）**政策的价值诉求**　即政策目标与标准。

（2）**政策资源**　即系统本身实现价值的条件，包括人力资源、财物资源、信息资源、权威资源等。

（3）**执行者属性**　包括执行人员的价值取向、行为能力、精神面貌，以及执行机关的特征及其整合程度。

（4）**执行方式**　是指执行者之间、执行者与目标群体之间采取的互动方式，主要包括沟通、协调与强制。

（5）**系统环境**　主要包括政治环境、经济环境、文化环境、社会条件等。

这五个变量相互之间的联系，及其与政策内容、政策效果的影响关系可用图6-4表示。

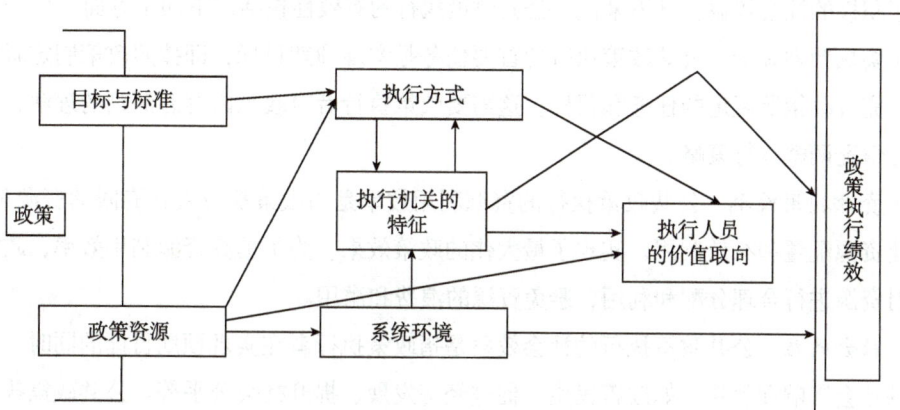

图6-4　政策执行系统模型

5. 综合模型

这是萨巴蒂尔（P.Sabatier）和马泽曼尼安（D.Mazmania）提出的模型，他们建构了一个完整的理论模式，称为综合模型。他们认为影响政策执行各个阶段的因素，最主要可分成三大类：①政策问题的特性。②政策本身的可控性变量（法定规制能力）。③政策本身以外的变量。每一大类又可细分成几个小类，见图6-5。

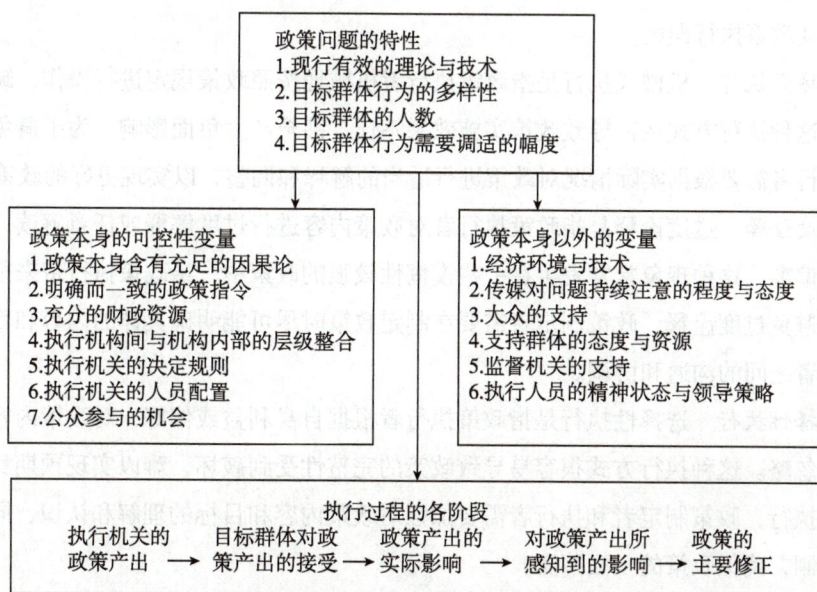

图6-5　政策执行过程中的相关变量

第四节　公共政策执行的有效性和误区

公共政策执行是公共政策目标实现的关键环节，因此其有效性至关重要。然而，在实际操作中，公共政策执行往往会陷入误区，导致政策目标无法顺利实现。

一、公共政策执行的有效性

公共政策执行的有效性是指政策执行者通过一定的方法和手段，实现了预期的政策目标，并产生了积极的社会效益。具体来说，公共政策执行的有效性包括以下四个方面。

（1）实现预期目标　公共政策执行的首要任务是实现预期目标，即按照政策制定者的意图和目的，完成政策所规定的任务和目标。这需要政策执行者对政策内容有深刻的理解，并能够根据实际情况调整执行策略。

（2）资源利用效率　公共政策执行的资源利用效率是指政策执行者在有限的资源条件下，通过优化资源配置和有效利用，实现了最大化的政策效果。为了提高资源利用效率，政策执行者需要对资源进行合理分配和利用，避免资源的浪费和滥用。

（3）社会效益　公共政策执行的社会效益是指政策执行者在实现预期目标的同时，也带来了积极的社会影响和效果，如改善民生、促进经济发展、提升社会公平等。公共政策执行者需要关注政策的长期效益和社会影响，而不仅仅是短期内的效果。

（4）可持续性　公共政策执行的可持续性是指政策执行者在政策实施过程中，注重长远利益和可持续发展，避免短期行为和不必要的浪费。为了实现可持续性，政策执行者需要考虑政策的长期影响和未来发展的可能性，并采取相应的措施进行规划和管理。

二、公共政策执行的误区

公共政策执行的误区是指在政策执行过程中出现的偏离或违背政策目标的情况。以下是一些常见的公共政策执行误区。

（1）机械式执行　机械式执行是指政策执行者机械地按照政策规定进行操作，缺乏灵活性和变通性。这种执行方式往往导致政策实施效果不佳，甚至产生负面影响。为了避免机械式执行，政策执行者需要根据实际情况对政策进行适当的解释和调整，以实现更好的政策效果。

（2）过度诠释　过度诠释是指政策执行者对政策内容进行过度解释或任意解读，从而导致政策执行的偏离。这种现象常常发生在一些模糊性较强的政策中，给政策执行带来很大的不确定性。为了避免过度诠释，政策制定者需要在制定政策时尽可能明确具体的内容和目标，同时加强与执行者之间的沟通和协调。

（3）选择性执行　选择性执行是指政策执行者根据自身利益或偏好，对政策内容进行选择性地执行或忽略。这种执行方式很容易导致政策的完整性受到破坏，难以实现预期目标。为了避免选择性执行，政策制定者和执行者需要加强对政策内容和目标的理解和认识，同时建立健全的监督机制，确保政策的全面落实。

（4）教条主义　教条主义是指政策执行者过分拘泥于既定的政策和规章，缺乏创新和变通精神。这种思维方式往往限制了政策执行的灵活性和有效性。为了避免教条主义，政策执行者需要具备创新思维和应变能力，对政策和规章进行合理的解释和应用。

（5）缺乏协调与沟通　公共政策的执行涉及多个部门、利益相关方和社会公众。如果缺乏有效的协调和沟通机制，就可能导致政策执行的混乱和不一致。例如，不同部门之间存在信息壁垒或责任推诿等问题，都会影响到整个政策执行的效率和效果。为了避免协调和沟通不足的问题，政府需要建立有效的合作机制和信息共享平台，确保各部门之间的协同工作。

三、公共政策执行误区的成因与对策

（一）公共政策执行误区的成因

公共政策执行是实现政策目标的关键环节，但在实际操作中，往往会陷入误区，导致政策目标无法顺利实现。这些误区的成因主要包括以下四个方面。

1. 政策制定的问题　政策制定是公共政策执行的起点，如果政策制定本身存在问题，就会给政策执行带来很大的困难。例如政策目标不够明确、政策措施缺乏可操作性、政策资源没有合理配置等，都会导致执行者难以准确理解和执行政策。

2. 政策执行者的理解偏差　政策执行者对政策的理解和认知是影响政策执行的重要因素。由于不同的执行者对政策的理解和认知存在差异，所以往往会出现理解偏差和误解的情况，导致政策执行偏离方向。

3. 利益冲突　公共政策的执行涉及不同的利益相关方，如果存在利益冲突，就会导致政策执行出现误区。例如，某些利益集团可能会利用自身的优势干扰政策执行，使得政策执行偏离政策目标。

4. 社会环境的变化　社会环境是公共政策执行的背景和基础，如果社会环境发生变化，就会给政策执行带来很大的挑战。例如，经济形势的变化、政治环境的变化等都会对政策执行产生影响，导致政策目标无法实现。

（二）提高政策执行有效性的应对策略

1. 加强公共政策执行的制度创新　加强政策执行的制度创新要求，一是从实际出发，全面规划，科学分析，彻底消除不合理的旧制度；二是营造良好的政策环境，构建与时俱进的政策文化，加强制度的修订、补充和完善，制定科学合理的制度，用制度来保证和激励政策执行的权威性、主动性和创造性，从而最大限度地消除和矫正政策执行偏差，促进政策的有效执行和政策目标的实现。

2. 建立健全的信息发布制度　建立健全的信息发布制度，及时公开政策信息，提高政策的透明度和公开性。政府应该及时发布政策信息，让公众了解政策的目的、内容和执行方案。同时，政府应该加强对政策实施过程中的信息公开和监督，及时回应公众关切，提高公众对政府的信任度。

3. 加强公共政策执行的控制与监督　建立有效的监督和评估机制，对公共政策的执行情况进行定期检查和评估，及时发现问题并进行整改。同时，要建立健全的奖惩机制，对优秀的政策执行者给予奖励和表彰，鼓励他们继续发挥优点，对不称职的人员进行问责和处理，避免不正之风的出现。奖惩机制需要充分了解并掌握好尺度，做到公正公平公开，从而调动相关人员的积极性和参与度。同时，也需要加强公众的监督。

NOTE

4. 加强公共政策的认知力度 加强政策的认知力度，即加强对公共政策的学习和宣传，有利于执行者之间及执行者与目标群体之间的相互理解和宽容，消除心理和思想方面的障碍，降低执行成本，有利于使政策内化为群众的信念和自觉行动；有利于协调社会各方面的利益关系，提高社会各利益群体的整合力和凝聚力，保证公共政策的正确执行。加强政策的宣传尤其是舆论宣传，把公共政策执行偏差产生的原因、危害及矫正的必要性等向公众解释清楚，可以让公众认识到如不对偏差予以矫正，必将损害其自身利益；可以使目标群体提高思想认识，自觉配合有关执行人员对偏差进行矫正；可以使有关阻挠势力认识到抵制矫正是错误的。

5. 努力提高公共政策执行者的素质 公共政策执行者是政策实施中的能动因素，他们的政治素质、道德素质、心理素质和能力素质的高低决定着政策执行能动性发挥的大小。这就要求执行者提高思想政治素质和政策水平，增强大局观念，强化行政道德意识，强化自律精神，规范执行行为；提高专业水平，提高准确理解和把握政策规定的能力，提高制定执行计划的能力，提高政策执行的实践能力；增强实际工作的经验尤其是学会处理利益群体和公众的关系；提高吃苦耐劳、不怕挫折、不怕失败的心理素质。

总之，公共政策的顺利执行需要政府及相关部门的共同努力和配合，需要完善政策制定、执行、监督等各个环节的工作，提高公共政策的有效性和可操作性。

【案例分析】

我国家庭医生签约服务政策执行的制约因素与优化路径

20世纪60年代，家庭医生服务在西欧、北美等国家和地区相继开展，80年代末，"家庭医生"概念引入中国。近年来，随着我国有关家庭医生签约服务政策的不断出台和推进，我国家庭医生签约服务相关工作逐步完善，并取得一定成效。但须认识到目前我国家庭医生制度仍处于探索阶段，签约服务仍面临诸多挑战，其中"执行难"是其深度推进的一大困境。

家庭医生签约服务是以全科医生为核心，以家庭医生服务团队为支撑，旨在通过签约的方式，构建一种长期、稳定的服务关系，为签约家庭和个人提供安全、方便、有效、连续、经济的基本医疗服务和基本公共卫生服务。当前，人口老龄化、城镇化和慢性病高发给我国医药卫生事业带来诸多挑战，传统的医疗卫生服务模式难以满足居民健康服务的需求，而实施家庭医生签约服务不仅有利于推动医疗卫生工作重心下移、资源下沉，卫生资源合理利用，还能降低医疗费用和改善全民健康状况，增强居民对医改的获得感，为实现基层首诊、分级诊疗奠定基础。2009年《中共中央国务院关于深化医药卫生体制改革的意见》的发布是我国把家庭医生政策作为推进分级诊疗制度基本政策的重要标志。2015年国务院颁布《全国医疗卫生服务体系规划纲要（2015—2020）》，为全国各地科学、合理地制定实施区域卫生规划和医疗机构设置规划提供了指导，这是首次在国家层面制定的医疗卫生服务体系规划。2016年国务院深化医药卫生体制改革工作领导小组办公室等七部委联合发布《关于印发推进家庭医生签约服务指导意见的通知》，确定了家庭医生签约服务是我国医疗卫生服务的发展方向，并正式成为国家层面的公共卫生政策。之后国家和政府对合理确定签约服务工作的目标任务和内容、家庭医生团队的服务能力、家庭医生签约的激励机制与支持政策、完善吸引居民签约的优惠措施等方面提出了更多精细化的政策指引，家庭医生签约服务得以全面、深入推进。

家庭医生签约服务这一公共政策要实现预期目标，仅有理想化的政策（政策的合法、合理和可行性）显然不够，还需要密切关注执行机构（具体负责政策执行的各级政府机构及家庭医生团队成员的结构、态度和能力）、目标群体（社区居民对家庭医生签约服务的认知、态度、信任度和满意度）及环境因素（经济、政治、社会、文化）等其他要素。相对于其他模型，史密斯政策执行过程模型有自己的特点和优势：史密斯政策执行过程模型将家庭医生签约服务政策研究的视角从政策制定转向政策执行，打破了过去强调政策制定研究而忽视政策执行研究的困境；目前结合各地实践视角来研究家庭医生政策的文献比较多，而从政策体系角度进行研究的较少，将史密斯模型与各地实践相结合的研究则更少。鉴于此，运用史密斯模型可以更加全面地诠释家庭医生政策执行效果的不足及其影响因素，从而为家庭医生政策执行提出建设性的政策推进路径，为完善和优化家庭医生签约服务政策提供决策依据，也为我国家庭医生签约服务制度研究提供了一个新的分析框架。

资料来源：刘瑞明，陈琴，肖俊辉，等.我国家庭医生签约服务政策执行的制约因素与优化路径：基于史密斯政策执行过程模型［J］.中国全科医学，2022，25（7）：782-790.

讨论：

1. 根据案例描述，你认为如何通过史密斯模型来分析家庭医生签约服务政策执行困境？
2. 你认为目前家庭医生签约政策的执行的动力阻力都有哪些？
3. 在你看来，我国家庭医生签约服务政策执行路径如何优化？

【思考题】

1. 什么是公共政策执行？它有哪些特点？
2. 公共政策执行过程包括哪几个阶段？
3. 简述公共政策执行分析的五种理论模型。
4. 分析公共政策执行的有效性和误区。

第七章 公共政策评估分析

【学习目标】

1. 掌握：公共政策评估的标准和方法；公共政策评估的步骤。
2. 熟悉：公共政策评估的概念；公共政策评估的障碍。
3. 了解：公共政策评估的作用；公共政策评估的类型和要素。

【案例导读】

中医按病种分值医保付费政策效果分析及经验总结

为贯彻落实宏观政策要求，柳州市先行先试，早于国家制度安排开始探索适合中医药特点的医保支付方式改革。2018年5月，柳州市印发《关于部分病种实施按疗效价值付费的通知》，对"异位妊娠病"等10个病种试行按疗效价值付费，随后扩展到17个病种。实践过程中发现存在诸多制约中医病种按疗效价值付费广泛普及的不利条件，如住院天数较长等问题。2021年6月至2022年4月，主管部门两次调整部分病种的收入院标准、住院天数及付费标准。为进一步完善适合中医药特点的医保支付机制，2022年5月，柳州市印发《关于实施中医（民族医）优势病种按病种点数法付费管理的通知》，遴选出中医优势明显的32个病种，开展中医优势病种按病种分值付费。

于淼、宋琦、杨燕绥、妥宏武等学者建立中医病种医保支付方式改革评估指标体系：基本保健服务的方便可及、成本与效率、质量与安全的"三角价值链"构建评估维度；设置服务广度、住院费用、个人负担等11个一级指标；一级指标下设置34个二级指标。基于柳州市全市医疗机构住院结算数据，于淼、宋琦、杨燕绥、妥宏武等学者对柳州市中医优势病种按病种分值付费的医保支付方式改革进行评估。评估结果显示，经过严格遴选的中医病种的服务可及性逐步提高；对于脊柱退行性改变病种，中医治疗组的成本管理总体优于西医治疗组，对于下呼吸道感染性疾病，中医治疗组的成本管理还有待进一步加强；中医治疗能够较好地控制药费和检查费用的支出增长，其患者体验较好、医疗安全和质量有保障。中医服务和中医病种医保支付方式改革是我国医疗保障的重要组成部分和创新发展的空间。柳州市先行的实践探索，为推动中医病种遴选、建立中医病种医保支付目录、完善我国医疗保障待遇清单制度和推动中医药事业和产业的发展提供了重要参考。

资料来源：于淼，宋琦，杨燕绥，等.中医按病种分值医保付费政策效果分析及经验总结 [J].中国卫生政策研究，2023，16（5）：34-40.

公共政策评估是公共政策过程的一个重要环节，旨在检验公共政策制定的科学性及具体执行情况，为公共政策的发展和创新提供依据。在现实中，公共政策评估广泛应用于各个领域，既能促进公共政策的有效执行，也能促进公共政策科学的发展。

第一节 公共政策评估概述

一、公共政策评估的演进

公共政策评估的历史可以追溯到 20 世纪初，经历了不同的发展阶段，而且每个历史阶段公共政策评估的侧重点有所不同。

1.公共政策评估的产生 在 20 世纪 30 年代至 40 年代，美国政府开始对一些社会福利项目进行评估，以确定它们是否达到了预期的效果。随着政府规模的扩大和职能的增加，政策评估开始成为公共管理的一部分。随着政府对社会福利项目的投资不断增加，公共政策评估也逐渐成了政策制定和实施的重要工具。这一时期的政策评估主要集中在经济政策和社会援助计划上，旨在评估政府的干预措施对经济和社会的影响。

2.公共政策评估的发展 20 世纪 60 年代至 70 年代，政策评估的范围和方法得到了进一步的发展。在美国，随着"大社会"计划的实施，政府对社会问题的关注增加，政策评估也开始关注更广泛的政策领域，如教育、环境和卫生等。同时，政策评估的方法也从定性转向定量，引入了统计学和经济学的技术。公共政策评估逐渐成了一个独立的学科领域，并且吸引了越来越多的专业人士参与。政府、学术界和私营机构都开始投入大量资源进行公共政策评估，以提高政策效果和效率。这个时期的公共政策评估逐步走向专业化和科学化，大大提高了公共政策评估的可信度。

3.公共政策评估的成熟 20 世纪 80 年代至 90 年代，政策评估的方法和工具得到了进一步的发展和应用。各国开始建立专门的政策评估机构，如美国的政府账户办公室和英国的政策评估办公室。政策评估也开始关注政策的效果和成本效益，以支持决策和资源分配。公共政策评估开始向更广泛的公众开放，成了一种民主化的工具。政府和非政府组织开始鼓励公众参与公共政策评估，以便更好地了解公众对政策的看法和需求。这个时期的公共政策评估强调多元化参与，强调民主价值。

4.公共政策评估的创新 21 世纪以来，随着信息技术和数据分析的发展，政策评估的方法和工具不断创新。政府和国际组织利用大数据和人工智能等技术，进行更精细和实时的政策评估。政策评估也越来越重视参与和合作，引入多方利益相关者的意见和反馈。同时，随着全球化的加速和国际合作的不断加强，公共政策评估也逐渐成为一个国际化的领域。各国政府和国际组织开始加强合作，分享经验和资源，以提高公共政策评估的质量和效果。同时，公共政策评估也越来越受到国际社会的关注和重视，成为国际发展和合作的重要组成部分。

总体而言，公共政策评估的历史反映了对政府政策效果的关注和需求的不断增长。政策评估的发展不仅提供了决策支持和资源分配的依据，也促进了政府工作的透明度和责任性。

【知识拓展】

美国公共政策评估体系的运行情况

在美国，各州对公共住房的界定标准不一。马萨诸塞州（以下简称"麻州"）的公共住房

NOTE

定义：收入占当地中位数收入80％的家庭，能够租赁或购买得起的住房，就叫公共住房。麻州负责全州公共住房建造、融资和管理的机构是住房和社区发展部（DHCD），于1969年成立。DHCD再分四个部门：住房发展和建设、政策和项目、特殊项目和住房管理，分别负责公共住房建设、项目管理、融资模式创新和与相关机构沟通。除了DHCD，麻州还有两类机构跟公共住房的运营管理相关。第一类是区域管理机构（RAAs），属于非营利组织，主要职责是为州和联邦住房保障项目的申请人提供咨询、申报等服务。第二类是地方住房部门（LHAs），负责监督公共住房建设、管理住房券项目，以及为所在区域增加公共住房机会等。

麻州公共住房评估体系具有以下特点：一是评估目标的多元化，从住房保障的初始目标转向范围更为广泛的目标，包括扩大住户社会福利水平如减少贫困集中、提高就业、实现教育机会均等化，并积极追求经济效率。二是评估系统的自动化和全程化，麻州在2003年建立了自动化计算机系统，用来监督和评估全州重大公共政策的实施效果，称为评估、衡量和验证系统。三是评估机构的独立性和权威性，负责麻州公共住房评估的机构是公共住房咨询委员会，每年按照当地给出的公共住房建筑和管理计划，给州住房、社会发展委员会、公共住房所在的市议会等机构提交独立的"评估报告"。四是评估意见的反馈机制，评估意见出台后，会第一时间在DHCD、RAAs和LHAs等相关机构的主页上公布，所有麻州市民都有权提出进一步修改意见。汇总完意见后，在规定时间内评估委员会要对公众提出的意见进行解答。同时，评估报告会直接送给DHCD和LHAs、当地市政议会等机构，评估委员会有权要求这些机构对评估意见给出明确回复，并对这些回复进行跟踪评估。

资料来源：https://www.cs.com.cn/xwzx/hwxx/201607/t20160706_5006195.html

二、公共政策评估的定义

不同学者对公共政策评估的定义可能会有一定的差异，以下是一些关于公共政策评估的定义：卡罗尔·魏斯（Carol Weiss）认为，公共政策评估是对政府政策和计划的系统性评估，旨在确定其效果、效率、公平性和可行性，以及政策实施过程中的问题和挑战。迈克尔·帕顿（Michael Patton）认为，公共政策评估是对政府政策和计划进行系统性的研究和评估，以了解其目标是否实现、效果如何、成本效益如何，以及政策实施中的问题和改进措施。贝里尔·拉丁（Beryl Radin）认为，公共政策评估是对政府政策和计划进行全面、客观和系统性的分析和评估，以了解其目标、效果、成本效益、公众满意度等方面的情况，并提出改进建议。彼得·德莱昂（Peter Deleon）认为，公共政策评估是对政府政策和计划进行评价和监测，以了解其实施情况、目标实现情况、效果和影响，以及政策制定和实施过程中的问题和挑战。这些定义强调了公共政策评估的系统性、客观性、全面性和实用性，旨在为政策制定者和实施者提供决策参考和改进建议。评估的重点可能有所不同，但都强调了对政策目标、效果、成本效益、公众满意度等方面进行评估和分析的重要性。

虽然不同学者对公共政策评估的定义有所不同，但是定义的内涵具有共性。编者认为公共政策评估是对公共政策执行的影响和效果进行系统分析和评价的过程。它旨在提供有关政策目标实现程度、政策措施效果、政策成本效益等方面的信息，以支持政策制定、实施和调整的决策。公共政策评估通常涉及收集和分析数据、评估政策的目标和结果、评估政策的可行性和效率、评估政策的影响和影响因素等。评估结果可以用于改进政策、提供决策支持、增强政策透明度和问责制，以及促进公众参与和民主决策过程。

三、公共政策评估的内容

公共政策评估的内容通常包括以下四个方面。

1. 政策目标的达成度评估　评估政策是否达到了既定的目标和预期的结果。这包括对政策目标的明确界定和测量，以及对政策实施过程和结果的分析和评价。如针对教育政策目标评估，评估一项教育政策的目标是否实现，可从提高学生学业成绩、减少学生辍学率、提高教师素质等方面评估。如针对健康政策效果评估，评估一项健康政策的效果，可从降低疾病发病率、提高医疗服务质量、改善公众健康意识等方面评估。

2. 政策措施的执行效果评估　评估政策措施的效果和影响，包括对政策措施的设计、实施和执行过程的评估，以及其对目标群体、社会经济环境和政策目标的影响的分析。评估一项教育政策措施的效果，可以比较实施该政策前后学生的学业成绩、毕业率和就业情况。例如，可以评估一项旨在提高教师培训质量的政策，通过比较接受该培训的教师和未接受该培训的教师的学生表现来评估政策的效果。评估一项健康政策措施的效果，可以比较实施该政策前后人口的健康状况和医疗服务利用情况。例如，评估一项旨在减少吸烟率的政策，可以通过比较吸烟人口的数量和吸烟相关疾病的发病率来评估政策的效果。评估一项环境政策措施的效果，可以比较实施该政策前后环境指标的变化。例如，评估一项旨在减少碳排放的政策，可以通过比较碳排放量和空气质量指标的变化来评估政策的效果。评估一项就业政策的效果，可以比较实施该政策前后就业率和失业率的变化。例如，评估一项旨在促进创业的政策，可以通过比较创业企业的数量和就业机会的增加来评估政策的效果。

3. 政策执行的成本效益评估　评估政策的成本效益和经济效果，包括对政策的成本和投入的评估，以及对政策效果和产出的评估，以确定政策的经济效益和效率。评估政府投资于基础设施建设项目，如公路、桥梁、铁路等，政策成本效益评估可以比较项目建设和维护的成本与项目带来的经济效益，如减少交通拥堵、提高运输效率和促进经济增长等。评估政府实施健康保健政策，如提供医疗补助、推广健康教育和预防性健康服务等，政策成本效益评估可以比较政策实施的成本与健康效益，如减少疾病负担、提高生命质量和延长寿命等。

4. 政策执行的影响评估　评估政策对社会、经济和环境的影响，这包括对政策的社会影响、经济影响和环境影响的评估，以及对政策的公平性和可持续性的评估。评估政府实施的教育政策对教育水平和教育机会的影响，包括评估政策是否能够提高学生的学习成绩、提高毕业率和促进教育公平。评估政府实施的健康政策对公众健康状况的影响，包括评估政策是否能够提高医疗服务的质量、降低医疗费用和改善健康结果。评估政府实施的环境保护政策对环境质量和可持续发展的影响，包括评估政策是否能够减少污染、保护生态系统和促进可再生能源的使用。评估政府实施的经济发展政策对经济增长和产业结构的影响，包括评估政策是否能够促进创新、增加投资和提高生产力。

四、公共政策评估的作用

公共政策评估在政策制定和实施过程中发挥着重要作用，具体包括以下五个方面。

1. 提供决策支持 公共政策评估提供了对政策目标、措施和成果的客观评价，为决策者提供了重要的信息和依据，帮助决策者做出更加明智的决策。

2. 促进政策改进 通过评估政策的效果和影响，可以发现政策执行中存在的问题和不足，为政策改进和调整提供指导和建议。

3. 增强问责和透明度 公共政策评估可以增强政策的问责性和透明度，使政府行动更加负责和可信。评估结果可以被公众和利益相关者了解和监督，促进政府的公开和透明。

4. 优化资源分配 公共政策评估可以帮助政府合理分配资源，确保资源的有效利用和最大化效益。评估结果可以揭示政策的成本效益和效率，为资源配置提供依据。

5. 促进学习和经验分享 公共政策评估可以促进政府和其他利益相关者之间的学习和经验分享。通过评估结果的交流和分享，可以提高政策制定和实施的能力和效果。

总之，公共政策评估对于政府的决策制定、政策改进、资源分配和问责透明都具有重要作用，有助于提高政府的治理能力和服务质量。

五、公共政策评估的类型

公共政策评估的类型可以根据评估的时间、范围和目的进行分类。以下是一些常见的公共政策评估类型。

1. 过程评估 对政策制定和实施过程进行评估，包括政策设计、决策制定、资源分配、实施执行等方面的评估。过程评估主要关注政策的合理性、科学性和有效性。

2. 成果评估 对政策的实施结果和效果进行评估，包括政策目标的实现程度、政策措施的效果和影响等方面的评估。成果评估主要关注政策的成果和效果是否符合预期和目标。

3. 影响评估 对政策对社会、经济和环境的影响进行评估，包括政策的社会影响、经济影响和环境影响等方面的评估。影响评估主要关注政策的外部影响和长期影响。

4. 财务评估 对政策的财务成本和效益进行评估，包括政策的成本和投入的评估，以及政策效果和产出的评估，以确定政策的经济效益和效率。

5. 效能评估 对政策的实施效能和执行效果进行评估，包括政策执行的过程、机制和结果的评估，以及政策执行中存在的问题和不足的评估。

这些评估类型可以单独进行，也可以结合进行，以全面了解政策的效果和影响。评估类型的选择取决于评估的目的、需求和资源限制。

第二节　公共政策评估的要素

一、公共政策评估的主体和客体

（一）公共政策评估的主体

公共政策评估的主体包括以下五个方面。

1. 政策制定者　政策制定者是公共政策评估的主要受众和利益相关者，他们需要评估结果来了解政策的效果和影响，以便做出决策和调整政策方向。

2. 政策执行者　政策执行者是公共政策评估的实施主体，他们需要评估结果来了解政策的实施情况和问题，以便改进政策的执行和提高政策的效果。

3. 利益相关者　利益相关者包括政府部门、企业组织、社会组织、专家学者、媒体和社会公众等，他们对政策评估结果具有关注和影响力，需要评估结果来了解政策的影响和可持续发展。

4. 评估机构　评估机构是公共政策评估的专门机构，负责进行评估的设计、实施和报告。评估机构可以是政府机构、研究机构、咨询公司等，他们具有评估的专业知识和经验，能够提供独立、客观和可信的评估结果。

5. 评估团队　评估团队是公共政策评估的核心实施者，包括评估专家、研究人员、数据分析师等。评估团队需要具备相关领域的专业知识和技能，能够进行数据收集、分析和解释，以提供科学、可靠的评估结果。

以上是公共政策评估的主要主体，他们在评估过程中扮演着不同的角色和职责，共同推动评估的进行和结果的利用。评估的有效性和可信度取决于这些主体能否积极参与和合作。

（二）公共政策评估的客体

公共政策评估的客体是具体的公共政策。公共政策可以涉及各个领域，如教育、医疗、环境、经济等，针对不同的问题和目标制定。评估的客体是对这些公共政策的评估，包括对政策目标的实现程度、政策措施的有效性、政策影响的评估等。公共政策评估的客体包括以下四个方面。

1. 政策目标　评估政策目标的实现程度和达成情况，包括目标的明确性、可衡量性和可实现性等。

2. 政策措施　评估政策措施的有效性和可行性，包括政策的设计、实施和监督等方面。

3. 政策影响　评估政策对社会、经济、环境等方面的影响和效果，包括政策的正面影响、负面影响和未来预期的影响等。

4. 政策可持续性　评估政策的可持续性和长期影响，包括政策的持续性、可维持性和适应性等。

公共政策评估的客体是具体的政策，通过对政策的评估，可以了解政策的效果和影响，为政策制定者提供决策支持和政策改进的依据。

二、公共政策评估的标准

公共政策评估的标准可以根据不同的评估目的和领域而有所不同，但通常包括以下五个方面：

1. 目标实现程度 评估政策是否达到了既定的目标和预期效果，包括目标的明确性、可衡量性和可实现性等。其中，政策评估标准的可衡量性是指评估标准是否能够被量化、测量和观察，以便进行客观的分析和比较。可衡量性是政策评估的重要要求，因为只有通过可衡量的标准，才能进行准确的评估和决策。如 GDP 增长率、失业率、通胀率等经济指标可以被量化和测量，可用于评估政策对经济的影响。教育水平、健康状况、犯罪率等社会指标可以通过统计数据和调查来衡量，可用于评估政策对社会的影响。空气质量、水质状况、能源消耗等环境指标可以通过监测和测量来评估政策对环境的影响。政策目标的达成度可以通过比较实际结果与预期目标来衡量，例如减贫目标的达成度、教育普及目标的达成度等。政策的用户满意度可以通过调查问卷、反馈意见等方式来衡量，以评估政策对用户的影响和满意程度。

2. 效率与效益 包括：①成本效益分析，评估政策实施的成本与所产生的效益之间的关系。通过比较政策实施所需的资源投入和政策效果所带来的收益，来确定政策的效率水平。②成本效用分析，评估政策实施的成本与所产生的效用之间的关系。通过将政策效果转化为经济价值，与政策实施的成本进行比较，来确定政策的效率水平。③生产力分析，评估政策对生产力的影响。通过比较政策实施前后的生产力水平，来确定政策的效率水平。④资源利用效率，评估政策对资源的利用效率。通过比较政策实施过程中所使用的资源与所产生的效果之间的关系，来确定政策的效率水平。⑤时间效率，评估政策实施所需的时间与所产生的效果之间的关系。通过比较政策实施的时间成本和效果的时间价值，来确定政策的效率水平。这些效率标准可以帮助评估政策的成本效益，从而为政府决策提供依据。通过评估政策的效率，政府可以优化资源配置，提高政策的效果，并最大限度地提供公共利益。

3. 可行性和可持续性 评估政策的可行性和可持续性，包括政策的实施和执行的可行性、政策的持续性和适应性等。评估政策对环境的影响，包括对自然资源的消耗、污染和生态系统的破坏等。评估政策对社会的影响，包括对社会公平、社会和谐、社会福利等方面的影响。评估政策对经济的影响，包括对经济增长、就业、收入分配等方面的影响。评估政策对资源的利用是否可持续，包括对能源、水资源、土地等的利用是否符合可持续发展的原则。评估政策对制度和政策的长期效果，包括对法律、规章制度、政策框架等方面的影响。评估政策对创新和技术发展的影响，包括对科技创新、技术转移等方面的影响。以上这些政策评估都是从可持续性视角进行评估的。

4. 公平和公正性 评估政策对不同社会群体的影响是否公平和公正，包括政策的社会公正性、资源分配的公平性和机会平等性等。有关公平的理论有很多，如约翰·罗尔斯（John Rawls）提出了差别原则，认为不平等只有在最大化最不利地位群体的利益的前提下才是合理的。他的正义理论强调了公正的分配和机会平等的重要性。罗伯特·诺齐克（Robert Nozick）主张自由主义，认为公平是通过保护个人自由和私有财产权实现的。他反对强制的资源再分配，主张最小国家干预和最大限度的个人自由。阿米蒂·森（Amartya Sen）强调人类发展和能力差距的重要性。他认为公平应该关注人们的能力和机会，而不仅仅是物质资源的分配。他提出了"能力差距"理论，认为公平应该追求每个人都有充分发展能力的机会。马克斯·韦伯（Max Weber）关注社会地位和机会不平等对公平的影响。他认为社会地位和机会的不平等可能导致社会不公正，应该通过制度和政策改革来实现公平。亚当·斯密（Adam Smith）主张市场经济和自由放任的观点，认为通过市场机制，资源可以有效地分配，认为公平是由市场竞争和自由交换所产生的结果。安德烈·高兹（André Gorz）提出了"生活工资"的概念，认为每个人都应该有基本的生活保障，并且可以通过自主工作来获得额外的收入，主张通过基本收入和公共服务来实现公平。这些不同的公平理论对公共政策评估都有可能产生影响，不同的理论适用于不同的评价情景，需要应用权变理论去选择适合的公平理论指导政策评估实践。

5. 可行性和可操作性 评估政策的可行性和可操作性，包括政策的可行性、可操作性和实施的可行性等。如评估政策实施的可行性需要进行充分的研究和分析，包括政策的目标、资源需求、法律法规、技术要求等方面的研究。评估政策实施所需的资源是否可行，包括财政资源、人力资源、物质资源等方面的可行性。评估政策实施所需的技术是否可行，包括技术的可用性、可操作性、技术转化等方面的可行性。评估政策实施的政治可行性，包括政策的政治支持度、利益相关方的态度、政策的可接受性等方面的可行性。评估政策实施的社会可行性，包括社会的接受度、社会影响的可控性、社会和谐等方面的可行性。评估政策实施的管理可行性，包括政策的管理机制、执行能力、监督机制等方面的可行性。通过评估这些可行性标准，可以帮助决策者确定政策的实施可行性，并做出相应的调整和决策，以确保政策能够成功实施并达到预期的目标。

以上是公共政策评估的一些常见标准，评估者可以根据具体的情况和评估目的选择适合的标准进行评估。同时，评估的过程应该具有科学性、客观性、可靠性和可重复性，以保证评估结果的准确性和可信度。

三、公共政策评估的方法

公共政策评估的方法可以分为定性方法和定量方法两大类。

（一）定性方法

公共政策评估的定性方法是一种基于描述和理解的方法，通过对政策实施过程中的相关因素进行分析和解释，来评估政策的效果和影响。以下是一些常用的定性方法。

1. 文献综述和分析 对相关的文献进行综述和分析，了解政策实施过程中的相关因素、问题和解决方案，以评估政策的有效性和可行性。

2. 案例研究 通过深入研究和分析个别案例，从中提取出相关的因素、关键问题和经验教训，以评估政策的实施效果。

3. 访谈和焦点小组讨论 通过与政策利益相关方进行访谈和焦点小组讨论，了解他们的观点、经验和意见，以获取对政策的评估和建议。

4. 专家评估 通过请相关领域的专家对政策进行评估，从专业角度提供意见和建议。

5. 政策分析框架 使用政策分析框架，如逻辑框架、问题树、目标树等，对政策的目标、措施和结果进行分析和评估。

6. 实地观察和记录 通过实地观察政策实施的现场，记录政策实施过程中的关键问题、挑战和解决方案，以评估政策的实施效果。

这些定性方法可以帮助评估政策的效果、可行性和可持续性，提供对政策的深入理解和分析，为政策制定者提供决策依据和改进建议。

（二）定量方法

公共政策评估的定量方法是一种基于数据和统计分析的方法，通过量化政策的效果和影响，来评估政策的有效性和效率。以下是一些常用的定量方法。

1. 实证研究　通过收集和分析大量的实证数据，使用统计分析方法来评估政策的效果和影响。可以使用随机对照试验、回归分析、差异分析等方法。

2. 调查问卷　设计和实施调查问卷，收集利益相关方的意见、观点和反馈，以评估政策的满意度和效果。

3. 模型建立　建立数学模型或经济模型，通过模拟和预测的方式，评估政策的效果和影响。可以使用成本效益分析、决策树分析、系统动力学模型等方法。

4. 指标评估　设计和使用相关指标来衡量政策的效果和影响。可以使用关键绩效指标、社会经济指标、环境指标等方法。

5. 经济评估　通过经济学的方法，评估政策的经济效益和成本效益。可以使用成本效益分析、成本效果分析、影响评估等方法。

6. 数据分析　通过对政策实施过程中的相关数据进行分析，评估政策的有效性和效率。可以使用统计分析、趋势分析、相关性分析等方法。

这些定量方法可以帮助评估政策的效果、效率和经济性，提供对政策的量化分析和评估，为政策制定者提供决策依据和改进建议。

以上是公共政策评估的一些常用方法，评估者可以根据具体的情况和评估目的选择适合的方法进行评估。同时，评估的过程应该具有科学性、客观性、可靠性和可重复性，以保证评估结果的准确性和可信度。

第三节　公共政策评估的实施

公共政策评估的步骤可以根据具体的评估对象和目标的不同而有所变化，但一般包括以下八个主要步骤。

一、确定评估目标

确定评估目标是明确评估的目的和目标，确定需要评估的政策、项目或措施。确定公共政策评估的目标通常需要考虑以下四个方面。

1. 政策的目标　首先需要明确政策的目标是什么，政策的初衷是解决什么问题或实现什么目标。例如，政策可能是为了促进经济增长、提高社会公平、保护环境、促进公众健康等。

2. 评估的焦点　根据政策的目标和关注的问题，确定评估的焦点。评估可以关注政策的效果、影响、成本效益等不同方面。例如，评估可以关注政策的实施情况、政策的影响程度、政策的经济效益等。

3. 利益相关方的需求　考虑政策利益相关方的需求和关注点，确定评估的目标。不同的利

NOTE

益相关方可能对政策的不同方面有不同的关注和需求。例如，政策制定者可能关注政策的有效性和可行性，公众和社会组织可能关注政策的公平性和社会影响。

4. 可行性和可操作性　评估目标应该是可行和可操作的。评估目标应该能够通过合适的方法和数据来进行评估，并能够提供有用的评估结果和建议。评估目标应该具有明确的指标和可量化的要求。

在确定评估目标时，可以进行利益相关方的参与和讨论，以确保评估目标的合理性和全面性。评估目标明确性对于评估的有效性和可信度非常重要。

二、收集资料

收集相关的资料，包括政策实施的背景资料、政策目标和措施、利益相关方的意见和反馈等，收集资料主要包括以下八个步骤。

1. 确定资料需求　首先确定评估的目标和焦点，明确需要资料的类型。例如，需要收集政策实施的背景资料、政策的目标和措施、利益相关方的意见和反馈等。

2. 查阅文献和报告　查阅相关的文献、研究报告、政策文件等，了解政策的背景、目标和实施情况。这些文献和报告可以提供有关政策的定性和定量数据，以及政策的影响和效果评估的结果。

3. 进行实地调研　根据评估的需要，进行实地调研，收集相关的数据和信息。实地调研可以包括访谈、问卷调查、观察等方法。通过与政策相关的利益相关方进行交流和访谈，了解他们对政策的看法、反馈和建议。

4. 分析现有资料　利用已有的数据源进行分析，例如政府部门的统计数据、调查数据、监测数据等。这些数据可以提供政策实施的情况、政策目标的达成情况等方面的信息。

5. 设计问卷调查　根据评估的需要，设计问卷调查，收集相关的数据和信息。问卷调查可以通过在线调查、电话调查等方式进行。问卷调查可以针对政策的受众群体、利益相关方等进行，了解他们对政策的认知、满意度、影响等方面的情况。

6. 资料分析和整理　对收集到的资料进行整理和分析，使用适当的统计分析方法和软件进行数据处理和分析。根据评估的目标和指标，对数据进行量化或定性分析，得出评估的结论和结果。

7. 资料验证和核实　在资料收集和分析过程中，需要进行数据的验证和核实，确保数据的准确性和可靠性。可以与利益相关方进行数据的对比和核实，以确保数据的真实和可信。

8. 资料报告和展示　将收集到的资料和分析结果整理成报告或展示形式，清晰地呈现评估的过程、结果和建议。报告和展示应该具有可读性和可理解性，以便利益相关方和政策制定者理解和利用。

在资料收集过程中，需要注意资料的保密性和隐私保护，遵循相关的法律和伦理规范。同时，也要注意数据的可比性和一致性，确保资料可靠和可信。

三、制定评估框架

建立评估的框架和方法，包括评估的指标体系、资料分析方法和评估的时间框架。制定评估框架需要考虑以下六个步骤。

NOTE

1. 确定评估目标和问题　明确评估的目标和问题，即要评估的政策的目标、效果、影响等方面。这些目标和问题应该与政策的制定和实施相关，并能够提供有关政策成效和改进的信息。

2. 确定评估指标和数据　根据评估目标和问题，确定评估所需的指标和数据类型。这些指标和数据应该能够反映政策的目标和效果，并能够提供可量化的信息。评估指标可以包括政策的经济效益、社会影响、环境效果等方面。

3. 选择评估方法和资料收集方法　根据评估目标和问题，选择适当的评估方法和数据收集方法。评估方法可以包括定性和定量方法，如文献研究、实地调研、问卷调查、访谈等。数据收集可以包括收集现有的统计数据、调查数据，以及通过实地调研和问卷调查等方式收集的新数据。

4. 设计资料分析计划　确定数据分析计划，包括选择适当的统计方法和软件进行数据分析。根据评估的目标和问题，进行量化或定性分析，解释评估结果，并提供有关政策改进的建议。

5. 制定评估的时间框架　根据评估的目标和问题，制定评估的时间框架。确定评估的起止时间，以及评估的各个阶段和时间节点。考虑到政策的实施时间和效果的产生时间，合理安排评估的时间框架。

6. 进行试行和修正　在制定指标体系、数据分析方法和时间框架后，进行试行评估，并根据试行结果进行修正和调整。根据实际情况，对指标体系、数据分析方法和时间框架进行修订和完善。

以上是制定公共政策评估的指标体系、数据分析方法和评估的时间框架的一般步骤。具体的制定过程应根据评估的具体情况和需求进行调整和完善。

四、进行资料分析

根据评估框架，对收集到的数据进行分析，使用适当的统计分析方法和模型进行定量或定性分析。公共政策评估的数据分析是评估过程中的关键步骤，它可以帮助我们理解政策的效果和影响。以下是一些常见的数据分析方法。

1. 描述性统计分析　通过计算平均值、中位数、标准差等统计指标，对政策实施前后的数据进行描述和比较。这可以帮助我们了解政策的基本情况和变化趋势。

2. 影响评估　通过建立对照组和实验组，比较政策实施前后两组数据的差异，来评估政策对目标变量的影响。常用的影响评估方法包括差分法、倾向得分匹配法等。

3. 回归分析　通过建立回归模型，控制其他因素的影响，来评估政策对目标变量的影响。回归分析可以帮助我们理解政策的效果，并确定政策的关键因素。

4. 质性分析　通过对政策实施过程中的相关文献、访谈和案例研究等进行分析，来理解政策的实施情况、影响机制和相关因素。

在进行数据分析时，需要注意数据的可靠性和有效性，确保所使用的数据来源可靠，并且能够准确反映政策的实施和效果；在进行影响评估和回归分析时，需要控制其他因素的影响。

五、撰写评估报告

将评估结果和分析整理成评估报告，清晰地呈现评估的过程、结果和建议。撰写公共政策评估报告需要遵循以下六个步骤。

1. 引言部分 在报告的引言部分，介绍评估的背景和目的，说明评估的重要性和意义。概述报告的结构和内容安排，使读者能够快速了解报告的整体框架。

2. 评估框架和方法部分 在评估框架和方法部分，描述评估的理论框架和方法论。说明评估的研究问题、目标和假设，以及所采用的数据收集和分析方法。阐述评估的可靠性和有效性，以确保评估结果可信。

3. 数据收集和分析部分 在数据收集和分析部分，详细说明评估所采集的数据来源和方法，以及数据分析的过程和结果。使用图、表和文字等方式，清晰地展示评估数据和分析结果。对数据进行解释和分析，探讨政策的效果、影响机制和相关因素等。

4. 评估结果和结论部分 在评估结果和结论部分，总结和呈现评估的主要发现和结论。基于数据分析和解释，对政策的成效、问题和潜在改进方向进行评估。提出相关的建议和意见，以指导政策制定和改进。

5. 讨论和参考文献部分 在讨论和参考文献部分，对评估结果进行讨论和解释。讨论评估结果的意义和影响，与相关研究和实践进行对比和验证。列出参考文献，引用相关的研究和文献，以支持评估结果和结论。

6. 写作和编辑 确保报告的逻辑性和连贯性，语言简明清晰，避免使用专业术语和复杂的句子结构。检查报告的格式和排版，确保报告的可读性和专业性。

评估报告的撰写需要结合具体的评估对象和问题，以及评估的目标和方法。报告的内容应该紧密围绕评估的目标和问题展开，注重数据的准确性和分析的可靠性，以提供客观和全面的评估结果和结论。同时，报告的写作应符合科学研究的规范和要求，以确保评估报告的质量和可信。

六、评估结果解释

根据评估报告，解释和解读评估结果，分析政策的效果、影响和成本效益，提供对政策的评估和建议。公共政策评估结果解释是对数据分析和评估结果进行解释和说明，以便向利益相关者和决策者传达评估的发现和结论。将评估结果的解释和分析进行沟通和交流，使评估结果以简明扼要的方式呈现给利益相关者和决策者，以便他们理解和使用评估结果。沟通和交流可以通过报告、会议、演示和讨论等方式进行。评估结果解释是评估过程中的关键步骤，它可以帮助利益相关者和决策者理解评估的发现和结论，并为政策制定和改进提供支持和指导。在解释评估结果时，需要确保解释准确、清晰和可信，以便有效地传达评估的结果和意义。

七、传播和利用评估结果

将评估报告和评估结果解释传达给利益相关方和政策制定者，促进评估结果的利用和改进政策的制定和实施。公共政策评估的评估结果可以用于多个方面。

1. 政策制定和改进 评估结果可以为政策制定者提供有关政策效果和影响的信息，帮助他们了解政策的成效和问题，并提出改进建议。评估结果可以指导政策的调整和优化，以更好地满足社会需求和政策目标。

2. 资源优化配置　评估结果可以帮助政府和相关机构确定资源分配的优先级和方向。通过评估政策的效果和影响，可以确定哪些政策领域需要更多资源支持，哪些政策措施可以减少资源浪费，从而实现资源的有效配置。

3. 公众参与和沟通　评估结果可以为公众提供有关政策效果和影响的信息，增加公众对政策的了解和参与。评估结果可以通过透明的沟通和信息公开，促进公众对政策的理解和支持，提高政策的接受度和可行性。

4. 决策支持和风险管理　评估结果可以为决策者提供决策支持和风险管理的依据。通过评估政策的效果和影响，可以识别和评估潜在的风险和不确定性，为决策者提供科学的参考和决策建议，减少决策的风险和后果。

5. 学术研究和知识积累　评估结果可以为学术界提供政策研究和知识积累的基础。评估结果可以作为学术研究的数据来源和案例研究，为学术界提供实证研究的基础和参考，推动学术研究的发展和政策知识的积累。

评估结果的利用需要基于评估的可靠性和有效性，同时考虑利益相关者的需求和利益。评估结果的有效利用可以促进公共政策的改进和优化，提高政策的效果和社会影响。

八、监测和追踪

公共政策的评估结果监测与追踪是指在评估完成后，对评估结果的实施情况和影响进行定期跟踪和监测，以确保评估结果的有效利用和政策改进的实施。评估结果监测与追踪的具体步骤和方法包括以下五个方面。

1. 确定监测指标和数据来源　根据评估结果，确定需要监测的指标和数据来源。指标可以包括政策改进的实施情况、政策效果的变化、利益相关者的反馈等。数据来源可以包括政府统计数据、调查问卷、访谈等。

2. 设计监测方案和工具　根据监测指标和数据来源，设计监测方案和工具。方案可以包括监测频率、监测方法、监测人员等。工具可以包括调查问卷、观察表、访谈指南等。

3. 收集和整理资料　根据监测方案和工具，进行资料收集和整理。可以通过调查、观察、访谈等方式收集数据，并将数据整理成可分析的形式。

4. 分析和解释资料　对收集到的资料进行分析和解释。可以使用统计分析方法、质性分析方法等，对资料进行整理、比较和解释，以得出结论和评估结果。

5. 提供反馈和建议　根据监测结果，提供监测反馈和建议。可以向政策制定者和实施者提供监测结果和建议，帮助他们了解评估结果的实施情况和影响，并提出政策改进的建议。

评估结果的监测与追踪可以帮助政策制定者和实施者了解评估结果的实施情况和影响，及时发现问题并采取措施解决问题，确保评估结果的有效利用和政策改进的实施。同时，监测与追踪也可以为后续的评估提供数据和经验，促进评估实践的持续改进和知识积累。

以上是公共政策评估的一般步骤，评估者可以根据具体的情况和评估目的进行适当的调整和补充。评估过程中应注重数据的可靠性和可比性，以及评估方法的科学性和客观性。同时，评估的过程应该具有科学性、客观性、可靠性和可重复性，以保证评估结果的准确性和可信度。

第四节　公共政策评估的障碍及克服

一、公共政策评估的障碍

1. 资料获取困难　政策评估需要大量的资料支持，但有时政府部门或相关机构提供的数据可能不完整或不可靠，这会影响评估的准确性和可信度。此外，有时评估者可能难以获取到需要的资料，特别是涉及敏感信息或政府内部数据的评估，政府可能不愿意提供或难以获取。

2. 评估目标和问题的界定不清　评估目标和问题的界定不清晰或模糊，会导致评估的方向和重点不明确，影响评估结果的准确性和实用性。

3. 评估方法和工具的选择困难　评估方法和工具的选择需要考虑评估目标、数据可用性、时间和资源等因素，评估者可能面临选择困难，导致评估方法和工具不合适或不充分。

4. 利益相关者的影响　政策评估往往涉及各种利益相关者，他们可能有不同的利益和立场，会对评估的结果产生影响，评估者需要保持独立性和客观性。

5. 时间和资源限制　政策评估需要投入大量的时间和资源，包括数据收集、分析、专家访谈、调查等，但有时评估者可能面临时间和资源有限的情况，影响评估的深度和广度。

6. 评估结果的传播和应用困难　评估结果可能需要向政策制定者、实施者和公众进行传播和应用，但有时评估结果可能难以被理解、接受或应用，影响评估的影响力和实用性。

评估者需要充分认识到这些障碍，并采取相应的措施来克服和解决，以确保评估的准确性、可信度和实用性。

二、公共政策评估障碍的克服

克服公共政策评估障碍需要多措并举，以下是一些具体的措施和建议。

1. 增强资料的可获取性　建立数据合作机制，促进政府部门、研究机构和其他利益相关者之间的数据共享和合作。加强数据收集和管理能力，提高数据质量和可靠性。利用多种数据来源和方法，例如利用大数据、社交媒体数据等，以获取更全面和准确的数据。

2. 扩大利益相关者的参与　开展利益相关者调研，了解他们的需求和意见。召开利益相关者会议，建立利益相关者参与机制，促进他们的参与和合作。提供培训和支持，提高利益相关者的参与能力和意愿。

3. 优化评估方法和工具选择　加强评估方法和工具的研究和开发，提供更多选择性和灵活性。根据具体情况和评估目的，选择适用的方法和工具。可以借鉴国际经验和最佳实践，与专业机构和专家合作，共同研究和开发评估方法和工具。

4. 突破时间和资源限制　合理安排评估时间表，确保评估的顺利进行。优化资源利用，提高评估效率。寻求外部支持和合作，例如与国际组织、研究机构、非政府组织等合作，共同开展评估活动。

5. 扩大评估结果的利用和影响　加强评估结果的沟通和交流，提高政策制定者和实施者对评估结果的兴趣和信任。提供有针对性的政策建议，帮助他们理解评估结果的意义和价值。与

NOTE

政策制定者和实施者进行密切合作，确保评估结果的有效利用和政策改进的实施。

以上措施需要政府、研究机构、利益相关者等多方合作，共同推动公共政策评估的发展和应用。同时，还需要加强评估能力和专业化培训，提高评估人员的专业水平和能力。

【案例分析】

中央印发《"十四五"中医药发展规划》

2022年3月29日，中央印发《"十四五"中医药发展规划》（以下简称《规划》），明确了"十四五"期间中医药发展的指导思想、基本原则、发展目标、主要任务和重点措施。《规划》统筹考虑医疗、教育、科研、产业、文化、国际合作等中医药发展的重点领域，提出10个方面的重点任务，设置15项具体发展指标和11项工作专栏。《规划》提出的10个方面重点任务，为实现新时期中医药高质量发展明确了举措，提供了保障。

一是建设优质高效中医药服务体系。依托综合实力强、管理水平高的中医医院建设一批国家中医医学中心；将全国高水平中医医院作为输出医院，推进国家区域医疗中心建设项目，在优质中医药资源短缺或患者转外就医多的省份设置分中心，促进优质中医医疗资源扩容和均衡布局。以地市级中医医院为重点，建设130个左右中医特色重点医院。力争实现全部社区卫生服务中心和乡镇卫生院设置中医馆，鼓励有条件的地方完成15%的社区卫生中心和乡镇卫生院中医馆服务内涵建设，在10%的社区卫生服务站和村卫生室开展"中医阁"建设。

二是提升中医药健康服务能力。开展国家中医优势专科建设，继续实施癌症中西医结合防治行动，针对重点人群和重大疾病，制定并推广20个中医治未病干预方案。开展重点人群中医药健康促进项目，实施中医药康复服务能力提升工程，布局一批中医康复中心。实施对口支援提升项目。完善中医药参与应急管理的制度，建设35个左右国家中医疫病防治基地，提升中医药应急服务能力。加强少数民族医医疗机构建设。将中西医协同发展工作纳入医院评审和公立医院绩效考核。支持建设50个左右中西医协同"旗舰"医院，形成100个左右中西医结合诊疗方案或专家共识。

三是建设高素质中医药人才队伍。推动建设100个左右中医药类一流本科专业建设点。实施中医药特色人才培养工程（岐黄工程），做强领军人才、优秀人才、骨干人才梯次相衔接的高层次人才队伍。适当放宽长期服务基层的中医医师职称晋升条件。支持一批中医医师开展中医助理全科医生培训。实施西医学习中医人才专项，培养一批中西医结合人才。

四是建设高水平中医药传承保护与科技创新体系。实施中医药古籍文献和特色技术传承专项，建立中医药传统知识数据库、保护名录和保护制度。培育和建设国家重大科技创新平台，支持在中医理论等重点领域建设多学科交叉融合的全国重点实验室，建设30个左右国家中医药传承创新中心。建设一批国家中医药局重点实验室，形成相关领域关键科学问题研究链。实施中医药现代化研究重点专项，开展中医药循证评价研究。

五是推动中药产业高质量发展。编纂中国中药资源大典，制定发布全国道地药材目录。完善全国中药资源普查数据库及中药资源动态监测数据，支持国家药用植物种质资源库建设。开展中药材规范化种植提升行动和中药智能制造提升行动。建立健全中药质量全链条安全监管机制。

六是发展中医药健康服务业。促进和规范中医药养生保健服务发展，发展中医药老年健康服务，拓展中医药健康旅游市场，丰富中医药健康产品供给。

七是推动中医药文化繁荣发展。加强中医药文化研究和传播，实施中医药文化传播行动。发展中医药博物馆事业，促进中医药博物馆体系建设。做大中医药文化产业，培育一批知名品牌和企业。

八是加快中医药开放发展。推进中医药参与新型冠状病毒引起的肺炎等重大传染病防控国际合作，推进中医药高质量融入"一带一路"建设，实施中医药国际合作专项，助力构建人类卫生健康共同体。深化中医药交流合作，扩大中医药国际贸易，高质量建设国家中医药服务出口基地。

九是深化中医药领域改革。建立符合中医药特点的评价体系，健全现代医院管理制度，完善中医药价格和医保政策，改革完善中药注册管理，推进中医药领域综合改革，建设 10 个左右国家中医药综合改革示范区。

十是强化中医药发展支撑保障。提升中医药信息化水平，开展基层中医药信息化能力提升项目。建立国家中医药综合统计制度。加强中医药法治建设，完善中医药法相关配套制度。

资料来源：https://baijiahao.baidu.com/s?id=1728807133345685239&wfr=spider&for=pc

讨论：

1. 结合案例内容，可以应用哪些标准和方法对《"十四五"中医药发展规划》进行评估？

2. 结合案例内容，如何具体实施《"十四五"中医药发展规划》的评估？

【思考题】

1. 公共政策评估的含义是什么？

2. 如何理解公共政策评估的作用？

3. 公共政策评估的标准和方法是什么？

4. 公共政策评估的步骤有哪些？

5. 如何克服公共政策评估的障碍？

第八章 公共政策调整和终结分析

【学习目标】

1. 掌握：政策调整和政策终结的概念、作用、策略。
2. 熟悉：公共政策调整和终结的对象和形式。
3. 了解：公共政策调整和终结的障碍。

【案例导读】

中国计划生育政策调整

在严格一胎化的计划生育政策稳定开展三十余载后，控制人口总数和生育率的目标基本达成，甚至生育率下降的速度超过了专家和民众的预期。劳动力供给不足、人口结构失衡、生育意愿低迷等问题接踵而至。从第六次人口调查的数据来看，如果继续维持现行的一胎政策不改变，在可以预见的未来，我国人口发展会呈现负增长的势态，这种负增长势必会拖慢我国经济社会发展的脚步。

2013年，为了缓解人口过慢增长状况，中共中央于11月出台《关于全面深化改革若干重大问题的决定》具体阐明了"单独二孩"政策：独生子女的公民在婚后可以生育二孩。同年《关于调整完善生育政策的决议》在第十二届全国人大常委会第六次会议上被颁布。

2015年10月的中共第十八届中央委员会第五次全体会议上，宣布在基本国策不动摇的前提下，全面推行二孩政策：无论何种地区、户籍、民族，所有夫妻都可以不受限地生育二孩，政策于次年1月1日开始全面实施。

2021年5月，中央政治局再次下发通知，全面放开并鼓励生育三孩。强调要大力加强生育相关支持配套政策、公共服务的优化与改进，促进人口长期均衡发展。

资料来源：谢馥遥.基于堡垒式政策倡议联盟理论的中国计划生育政策变迁研究［D］.西南财经大学，2023.

第一节 政策调整和政策终结概述

一、政策调整概述

（一）政策调整的概念

一胎化的计划生育政策稳定开展后，为了适应我国经济社会发展的脚步和全面小康社会的建设，近十年来政府多次调整生育政策，从一胎政策持续变迁为单独二孩、全面二孩、全面三孩，促进人口长期均衡发展。

　　政策调整是根据情况变化的需要，对已制定的政策加以修订完善。放在整个制定过程的背景中来看，政策调整是政策执行告一段落后，在政策系统评价的基础上，发现政策系统存在某些问题，但政策价值犹在，于是有针对性地对政策系统的相应环节或方面进行修正，并继续政策的执行这一过程。

（二）政策调整的特点

　　公共政策调整具有两个特点：一是非零起点，二是双重优化。

　　1. 非零起点　政策调整的实质是协调政策目标与政策方案之间关系，通过目标的修正或方案的修改消除两者的差别、矛盾。因此，政策调整是政策的再制定与再执行。

　　2. 双重优化　政策调整的双重优化有两层含义：第一层含义是政策调整是重新协调政策目标与政策方案的关系。调整后的政策目标和政策方案，两者都得到优化。第二层含义是政策调整后，经过修正或修改的政策方案是优化过的，同时，制定的调整方案也是许多可供选择的方案中最优的。

（三）政策调整的原因

　　1. 政策环境发生改变　公共政策作为一个子系统，存在于社会母系统之中，并与众多子系统发生作用，其中比较重要的是环境系统，而环境是不断变化的，在公共政策系统之外并与其发生相互作用的是环境系统。政策问题归根到底是从环境中产生出来的，政策运行的条件和资源也都是由环境提供的。如果政策环境发生的变化已经对政策运行的条件与资源产生了影响，或者已经超出了政策问题的状况，政策就必须适应环境做出调整。

　　2. 政策资源发生改变　与环境改变的依据有关联的是政策资源变化的依据。政策的制定、执行、监控、评估，都需要一定类别、一定数量的资源作为支持。政策资源并不是一个现成的恒量，它与政策制定、实施主体实际掌握的公共管理权力、本身的权威、从环境中提取资源的能力有关。因此，政策资源也是一个变量，政策资源出现变化，政策的实施就需要进行调整。

　　3. 政策局限性的暴露　任何一项公共政策，都不可避免地存在某种局限性。有些局限性是政策制定和实施过程中，由于人们主观的失误或客观条件的影响导致的；有些局限性是由政策的时空特点决定的。在政策实施前，或在政策执行初期阶段，局限性不一定会立即暴露出来，但随着政策实施的深入，某些局限性就会起作用并影响政策的贯彻执行，这时政策调整的任务就会提上议事日程。

　　4. 政策的负面作用加大　与政策局限性有联系的是政策的负面作用。人们制定和执行政策，都是希望利用它来积极推动社会向前发展，因此，一项政策之所以确立，就是希望让它发挥积极的正面效用。但从辩证的观点看问题，任何政策都是矛盾的统一体，既有正面的作用，也有负面的作用。也许对某些政策来说，负面作用往往要到政策执行的一定阶段才会表现出来。一旦政策的负面影响扩大，政策就必须进行调整，以抑制其负面的效应。

（四）政策调整的作用

　　1. 纠正偏差，预防失误　一项公共政策不管其制定程序多么严谨、论证多么充分，由于其实施和制定的环境不断地改变，以及制定和执行主体的主观认识偏差，其在制定和执行过程还是容易出现偏差。如果这些超范围偏差没有得到及时纠正，可能会使政策问题扩大化或者严重化，从而危及政策系统的稳定性，导致整项政策的失效，甚至影响整个社会的发展。因此，政

NOTE

策及时调整有利于及时纠正偏差，并针对具体的情况进行调查和研究，及时发现政策隐患，从而有效预防和减少政策的失误。

2. 协调矛盾，制止混乱   在政策体系中，并不是所有的政策都是由同一个制定主体制定的，许多具体的政策往往是由不同的部门共同制定的。如果一些部门和制定主体从本部门、本地区的利益出发，制定一些目无全局、缺乏战略目标的政策，必然使政策在实施过程中产生一些矛盾，这些矛盾的存在，客观要求各政策主体之间进行沟通，针对具体的矛盾相互协调，对政策进行调整。否则就会造成"各自为政，政出多门"的混乱局面，这不但扰乱了良好的政策实施环境，而且损害了人民群众的切身利益。因此，由于各政策之间的关联性，必须对各部门制定的政策不断进行必要的调整，以便协调好各政策之间的摩擦和冲突，促使政策内外各方面、各环节相互衔接，协调一致发挥好政策的整体功能。

3. 发展完善，促进优化   任何一项政策都是政策主体在既定的环境下就具体的政策问题而制定和实施的。虽然一项政策颁布实施后，其内容已经基本固定下来。但用发展的眼光来看，公共政策是动态发展的。在政策的实施过程中，由于政策实施后的影响或者客观环境的变化，可能引起政策问题的一些变化，伴随着新的问题、新的矛盾的出现。为了避免政策的滞后性使政策问题变成危机，必须要求对政策的某些环节或内容做出某些应对性的调整，使政策方案或者实施流程得以发展、完善和优化。另外，政策也是在一定政策主体认识水平的基础上形成和运行的。人们的认识也是随着实践的深入而不断提高的，而公共政策的制定是一种基于现成认识的模拟假设和预测，很难达到完全准确无误。因而政策的制定和实施并非一劳永逸，需要不断地进行调整和修正，最终不仅促进政策本身不断完善、优化，还促进其功能优化，科学有效地解决政策问题。

4. 促进稳定，提高绩效   公共政策的调整不是胡乱调整，也不是朝令夕改，而是稳中有变，变中求稳。事实上，要提高政策的实际业绩和效果，必须使其在一定的时间和空间内保持相对的稳定，避免由于政策的大幅度变动而引起社会的震荡。但是，保持政策的稳定性不是绝对不变。政策制定主体根据环境和政策活动反馈的信息对政策不断修改、补充和完善，使政策与客观环境、政策资源的变化协调发展，是保持政策稳定的一种有效的方法。其实政策一个最本质的目标就是在多元的社会环境下，必须能够保证和维持社会的稳定，获得广泛的社会支持。只有在这个基础上，对政策进行局部的调整，才能提高政策的效率、效能和效果。

【案例导读】

高校自主招生退出历史舞台

近年来，高校自主招生面临一些新挑战和新问题，包括招生学科过于宽泛、重点不集中、招生与培养衔接不够、个别高校考核评价不够科学规范、个别考生提供不真实的学科特长材料等，必须通过进一步深化改革，着力加以解决。教育部在深入调研和总结高校自主招生和上海等地高考综合改革试点经验的基础上，于2020年1月出台了《关于在部分高校开展基础学科招生改革试点工作的意见》，聚焦国家重大战略需求，积极探索多维度考核评价模式，着力解决自主招生中的突出问题，逐步建立起基础学科拔尖创新人才选拔培养的有效机制。2020年起，原有高校自主招生方式不再使用。

资料来源：谢明.公共政策导论［M］.北京：中国人民大学出版社，2020.

二、政策终结概述

（一）政策终结的概念

教育部经评估后发现一些高校自主招生政策已经引发了一些不良后果，为解决自主招生中的问题，《关于在部分高校开展基础学科招生改革试点工作的意见》试点改革后，原有高校自主招生方式不再使用；国务院经政策评估后发现《卖淫嫖娼人员收容教育办法》等10部行政法规有的已经过时、失效或与其他政策法规冲突等，随着全面依法治国的深入推进和法律体系的不断完善，选择废止该《办法》。两个案例都是政策终结的具体体现。

"终结"一词，人们在生活中常用，它一般是指某一活动或某一事物在时间和空间上的终止或结束。世上万事万物都有其生命过程，都会经历从无到有、从小到大、从兴盛到衰亡、从开始到结束这样一个发展过程。没有一劳永逸的事情，终结现象的产生是一种必然，它符合事物运动和发展的规律。

结合以上案例分析，政策终结是指政策制定者经政策评估后，发现一些政策已经过时、失效或与其他政策法规冲突等，有些引发了重大的不良后果，采取必要措施予以终止的行为。

（二）政策终结的特点

政策终结有三个特点：强制性、更替性和灵活性。

1. 强制性　一项政策的终结总是会损害一些相关的人、团体和机构的利益，遇到强烈的反抗，因此，政策往往靠强制力来进行。政策终结并不是一个自发的过程，而是由具有法定地位的公共部门做出的强制性的行动。一项政策没有权威性的机构下达终止的指令，就仍然处在运行状态，一旦终止指令发出，政策停止运行，其效能就结束了。

2. 更替性　政策终结并不是出现政策真空，而是一种政策被另外一种政策取代了，是政策连续性的特殊表现，这种取代表示整个政策系统的运行是连续的，政策与政策之间是相互衔接的；正是新旧政策的连续性、衔接性，使新政策在旧政策的基础上推动政策向前发展。

3. 灵活性　是指在政策精神准则不动摇的情况下，在执行政策终结时可以根据实际情况灵活采取具体的措施，这就是政策灵活性，灵活性的核心是具体情况具体分析。政策终结是一个复杂而又困难的工作，必须采取审慎而又灵活的态度，处理好各种动因和关系。

（三）政策终结的原因

政策终结的一般原因是：①财政困难。因财政赤字、税收减少等导致政策或项目的终结。②政府的低效率。即政府机构的效率太低、成本太高而导致政策或项目的终结。③政治意识形态的变化。意识形态及价值观念的改变或冲突导致政策或项目的终结。④行为理论的变化。即关于人性、行政管理和社会服务应如何提供等理论的变化导致政策或项目的终结；⑤学习。采用"试错法"方式，在政策实践中学习，随时终结那些错误的政策或项目。

除节省政策资源，提高政策绩效等原因外，政策终结的原因还在于政策系统本身的自我更新的特性：一是政策系统是一个不断进行新陈代谢的系统，必须随着社会经济的发展及国际形势的变化制定新的政策，而有时只有推陈才能出新，政策终结包含了这种推陈出新的过程；二是政策系统也是一个不断与周围环境互动、修正自身的过程。无论是可利用的资源、所要解决的问题，还是政策的环境都处于一种不确定性变动的可能中。即使在决策中不存在责任和科学态度的缺失，经过科学论证的政策仍有可能在执行后由于变化了的主客观环境而失效或产

NOTE

生负效应。政策分析过程只能减少政策失效或者负效应发生的概率，它并不能保证政策的成功，因此政策终结非常有必要，它在某种程度上是政策可持续发展的关键和对政策错误的一种补救。

（四）政策终结的作用

政策终结往往会涉及两方面的内容：一是宣告了旧政策的结束，二是预示着新政策的启动。

旧政策的结束就意味着原有政策活动的停止，相关期望和利益的转移，规则和措施的取消，有关机构的裁减或撤销，相关人员的分配与安置等。而新政策的启动则意味着新的期望和利益的建立，新规则和措施的实施，机构组织的更新与创建，相关人员的选择与安排。

政策终结既是结束，也是开始，在政策的周期循环中担负着承上启下、开拓未来的关键任务，是政策过程中不可或缺的一个环节。

从政策终结的结果来看，其作用突出表现在以下三个方面。

1. 有利于节省政策资源   众所周知，对任何政府而言，政策资源都是十分有限的。执行一项本不该继续执行下去的政策，政府付出的不仅是实际成本，还有机会成本。如果政府浪费政策资源，明知不可为、不能为而为之，那在民众看来就是一种犯罪行为。

2. 有利于提高政策效率   当一项政策在实施中失败，无法解决所面临的政策问题时，旧政策的终结就意味着新政策的启动、新规划的诞生，以及相关机构和人员的更新与发展，这无疑有利于更好地解决问题，促进政策效率的提高。俗话说"一马勺坏一锅"，不终结那些失败的政策，就会给其他政策的执行带来负面影响，破坏政策执行的整个大环境。

3. 有利于政策过程的优化和政策质量的提高   政策制定是面向未来的活动，而未来会出现许多意想不到的因素。没有不犯错误的政府，也没有一劳永逸的政策。所以，建立有效的政策评估和终结机制，有利于及时地发现问题，纠正错误，总结经验，吸取教训。这对政策过程各个环节的工作改善和公共政策内容质量的提高都是非常有益的。

第二节   政策调整和终结的对象和形式

一、政策调整的对象和形式

（一）政策调整的对象

1. 政策目标的调整   需要考虑政策目标调整的情况有：政策目标不合理，脱离客观实际；政策目标定得过高或过低，导致无法实现政策目标或实现政策目标过于容易，但对解决相应政策问题的作用非常有限；发现还需要增加适当的子目标；将原来模糊、不准确的目标加以明确化；根据变化了的环境校正或修订原有的目标等方面。政策目标的调整要注意以下几点：新目标的设定要切合客观实际，新的目标不是对原来目标的全部修改，而是扬长避短地修改；新目标的制定要注意新旧目标的统一和衔接，对于前后不一致的目标要注意做好沟通和协调工作；对于目标的设定还要注意留有余地，不能限定得过死等。

2. 政策执行方案的调整   如果评价后发现，政策执行方面存在某种问题导致政策目标没有实现并且难以如期实现，经过原因分析发现执行确实存在有待改进的方面，比如：如果执行中出现了较大的偏差，说明执行中的措施不当，或者执行方案安排不合理，或者是政策措施没有把执行中的具体细节考虑周全，那么就要对政策执行过程的某个方面进行调整，其中包括执行策略、手段、措施、对策和方法等方面的调整。

3. 政策方案调整　政策方案是政策实施的根本依据，政策的调整在很大程度上就是因为政策方案不完善引起的。政策方案的调整视不同情况可以作不同方向、内容和幅度的调整。方案的调整包括对方案中的步骤、时间、地点、作用对象、作用方式、措施等进行调整，简介如下：①措施、方法调整：这是政策具体细节的调整，也是政策调整中最多、最常见的调整。政策方案最终要落实到具体的方法、措施等细节上，才能具备可操作性，因此政策在实施中出现故障，不一定是目标、方案出了问题，有时可能是其中的措施、程序、手段、方法、对策不科学。②功能调整：每一项具体的政策都是针对一定范围、一定时间、一定层次的社会公共问题而制定和实施的。因此，政策对社会生活和公众利益调节的效能会受到时间、空间和层次的制约。政策功能是指政策自身所具有的和政策在其运行过程中所表现出来的功用、效力、性能、效能、用途和目的的集合体。功能调整包括诸如拓宽原有方案的适应范围或加强应付紧急事态能力，对效力程度、时效（如实现政策目标的时限等）、功效进行调整等方面，这种调整反应快，立即见效。

4. 关系调整　由于公共政策问题的复杂多样和相互关联，因此在同一时间、同一范围内会有多个公共政策出台。但是，不同层次的公共部门、同一层次的不同部门，在制定和实施政策时，往往只从本部门的职责、利益出发，在主观和客观上容易忽视其他部门的利益。这样就形成了错综复杂的政策关系，政策之间可能出现矛盾、冲突、重复交叉等情况，使政策作用对象在多项政策中无所适从。在政策系统内部存在各种关系，既有纵向的，也有横向的，通过政策调整关系，可以理顺各个政策的职能、范围、应尽的责任，在综合平衡的基础上调整，进而搞好政策内外各方面、各环节的协调，发挥出相关政策的互补功能，扩大政策的积极效应，避免政出多门等情况影响政策应有作用的发挥，避免公共部门资源的重复浪费。

5. 主、客体调整　政策主体是指政策运行过程的决策者、参议者和参与者等的统称，常见的政策主体包括政党、政府和社会集团等；政策客体是指政策所作用的对象，即实施政策过程中所能预测、协调和控制的一切对象，也称政策对象。政策客体包括"事"和"物"两个方面，比如政策资源、政策受益者与受损者等。

（二）政策调整的形式

1. 政策的修正　这是对正式实施中和正在试行中的政策的具体内容、作用范围所做的修改与订正。主要有两种方式：一是政策修改。即在保持原政策基本框架不变的情况下，对其部分内容、适用范围及有关实施的手段、技术所做出的改动。二是政策修订。即在保持原政策基本框架不变的前提下，对其主要内容、功能范围所进行的修改订正。这两种调整方式的目的都是为了使具体政策更为精确、完整。

2. 政策的增删　这是对执行中政策的内容、作用范围和适用时间所做的缩减与扩充。主要有两种方式：一是政策补充。它是在保持实施中政策的基本框架不变的前提下，或对其内容加以扩充，或对其适用范围加以扩大，或对其适用时间加以延长，其目的是拓展现行政策的功能。二是政策删减。它是在继续执行现行政策的条件下，减少其部分内容，缩小其作用范围，缩短其作用时间，其目的是要缩减现行政策的功能。

3. 政策的更新　这是对实施中的现行政策所做的变革。虽然原先的政策还保留下来，但主要的政策内容、政策目标、政策适用范围、政策执行主体、政策目标团体都程度不等地发生了变化。与先前的政策相比，旧框架已为新的框架所取代。政策更新通常是在一个国家的政治、经济生活出现重大变革的时期发生的政策调整形式。

4. 政策的撤换　这是对实施中的已经失去了合理性和科学性的政策所采取的调整形式。在社会政治、经济生活出现重大改革，原有的体制和社会评价标准正在为新的体制和新的评价标准所取代的情况下，将原先实施的政策从整体上加以撤销，并代之以全新内容、目标、效能的政策。

二、政策终结的对象和形式

（一）政策终结的对象

根据政策终结目标的不同，可将政策终结对象划分为权力责任、政策功能、组织机构、政策自身与政策项目。

1. 权力责任　政策执行首先表现为权力的履行和责任的承担，而政策终结则预示着相应权力的丧失和相关责任的放弃。众所周知，权力的行使必然牵扯到利益关系。就政策执行机构而言，那些与政策有着切身利害关系的人，对自身权力的消失和相关利益的受损会产生强烈的心理抵触。这个问题一旦处理不好，政策终结就会遇到很大的障碍。

2. 政策功能　政策功能主要表现为政策执行机构所提供的服务或管制，政策终结则预示着相应服务的停止或相关管制的撤销。从撤销管制角度而言，说明政府在给社会松绑，当然会有良性的社会心理反应。政府放弃一些"紧箍咒"，老百姓当然举双手赞成。但从停止服务角度而言，势必会使目标群体的一些既得利益受到损失，因此可能遭遇一定程度的社会心理抵抗。

政策功能可以超越组织和政策。许多机构和政策可以服务于同一项政策功能，政策功能终结的成功往往需要付出巨大的政治努力，因为功能终结一旦危及团体经济利益时，团体就会产生空前的凝聚力，借助于组织的力量从各方面向政府部门施加压力，甚至会采取一些非正常或非法的途径，如抗议或行贿等行为以阻止功能终结。一般来说，政治体系为规模大的、组织性好的、资金充裕的、社会活跃度高的组织提供与政府官员沟通的良好机会和有效渠道。

3. 组织机构　毫无疑问，政策执行活动是组织必须通过一定的组织机构来完成的，而政策终结通常会伴随相关组织的缩减或撤销。有些组织机构是为执行某项政策专门设立的，伴随政策的终结，这类组织机构当然没有继续存在下去的必要。而另一些组织，由于同时承担多种政策的执行职能，单项政策的终结并不足以导致组织的撤销，往往只是对其规模、经费等方面构成影响，很多时候，某项政策的功能并不是由一个机构单独承担的，而是由许多不同的机构共同承担的。所以，政策终结还必须重新审视组织的结构并做好组织的协调工作。

4. 政策自身　政策的终结会比组织的终结更加容易。在最初的设计中，组织就被赋予了持久性特征。无数证据显示，组织的合并、拆分和变革往往比彻底终结更常见。组织更加倾向于终结其政策和项目，而非组织本身。一般来说，政策出台往往是为了解决某一具体问题，其目标较为单一，而组织的目标则更加多样化，因此政策的评估相对容易。很多政策都会遭到质疑，对其支撑理论和基本方法的认识也会随时间的推移有所改变。

5. 政策项目　在所有终结内容中，项目的终结是最容易达成的。因为在政策领域中，政策项目一般是指为执行政策而采取的措施。比如，可以通过减税和增加基础设施投资的方法来扩大就业。项目往往与实际问题联系得更紧密，其结果也更容易被测量，就此达成共识的可能性更大。当然，如果能够同时提出替代项目，项目的终结可能会更容易进行。

总而言之，政策终结是一项重大的政策行动，甚至可以说是一项革命性的行动。无论是权责和功能的终结，还是机构和项目的终结，往往都会导致一些现状的改变，自然会涉及利益的重新分配。因此，政策终结不可避免地会遇到来自方方面面的阻碍。

（二）政策终结的形式

结合我国政策实践，可以把政策终结的形式总结归纳为以下六种。

1. 政策废止　是指彻底结束旧的政策，完全取消其相关功能，即完全终结。政府会根据政治、经济和社会经济形势的发展变化，不定期地清理、废止一些不合时宜、过时了的政策，如国务院于 2012 年废止的《铁路旅客意外伤害强制保险条例》、2013 年废止的《煤炭生产许可证管理办法》、2014 年废止的《中外合资经营企业合营各方出资的若干规定》等行政法规。

2. 政策替代　是指用新政策替代旧政策，但所面对的政策问题和政策目标基本没有改变。新的政策往往是在方式方法和操作程序方面做了较大变动，其目的是更好地解决旧的政策没有解决好或根本解决不了的问题，以满足目标群体的政策需求，实现原定的政策目标。

3. 政策合并　是指旧的政策虽被终止，但其要实现的功能并没有被取消，而是将其合并到其他的政策内容中去。政策合并一般分为两种情况：一是将终止的政策内容合并到一项现有政策当中，作为现有政策的一部分。二是把两项或两项以上被终止的政策合并为一项新的政策。根据效率原则，能够合并的事项应该坚决合并，能够一起完成的任务决不分散去做。因此，政策合并被认为是提高政策效率的有效途径。

4. 政策分解　是指将旧政策的内容按照一定的规则分解成几个部分，每一部分独自形成一项新的政策。分解作为政策终结的方式之一，虽然从形式上终结了原有的政策，但其实质性内容却通过各个新政策的形成而保留了下来。当原有政策由于内容繁杂、目标众多而影响政策效果时，分解不失为一个有效的方式，从而有效提高政策执行效率，更好地实现政策目标。

5. 政策缩减　是指采用渐进的方式，一步一步对政策进行终结，其目的是有效缓解因政策终结所带来的巨大冲击，逐步协调好各方面的关系，比较稳妥地实施终结，减少那些不必要的损失。一般来说，缩减往往通过逐步减少对政策的投入、逐渐缩小政策的实施范围、放松对执行标准的控制等措施加以实施。

6. 政策法律化　是指另一种意义上的政策终结。从广义的公共政策角度而言，法律是公共政策系统的有机组成部分，是公共政策的一种特殊表现形式，公共政策应当包括法律。然而从狭义上看，公共政策与法律虽越来越多地表现出强烈的渗透性，但还是应该有所区别。

所谓政策法律化（也称政策立法）是从狭义的公共政策概念出发，国家有关机构把一些经过实践检验的、比较成熟和稳定的、能够在较长时间内发挥作用的政策性内容上升为国家的法律法规，赋予这些政策内容相应的法律效力，并得到国家强制力的保障。

第三节 政策调整和终结的障碍和策略

一、政策调整的障碍和策略

（一）政策调整的障碍

根据政策调整的定义可知，针对一个正在执行中的特定政策所进行的政策调整是一个系统的过程，在这个过程中往往会遇到种种障碍。其基本表现如下。

1. 利益偏向 政策过程也是利益的表现和调整过程，政策调整要受到多方面利益关系的制约。一方面，现行政策的制定者、支持者以及利益获得者，往往不愿承认政策的缺陷和失败，否则将使自己丢失利益或承担责任，这些人往往不可能成为政策调整的支持者，相反，他们有时还会成为调整的阻碍者。另一方面，现行政策的反对者或利益失去者，则可能走向另一个极端，把政策调整引向歧途。总之，各种利益关系者在政策调整时往往会从各自的角度，影响、制约甚至阻碍政策调整的顺利进行。

2. 政策运行惯性 政策运行与其他物体的运行一样，都会产生惯性。政策调整必然受到政策运行惯性的影响和制约。这种政策运行惯性表现为：习惯性的心理定式、价值取向，既定的利益关系，熟悉的行为规范、方式等。这些政策运行惯性可能限制、阻碍政策调整或者化解、异化政策调整的功能和目标，这是政策调整中不得不注意的障碍因素。

3. 心理效应 所谓心理效应，是指政策调整中因心理因素的作用所产生的效果。在一般决策中，心理效应有着重要作用。在追踪决策中，这个效应尤为明显。这是因为政策调整是非零起点的，它是在原有决策已经实施而必须修正的背景下进行的，因而在评判是非的标准上，容易带有感情色彩而失去公正的客观的尺度。或害怕承担责任，或爱面子，或对所付出的辛勤劳动的尊重，原决策人员会从不同角度为原决策进行辩护。而原决策的反对者们，也可能因此否定一切，甚至连原决策中的合理因素也加以摒弃，走向另一个极端。除此之外，一些与决策部门有关的外部联系，也会因此而产生一系列的连锁反应。这些心理效应都影响着政策调整。

4. 政策调整的副作用 首先，政策的调整会使一部分投入的政策资源不同程度地产生浪费。其次，政策的调整也会挫伤一部分公众的积极性。最后，政策的调整也会对公共机构的形象产生影响。

5. 人员素质低下 政策的制定者与执行者是政策运行过程中的积极能动因素和最权威的驾驭者。政策成功与失败的关键是制定者与执行者，而制定者与执行者的关键是他们的素质。优秀的政策制定者与执行者能够有效地驾驭政策过程，引导政策执行趋向政策目标。而素质低下的政策制定者和执行者，由于思想认识、知识能力等原因，则不可能积极引导政策运行，及时修正、调整政策。

6. 决策者的信息资源 政策调整是一个动态过程，维持这一过程并使之具有强大的生命力的是评价信息的反馈。假如反馈机制失效，造成了信息不足、失真或滞后，那么决策者就失去了做出新决策的科学而现实的依据，甚至做出错误的政策调整。比如客观环境已发生改变，信息却反馈不上来，或者反馈的信息是某些人编造的假信息。这样政策执行的惯性会使决策主体无力调整政策。

7. 社会的急剧变化　　政策调整是为避免或修正政策的失误及适应社会环境变化发展的需要而进行的。社会的发展变化是政策调整的动因和力量，同时，变化的社会环境又可能使政策制定后的执行者不知所措，不知道政策调整的时机、方向、力度和措施，从而限制或阻碍政策的调整。

（二）政策调整的策略

在政策调整的策略上，除了要研究政策调整的特点，还需注意探讨政策调整的强度和力度。

1. 局部调整　　这是政策调整中使用最多的调整方法。局部调整是在政策执行与预定目标产生差距时，只对政策系统和实施过程做出少量、缓慢的修改或补充。比如，存在若干相关政策时，只对其中个别政策加以调整；对单项政策，只对其个别的分目标或实施范围做出修订；对政策执行的某些措施进行改变等。这种调整不会引起太大的震动。

2. 分层调整　　这也是政策调整中经常使用的策略。分层调整主要是用在对政策系统的调整上。为了解决某个较为复杂的政策问题，必须制定和实施不同类型、不同方面或领域的政策。政策的分层调整主要有两种调整策略：一是在不同执行层次上进行政策调整，可以是自上而下的调整，也可以是自下而上的调整；分层调整的好处在于可以先在某些层次上取得经验，另外，也便于对不同层次的问题分别对待。二是对于相关政策构成的系统，先挑选具有代表性的、对解决政策问题起关键作用的单项政策加以调整，然后再对其余政策逐步调整。这种分层调整具有取得经验的作用，为其余政策调整做好准备。

3. 跟踪调整　　这种策略常常在对政策执行的偏差原因、政策调整的最终结果，以及各个步骤还不太清晰的情况下使用。有时，一项或几项政策在实施后与预期的效果出入较大，公众中也产生出强烈的政策调整诉求。但偏差原因究竟是什么，详细的调整计划是什么，调整后会出现什么新问题，这些都不太清楚，而公众对调整的要求又非常迫切，在这种情况下，最适宜的办法就是抓住影响最大的个别政策或某项政策的个别环节进行调整，然后再逐项政策、逐个环节跟踪调整。这种方法的好处是可以摸索试验，对了的，就推进；错了的，就停住。

二、政策终结的障碍和策略

（一）政策终结的障碍

美国学者彼得·德利昂（Peter Deleon）提出一个政策终结的分析框架，它包括六种障碍：心理上的抵触、机构的持续性、机构的动态适应性、反终结的联盟、法律程序上的障碍、高昂的终结成本。

1. 心理上的抵触　　政策终结存在抵触心理的主要有三种人：政策制定者、政策执行者与政策受益者。政策制定者不愿意承认他们制定的政策不再有存在的必要，更不愿意承认在制定政策的过程中所犯的错；政策执行者不愿意看到自己所做的工作被终止；政策受益者不愿意既得利益受到损失。这三种人的心态往往成为政策终结的首要障碍。这种心理障碍的存在，又使人们在解释政策失败时，常常倾向于从环境因素中去寻找原因，而不愿检讨政策本身的失误。

2. 机构的持续性　　政策执行机构和其他社会政治组织一样，都具有寻求生存和自我扩张的本性，即使它已经无所事事，没有再存在的必要。这无疑会给政策终结带来很大的困难。机构

NOTE

的持续性一般表现在两个方面：①机构的惯性。当不同的机构相互配合并开始执行某项政策时，一种惯性就自然而生了。机构的惯性使政策执行一旦开始就很难停止。如果要想修改其方向或让其停下来，必须从外部施加很大的力量才能做到。这是因为机构所固有的惯性会使它本能地反对任何变化的要求。②机构的生命力。机构如同人一样，具有很强的生存能力，某一机构存在的时间越长，它被终止的可能性就越小。经过一定的时间发展，机构会逐渐形成生存条件自我强化的功能。当政策终结危及组织机构的生存时，它会千方百计地减轻和化解所面临的外界压力，或改变策略，或调整结构，想方设法地拖延政策终结的进程，给政策的及时终结带来极大的阻碍。

3. 机构的动态适应性　在评估者眼中，机构是相对静态的。但是，机构本身却有一种动态的适应性，可以随环境和需要的变化而产生变动，甚至能针对政策终结的各种措施来调整自己的方向，使终结计划夭折或破产。

4. 反终结的联盟　因执行某项政策而收获既得利益的行政机关，往往会在政策面临终结时结成联盟，共同反对政策终结。这些反对终结的行政机关，一方面会要求其内部成员齐心协力共同抵制终结。另一方面则互相串通、拉拢和接近政府内外有影响的人士抵制终结。这类行政机关一旦结成一个共同体，就能有效地威胁政策终结行为，使其无法进行。这主要是因为行政机关比其他任何社会组织都更具便利条件进行联系活动，它们可以利用自身有利的地位影响公共政策的进程。

5. 法律程序上的障碍　任何政策的颁布和组织机构的建立，都是通过一定的法律程序进行的。同样，政策的终止和组织机构的撤销，也必须按照法定的程序来办理。政策制定要通过法定程序，政策终结也要通过法定程序。程序上的复杂性往往影响政策终结的及时进行。立法机关在考虑终止某项政策或法律时，往往顾虑重重，举棋不定，许多政策终结行为因此受阻于法律的滞后性。

6. 高昂的终结成本　政策终结高昂的成本也是影响政策终结实施的一个关键因素。一般来说，政策终结的成本有两种：①终结行为本身要付出的成本。在短期内终结一项政策的花费比继续这项政策的花费要多，比如终结执行者要为裁减下来的人员安排新的岗位和就业机会，或者对政策的受益者进行利益补偿。但无论如何，为了以后的发展接受暂时的代价是值得的。②现有政策的沉没成本。沉没成本是指投入决策、某个计划或某个项目的时间、资金或其他资源的无法弥补的花费。也就是说已经在政策上投入的资金、人力制约了决策者下一步的行动计划，这无疑是政策终结的一大障碍。政策终结者总是进退维谷，进即追加投入，只会造成更大的损失；退即停止投入，却要面对已投入的资金由于政策终结而无法收回的局面。现行的政策或组织机构已经投入了巨额成本，但没有得到应有的回报。一般而言，政策投入的成本越高，终结者下决心终结的难度就越大。此外，终结有风险，对终结一项政策后的结果不确定。事实上，政策终结后采取的新政策并不能保证一定带来更好的结果。这也使终结者难以下定政策终结的决心。

(二) 政策终结的策略

所谓政策终结的策略是指在政策终止过程中智慧和艺术的运用，实质上它也是一种政治过程。结合我国的政策实践，政策终结可以采取如下策略。

1. 重视说理工作，积极争取支持力量　为确保政策终结的顺利进行，政策决策者首先应该重视做好说理工作，消除人们的抵触情绪，提高人们的思想认识。

政策终结支持者的态度和人数的多寡是决定政策终结成败的关键。①可以采取争取第三方力量推动的策略。例如争取上级政府、兄弟单位或中间力量的支持，以尽量减少反对力量。②利用个人威信。在一定的团体、机构中会有若干有较高威信的人，争取他们的支持，可以获取民众较高的信任，较为顺利地推行政策的终结。③可以利用群体的规则、规范、压力、归属感和目标等来争取支持力量（这里的群体包括正式的工作团体和非正式的人群组织）。

注意利益补偿。对因政策终结而在利益上受到损失的群体给予一定的补偿和扶助，以减小组织、人员对政策终结的抵制。

做出必要的妥协，换取目标的实现也是现代社会多元化、民主化的一种体现。但在妥协中要把握的是：做到有原则、有条件地退让，要把握底线。

2. 旧政策终结与新政策出台并举　人们一般都不愿意看到政策终结，然而人们一般很少会立刻反对一个新的、较好政策的出台。因此，为了缓解政策终结的压力，可以采用新政策出台与旧政策终结并举的方法，及时地采用新政策替代旧政策，使人们在丧失对旧政策期望的同时得到一个新的希望。这种做法往往可以大大减少政策终结的争议和阻力，削弱反对者的力量。

国外学者在研究了大量政策和组织终结案例之后发现，政策终结更像是一个旅程而不是目的所在，许多被终结的政策只是被继承或者替换了。也就是说，在旧政策终结后，及时出台新政策来替代，以免出现脱节，引起形势失控。一些具有重大影响或者关系广大人民切身利益的政策就常常运用这种方式进行终结。

3. 选择有利的终结时机和焦点　选择恰当的时机是政策终结成功的一个重要因素。有时，政策终结成功与否完全依赖于时间和机遇。这种时机有：国家发生重大的政治事件、爆发战争、外交上签署重要协议、因旧政策的执行引发了重大事故等。在这种时刻，民众往往会高度一致，支持政府的决策。这种策略的另一种形式是"转移公众焦点"的策略，即政府将公众注意力的焦点引到另外的事件，以降低公众对政策终结的关注度，进而减少终结阻力。

4. "力场分析"和传播试探性信息　"力场分析"策略也称"知己知彼"策略。在政策终结前，必须斟酌政策终结的"政治情境"，即了解赞成或反对终结的团体的力量虚实、所持的立论基础、所获得的支持程度及可使用的资源等。这就需要加强社会调研，及时获取反馈的信息以了解公众心态，估测所涉及的地方和利益团体的影响、损失程度，从而做到心中有数，沉着应对，削弱反对势力，扩大支持基础，顺利实现政策终结。

所谓传播试探性信息，就是政府在正式宣布终止某项政策之前，在一些非正式场合，流露出准备终结的信息，以测定公共舆论对这一行动所持的态度。这种试探性的政策终结方法，有助于引起公众的广泛讨论，从而认清政策终结的必要性，减轻舆论给终结带来的困难。

5. 正确处理好政策终结与政策稳定、政策发展的相互关系　这对于促进政策终结有重要意义。因为无论是政策决策者还是政策执行者，大都非常重视政策的稳定性，担心旧政策的终结与新政策的出台会使人们产生政策多变的错觉，往往难以做出决断，即使是做出了决断，在实施政策终结的过程中也顾虑重重。处理好政策终结与政策稳定、政策发展的关系，具体的要求是：①要处理好政策稳定和政策发展的关系。②应同时处理好被终结的旧政策与其他相关政策的调整。③注意保留原来政策中富有成效的、合理的部分，以尽可能地保持稳定，实现发展。

NOTE

【案例分析】

少数民族考生高考加分政策调整

教育部在 1951 年颁布的《关于高等学校 1951 年度暑假招考新生的规定》中明确指出：兄弟民族学生考试成绩虽稍差，得从宽录取。1953～1961 年，将这一政策明确为"同等成绩，优先录取"。

1962 年，教育部发出的《关于高等学校优先录取少数民族学生的通知》规定：少数民族考生报考重点高校和其他一般高校，仍旧恢复过去"同等成绩、优先录取"的办法，当他们的考试成绩与其他考生相同时，可以优先录取。

1979～1985 年是我国民族教育恢复调整阶段。教育部颁发的《关于 1978 年高等学校招生工作的意见》规定：边境地区的少数民族考生，最低录取分数线及录取分数段，可适当放宽。

1980 年教育部与国家民委印发的《关于加强民族教育工作的意见》指出：高考招生，应对少数民族考生实行择优录取和规定比例适当照顾相结合的办法。

1981 年高等学校招生工作中规定：对边疆、山区、牧区少数民族聚集地区的少数民族考生可根据当地的实际情况，建立中国特色现代教育考试招生制度。

2014 年 9 月，国务院出台的《国务院关于深化考试招生制度改革的实施意见》中明确提出：在 2014 年底出台进一步减少和规范高考加分项目分值的意见。在 2020 年强调：要全面提高少数民族和民族地区教育发展水平。

资料来源：李金霞.少数民族考生高考加分政策调整的扩散机制研究［D］.贵州大学，2022.

讨论：

1. 在本案例中，每次政策调整的原因是什么？

2. 关于少数民族考生高考加分政策调整的作用是什么？

【思考题】

1. 什么是政策调整和政策终结？

2. 什么是政策法律化？

3. 政策调整与政策终结的对象和表现形式是什么？

4. 政策调整与政策终结的障碍有哪些？如何加以克服？

第九章　公共政策分析的理论模型

【学习目标】

1. 掌握：公共政策分析理论模型的适用领域及范围。

2. 熟悉：公共政策政治分析模型、理性分析模型。

3. 了解：公共政策的其他分析模型。

【案例导读】

长护险失能等级评估机构定点管理办法出台

2024 年 5 月 6 日，国家医保局印发了《长期护理保险失能等级评估机构定点管理办法（试行）》（以下简称《定点管理办法》）。

长期护理保险失能等级评估是长期护理保险制度机制的重要组成部分，评估结论是待遇享受和基金支付的重要依据。对评估主体的规范确定和管理，是确保评估工作专业化、规范化的关键环节。定点管理办法主要对定点评估机构的确定、运行管理、监督管理等方面作出规定。一是明确定点评估机构的申请条件和确定程序。规定申请成为定点评估机构应具备的基本条件、确定程序，以及不予受理定点申请的情形等。二是提出定点评估机构的运行管理要求。要求定点评估机构应加强内部建设，明确提出建立健全内部质量控制制度、人员管理制度、评估档案管理制度、信息安全管理制度等。三是规定对定点评估机构的监督管理要求。明确医疗保障部门对定点评估机构加强监督、考核、日常管理，规定医保行政部门和经办机构监管职责和内容等。此外，明确依托其他形式主体实施评估的，对有关机构的管理，参照本办法执行。

下一步，国家医保局将指导长期护理保险制度试点地区医保部门做好定点管理办法试行，及时总结经验做法，不断健全长期护理保险失能等级评估标准体系和管理办法，更好维护广大参保人合法权益。

资料来源：孙秀艳.长护险失能等级评估机构定点管理办法出台 [N].人民日报.2024-05-09（15）

第一节　公共政策的政治分析模型

公共政策是政治系统的产出，政策过程本质上是一个政治过程。因此，政治是理解公共政策的重要视角。典型的政治分析模型包括制度分析模型、精英分析模型和集团分析模型，见图 9-1。制度分析主张公共政策是政府机构的产物，不同的政府制度导致不同的公共政策；精英分析模型认为公共政策是政治精英价值偏好的反映，政策过程中公共政策完全由占统治地位的政治精英把握政策制定的主动权；集团分析模型则认为，公共政策是集团利益平衡和均衡的产物，公共政策是集团斗争中相互妥协的结果。

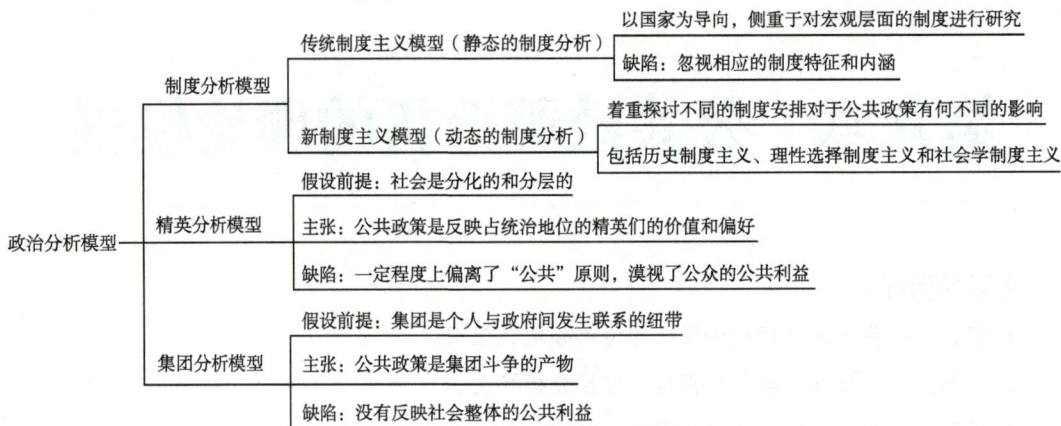

		传统制度主义模型（静态的制度分析）	以国家为导向，侧重于对宏观层面的制度进行研究
	制度分析模型		缺陷：忽视相应的制度特征和内涵
		新制度主义模型（动态的制度分析）	着重探讨不同的制度安排对于公共政策有何不同的影响
			包括历史制度主义、理性选择制度主义和社会学制度主义
政治分析模型	精英分析模型	假设前提：社会是分化的和分层的	
		主张：公共政策是反映占统治地位的精英们的价值和偏好	
		缺陷：一定程度上偏离了"公共"原则，漠视了公众的公共利益	
	集团分析模型	假设前提：集团是个人与政府间发生联系的纽带	
		主张：公共政策是集团斗争的产物	
		缺陷：没有反映社会整体的公共利益	

图 9-1　政治分析模型结构图

一、制度分析模型

一直以来，制度分析的途径在公共政策研究中占有重要的地位。这是因为，制度研究和制度分析是政治学的主要支柱，而政治学是公共政策研究的源流之一，政治学的制度分析自然也就成为公共政策分析必不可少的部分。制度分析关注的是公共部门正式的或非正式的制度设计，以及这些制度和结构所产生的作用。在制度分析看来，政府机构与公共政策有着密切的关系，公共政策的采纳、执行和实施，都必须依靠政府机构来进行，政府赋予公共政策以合法性、普遍性和强制性。

（一）传统制度主义模型

由于制度规定了政治体系的运转，因此制度分析就成为近代政治学研究的主要方法。传统的制度分析以国家或政府机构作为研究中心，其主要观点是，政府权力机构（立法机构、行政机构、司法机构、执政党领导机构等）都是公共政策的制定者和执行者；而那些规范着公共权力机构组织与个人行为的各种制度，都必然影响着公共政策的制定方式和执行方式，影响着政策选择、政策内容和政策结果。

公共政策也就是政府机构的活动，要了解公共政策的制定，就要了解政府的组织、结构、职责和功能，并从这些方面来分析公共政策。正是因为公共政策与政府机构关系如此密切，传统制度主义模型也被称为机构-制度模型。政府机构对公共政策的作用是全过程的，从政策形成之前，一直到政策执行之后，这些机构都会对公共政策产生各种影响。公共政策所具有的显著特性，即合法性、普遍性和强制性，就是政府机构所赋予的。同时，政府机构自身的结构和稳定性，都会对公共政策产生影响。不同的政府机构设置、变革，反映了公共权力配置的方式和运用，都有可能对政策的制定和执行产生不同的效果。

但传统制度主义模型是一种静态的结构，研究侧重于描述政府机构之间的关系、结构等，却忽视了相应的制度特征和内涵，即制度模型所做的仅仅是一种静态描述，而非动态的分析，对政府结构与公共政策之间的关联性也缺乏分析，更多的是从正式制度及成文规则的角度来探讨制度对公共政策的影响，表明公共政策必须在既有制度框架下运作。它比较少关注制度中个人活动的要素，忽略个人活动与制度的相互作用和相互影响。换言之，传统制度主义更多是以国家为导向，侧重于对宏观层面的制度进行研究，对运作中的制度及其操作规则缺乏动态的视角考察，抹杀了个人行为和人类活动的能动性。可以说，传统制度主义是一种静态的制度分析，比较而言，新制度主义就是一种行动的、动态的制度分析。

（二）新制度主义模型

传统制度分析途径停留在政府制度的结构和功能层面，并没有系统地探讨制度与公共政策的关系，即制度对公共政策产生了什么样的影响。新制度主义着力对这个问题进行了探讨。新制度主义把制度当成一个变量，并着重探讨不同的制度安排对于公共政策的影响如何不同。它既关注制度在政治生活中的作用，又吸收行为主义的动态、过程、定量化的研究方法。新制度主义通常又包括历史制度主义、理性选择制度主义和社会学制度主义三个方面。

1. 历史制度主义　历史制度主义主要批判地吸收了结构－功能主义一些观点，吸收了比较政治学中的政治发展理论。同时，这一学派认为，历史是克服人类理性（工具理性，手段－目的的算计）局限性的一个主要途径；历史制度主义学派注重以制度为核心来考察历史，以国家、政治制度为中心来分析历史。历史制度主义者认为，制度是扎根于政体的组织结构或政治经济中的正式或非正式的程序、惯例、规范等，它们包括宪法规则、官僚标准的执行程序等，制度本身就是一个行动主体。

2. 理性选择制度主义　理性选择制度主义主要吸收新古典经济学中有关"经济人"的假设和新制度主义经济学中有关制度在经济生活中作用的理论，其主要分析工具有产权、寻租和交易成本等理论。

3. 社会学制度主义　社会学制度主义的阐释重点是为什么组织采用一套特定的制度形式、程序或象征符号，这些又是如何在组织内传播的。传统上，人们认为，经济学是关于人类如何选择的学问，而社会学则是关于人类是如何没有选择的学问。但是，社会学制度主义最重要的面向，就是具有利益关系的行动者，在"限制之下所做的选择"，他们将传统社会学的结构限制抽离，单单以"个人、组织与国家之间的互动来解释制度与行为"。他们使用社会学的研究方法，经过制度的中介，吸收如偏好、选择与集体行动等长期以来一直被社会学者冷落的概念，因而丰富了社会学研究的内涵。

可见，新制度主义事实上是传统制度主义与理性主义、行为主义互相影响和渗透而发展形成的新的研究途径。就目前的发展现状来看，制度分析和理性主义、行为主义已经实现了对话和融合，其边界也已经逐渐软化和模糊，体现出互相补充而不是互相竞争的关系。正是由于新制度主义的这种综合性和复杂性，对其的研究可以说是当前公共政策研究的重点和难点。

二、精英分析模型

精英主义政策模型的假设前提是社会是分化的和分层的。分化的社会上存在着两大集团，一个集团是有权力的少数人，另一个集团是没有权力的多数人。前者是有组织的、自觉的团体，因而能够对社会价值进行分配，并能享受权利带来的好处；后者则是分散的、无意识的团体，因而只能服从权威的分配。精英模型认为，公共政策是由一些为数不多的掌权人物做出的或制定的，反映了占统治地位的精英们的价值和偏好。

（一）精英分析模型的基本内容

精英分析模型提出了七个基本观点。第一，社会分化为有权的少数人和无权的多数人。只有少数人才有权为社会分配价值并制定政策，而民众则不能参与公共政策的制定。价值是精英们决定的。第二，少数处于统治地位的精英们并不是多数被统治者的代表。精英们来自社会经济地位较高的社会阶层，与普通民众相比，他们更加富有、受过良好教育，并且拥有许多其他方面的社会经济优势。第三，从非精英向精英的流动过程一定是缓慢而持续的，以维护社会稳定并避免爆发革命。同时，在非精英中，只有那些接受精英们基本共识的人才可能被允许进入统治精英的行列。第四，在基本的社会制度和价值观方面，精英集团的看法是一致的，并且致力于维护现存社会制度。对现行制度的任何变革都必须是缓慢和演进的。第五，公共政策所反映的不是大众的要求，而是精英们的主流价值观。公共政策的变迁将是渐进的而不是革命性的。第六，活跃的精英们很少会受到冷漠的大众的影响。大众通常是孤陋寡闻的，他们受垄断政治权力的社会精英们的操纵和支配。精英们对大众的影响远甚于大众对他们的影响。第七，公共政策是由精英们自上而下做出的决定。权力集中于上层，而公共政策是由上面制定和推行的。

其核心观点在于，公共政策是统治精英的偏好和价值体现，大众在相当程度上是被精英操纵的。在精英决策模型看来，公共政策是由杰出的精英人物决定的，大众不能决定公共政策，公共政策反映的是占统治地位的精英们的价值观而不是大众的需求和意愿。在决策过程中，占少数的决策精英与大多数的无决策权的群众分隔开来，决策精英的主要价值观在公共决策中占据支配性地位。

政治精英的分析家们认为，政治精英是政治系统的决定性因素，政治精英决定政治系统的性质、政治过程和政治系统的变迁。

（二）对精英分析模型的简要评价

精英分析模型认为，公共政策由掌握统治权的精英人物决定，并由行政官员和行政机关付诸实施，公共政策反映的是精英阶层的偏好、利益和价值选择。精英分析模型对我们最大的启示是，公共政策并非集合大众的意见而形成，而是由社会上少数人所决定的，尤其是在一些民主根基并不深厚的地方。政治精英的分析方法为比较政治研究及比较政策分析开辟了新的研究途径。这是因为，在不同政治系统及同一政治系统的不同时期，政治精英的基本品质、选拔途径、培养方式与民众的关系等均有不同。通过这些变量的比较，可以发现不同政治系统及同一政治系统不同历史时期中政治精英的基本区别，进而揭示整个系统的差别。

然而，精英分析模型更多地强调了居于社会少数的精英阶层的利益，一定程度上偏离了公共政策的"公共"原则，漠视了公众的公共利益。

三、集团分析模型

集团分析模型认为，公共政策是集团斗争的产物。在现实的政治生活中，存在大量的政治利益集团之间的相互作用和斗争，政府决策就是从不同集团的相互冲突中进行选择。在集团分析模型看来，公共政策是团体间的争斗所达到的平衡，它体现了那些一直试图获取优势并相互竞争着的党派或集团之间出现的均势。

在政策过程中，每个集团都希望政府制定的政策能够满足其所争取的利益，公共政策是各利益集团之间互动的结果。

（一）集团分析模型的基本内容

集团分析模型的核心假设在于，集团是个人与政府间发生联系的纽带，集团的存在与斗争是政治生活的基本特征，利益集团之间的互动是政治生活中最重要的事件。当利益集团正式或非正式地向政府提出自己的利益要求时，就涉及公共政策。在这个过程中，政府扮演着一个重要的角色，即使用政策手段处理集团之间的目标或利益的冲突，以公共政策的形式达成妥协方案，并使用行政手段实施达成的公共政策。

集团分析模型认为，公共政策实际上是多种政治力量相互作用的结果，是特定时期内利益集团斗争所达成的均衡。其基本观点可概括为七个方面。第一，权力是决策过程中个体与其他个体之间关系的属性，利益团体是理解美国民主及公共政策过程的关键。正是政府过程中利益团体之间的竞争影响了公共政策。第二，权力关系并不是永恒的。它们常常是因为一个特定的决策而组成的。决策做出之后，这种权力关系可能就会消失，在下次决策时可能会被另一套权力关系取代。在这些权力关系中，就包含了利益团体。第三，精英与大众之间没有永恒的区分。此时参与决策的个体可能不是彼时参与决策的个体。由于对政治的积极或冷淡，个体从决策者队列中时进时出。第四，领导是流动性的和机动的。财富和社会地位是政治中的资产，但只是政治权力组成部分中众多资产的其中一种。精英之所以是精英，就在于他们占据了权力的领导位置，而不是因为其社会阶级或统治阶级的优越性。于暂时拥有政治权力位置的人来说，"领导"一词是比"精英"更好的一种描述。权力存在于"位置"而不是特定的人手中。第五，社会中有多种多样的权力中心和基础。没有一个团体能够独自支配所有领域的决策。在一个存在着多元结构的社会中，各种力量都会对决策者的政策制定产生影响。第六，在利益团体之间存在着大量的竞争。第七，公共政策反映了相互竞争的团体的交易和妥协。

（二）对集团分析模型的简要评价

集团分析模型启示我们，公共政策是利益集团之间力量均衡的结果，是政府受集团压力的综合表现。利益集团平衡的思想，对政策过程的描述是比较中肯的，同时也符合了决策过程中民主和制衡的要求。事实上，只有在多元的社会组织对构成政府有效社会制衡的基础上，公共政策才能真正体现公共性原则，限制政府和领袖的权力。只有在多元利益均衡的格局下，才可以防止精英理论所指出的寡头垄断和寡头铁律，体现公共政策的利益普惠原则，达成社会总体利益的最优化配置。

然而，集团分析模型也存在着一定的问题。首先，它低估了政府决策者在政策制定过程中的独立和富于创造性的作用，无法解释危机时期政府许多措施的制定。其次，利益集团活动是造成巨大政治不平等的根源。由于各个利益集团不可能行使同等的影响，在权力角逐的过程中会造成极大的政治不平等现象。最后，利益集团在追求自身狭隘或片面的利益时忽视了共同的福利。由于公共政策是利益团体间斗争的产物，并反映占支配地位的利益团体的利益，随着各利益团体力量和影响的消长，公共政策将变得有利于其影响力增加的那些利益团体的利益。因此，该模型下产生的公共政策，反映的是占支配地位的利益团体的利益，而不是社会整体的公共利益。

NOTE

第二节 公共政策的理性分析模型

第二次世界大战结束后，西方政治学界主要向两个以个人主义为假设前提的阵营发展：行为主义和理性主义。这两个流派假定个人的行为建立在社会心理或理性的功利计算的基础上，个人不受正式或非正式制度的限制而进行个人选择；换言之，个人的偏好是与制度无关的，不受制度安排的影响。从这个意义上来讲，理性分析的模型与制度分析的模型是相对应的，理性分析和制度分析刚好形成了研究分析的两种思路，前者注重个人的偏好和算计，后者则注重外界的制度变量对于行为的影响。当然，这两种思路在新制度主义的理性制度主义中得到了融合，并占据当前公共政策研究的主流地位。

因此，除政治分析以外，理性分析是决策过程研究的另一个主要视角。理性分析模型的主要观点认为，公共政策的制定应当以社会收益最大化为目标，政府应当选择给社会带来的收益最大限度超过所付成本的政策。理性分析模型一般包括完全理性决策模型、有限理性决策模型和渐进决策模型等，见图9-2。

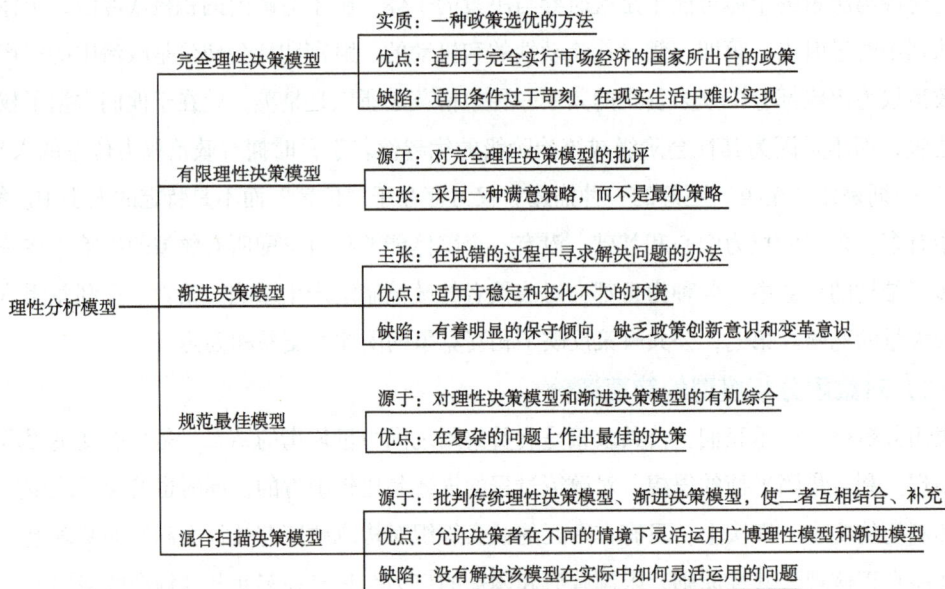

图9-2 理性分析模型结构图

一、完全理性决策模型

（一）完全理性决策模型的基本内容

完全理性决策模型根据数字和事实，用合理的科学方法与精细的计算，分析解决问题的各种政策方案的优劣，从而求得最佳的政策或问题的解决办法。因此，完全理性决策模型也称最佳决策模型，其实质是一种政策选优的方法。理性决策模型认为，只要决策过程的每一个步骤都是出于理性的考虑，最后所决定的政策自然是合理的，能使问题迎刃而解。

按照完全理性决策理论，决策者具有绝对的理性，能够对各种备选方案进行比较分析，通过排序选择出最优方案。理性决策反映在经济社会就是追求利益的最大化。理性决策模型以充分的信息和精准的计算为基础，适用于分析完全实行市场经济的国家所出台的政策，尤其是经济政策。如对银行利率的调整政策，应当根据国民经济的运行情况、存储规模和信贷规模进行量化分析后进行决策。

这个模型以决策者是理性人为基本假设，分析了决策过程的各个环节，主要包含六方面内容。第一，决策者面临一个既定的问题，这一问题同其他问题可以清楚地分别开来。第二，引导决策者做出决定的各种目的、价值或各种目标是明确的，而且可以按照其重要性依次排列。第三，决策者将所有可能解决问题的方案全部列举出来，以供选择。第四，决策者运用一系列的科学方法对每一方案进行评估，并预测出该方案执行后可能产生的后果。第五，决策者将每一个备选方案进行一一对比，并按优劣排出先后顺序。第六，决策者正确地选择能最大限度地实现预定目的、价值或目标的那个方案。

在这一过程中，决策者始终是理性的，每一项活动也都是理性的活动，整个决策过程都是理性化的，这一过程将最有效地达到既定的政策目标。从理想的角度而言，这一决策模型确实是非常科学化的。它提供了一种方法，为决策者能在复杂的情况下决策奠定了基本的思路，在一些情况下可以进行有效地决策，具有较大的实用性，主要用于三大情景。第一，它给决策者提供了"力求最优"的指导思想，要求决策者不要在本来可以找到更好方案的情况下，随便接受一个不太好的方案。第二，它适用于解决比较单纯而且时间要求也不是十分紧迫的程序性问题，这类问题往往目标比较单一而且明确，备选方案的范围有限而且容易确定，影响后果的因素也不是十分复杂。第三，它可以同其他决策模型结合应用，如在总体上采取满意决策模型，在某些局部采取理性决策模型，满意决策模型为的是反对盲目地寻求最优，但不反对在客观条件约束下的有限范围内寻求最优。

（二）对完全理性决策模型的简要评价

完全理性决策模型强调了用最佳的手段、通过规范的程序来达成理性的政策和既定的目标。然而在实际中，由于受到知识、能力、智慧、经验、资源、时空及其他环境因素的限制，决策者并不具有完全的理性及认识能力，也无法对相关信息作完全详尽的了解，也难以对错综复杂、彼此冲突的政策方案进行完全理性的比较、权衡和选择。

批评者认为，完全理性决策模型适用的条件过于苛刻，而这种条件在现实生活中往往是不可能实现的。理性决策模型的决策只有在所有的方案都能找到，并且所有方案的成本都能估算到的情况下才适用。批评者还指出，人类决策者的能力是有限的，不能全面地确立可选的方案，也无法综合地计算成本和收益。此外，存在着政治和制度上的限制，规定了方案的选择和决策的选择。基于此，批评者指出，理性综合模型是误导性的，甚至可能是有害的。

具体而言，理性决策所面临的障碍包括：决策的目标不是单一、明确的，而是多元、模糊、相对的；人的理性是有限的；人获得信息的能力有限，获得与决策有关的信息不可能是充分和完全正确的；决策者往往存在着价值的冲突（包括个人自身的价值冲突、决策群体的价值冲突）；决策者受到时间、人力、物力等资源的限制。因此，在批评者看来，理性决策模型不可能在实际的政治生活中加以运用。理性决策模型的价值只是用来分析政策，作为决策者在考虑、选择政策时的一种标准。换言之，完全理性模型是一种理想的模型，它在现实中并不可行。对完全理性模型的批评与思考，催生出有限理性决策模型和渐进决策模型。

二、有限理性决策模型

【案例导读】

有限理性经济人：地方政府博弈的深层动机及演变逻辑——基于渝长厦铁路长赣段南北线之争事件的思考

2016年7月，国家发展改革委、交通运输部、中国铁路总公司联合发布了《中长期铁路网规划》，勾画出了新时期"八纵八横"高速铁路网，其中渝长厦高铁为其中重要的"一横"。渝长厦快速铁路是连接成渝地区与华中地区并沟通华东、华南的客货运快速通道，对西部、中部、东部地区之间的经济交流与发展有着至关重要的作用。

长赣铁路线路之争在湖南省内主要体现为两股势力之间的博弈，即支持北线的长沙、浏阳与支持南线的湘潭、株洲两方力量之间的博弈。

其中北线方案已是大势所趋、瓜熟蒂落，湘潭、株洲在线路争议上的博弈空间消失殆尽，而就在三市间的府际关系陷入尴尬之际，"联络线"的提出让长株潭围绕铁路选址展开的利益之争得以缓和。

同时，根据中铁上海设计院集团有限公司设计的《长株潭地区铁路枢纽规划》，渝长厦铁路长沙西－湘潭北－株洲西联络线（又称长株潭西线高铁）被提出，也就是说，自长沙西站引出后，向南经麓谷站、含浦站、白泉站，引入沪昆高铁湘潭北站（新建北站房区，同时设匝道接入湘潭北站沪昆场，与沪昆高铁对接）。线路自湘潭北站引出后，向东南方向驶入，在株洲石峰区下塘冲接入京广高铁。联络线的提出在一定程度上缓解了三市地方政府之间的利益矛盾，为府际合作提供了助推力。

政府是一个有限理性的经济人，这句话实则代表了双重含义：其一，政府行为所具有的"经济性"，"经济人"假设最初是由英国经济学家亚当·斯密针对个体行为提出的，后来被推广至每一个社会主体，强调追求自身利益的最大化，当然政府及其成员也不例外；其二，政府决策的"有限理性"，西蒙认为人们在决策过程中寻找的并非"最大"或"最优"的标准，而只是"满意"的标准。而政府决策在博弈中的"有限理性"体现一方面在于决策时信息掌握得不完全，另一方面在于决策的目标追求是"满意"，而非最优值。

资料来源：佚名.有限理性经济人：地方政府博弈的深层动机及演变逻辑——基于渝长厦铁路长赣段南北线之争事件的思考［N］.教育部学位与研究生教育发展中心，2020-06-24.

有限理性决策模型源于对完全理性决策模型的批评，认为人类行为受知识、能力、心理及信息等各方面因素的影响，并没有办法达到完全理性决策模型的要求。

美国的行为主义科学家赫伯特·西蒙（Herbert A.Simon）认为，事实与价值区分的决策模型是一个理想的模型。在真正的决策过程中，基本上是不存在像经济学模型所提出的那些完全理性的假设前提的。第一，按照理性主义的要求，行为主体应具备关于每种抉择后果的完备知识和预见。而事实上，对后果的了解总是零碎的。第二，由于后果产生于未来，在给它们赋以价值时，就必须凭想象来弥补其时所缺少的体验。然而，对价值的预见不可能是完整的。第三，按照理性的要求，行为主体要在全部备选行为中进行选择。但对真实行为而言，人们只能想得到全部可能行为方案中很少的几个。正是在这些批评的基础上，西蒙提出了自己的有限理性模型。

在有限理性决策模型中，决策者并不是追求最大化的原则，而是满意原则。现实的标准代替了合理性的模型。西蒙认为，有限理性决策模型是对决策过程的正确的现实描述。在有限理性决策模型中，决策者不需要穷尽所有的选择方案，从而简化了决策过程。有限理性决策模型主张，实践中的公共决策并不是沿着收益成本最大化的思路，而仅仅是满足决策者在某个问题上的满意标准。这种满意的标准，在人类有限理性的前提下才是现实的。

（一）有限理性决策模型的基本内容

有限理性决策模型建立在西蒙"行政人"人性假设判定的基础之上。有限理性决策模型预先设定最低限度规定的标准，在备选方案中寻求符合要求或满意的方案，从而基本解决政策方案所指向的问题。

西蒙认为，所谓有限理性，就是指"缺乏全智全能的理性，就是备受限制的理性"，西蒙把只具有有限理性的人视为"行政人"。第一，行政人或组织经常寻求可能相互冲突的目标。第二，对决策者来说，实现政策目标的政策方案并不是事先既定的，因而他必须设计政策方案选项。第三，在此阶段中，与决策环境的复杂性相比，决策者智能的局限性即已暴露无遗，并使其无法考量所有政策方案选项。第四，其局限性同样妨碍决策者对政策方案结果的考量，因此决策者就使用一些启发式程序。第五，决策者最终采用一种满意策略，而不是最优策略，即寻求足够好的方案或者满意的方案。

（二）对有限理性决策模型的简要评价

1. 在信息获得阶段，决策者的行为往往受到自身因素的影响，不同经验和背景的人对信息的理解不同 实际上，对一个并非全知全能的行政人来说，在收集和处理所有相关信息的基础上做出最大化的最佳选择，既不现实，也不必要。决策者们不知道他们做决策的各种选择，也不清楚期望达到的所有目标。决策者只是设法减少每个问题的复杂因素，从而做出决策。他只需取一个最低限度的标准，然后从一组备选方案中选择出一个符合或超过这一标准的方案就足够了。

2. 决策者追求理性，但又不是最大限度地追求理性，他只要求有限理性 这是因为人的知识有限，决策者既不可能掌握全部信息，也无法认识决策的详尽规律。比如，人的计算能力有限，即使借助计算机，也没有办法处理数量巨大的变量方程组；人的想象力和设计能力有限，不可能把所有选择方案全部列出；人的价值取向并非一成不变，目的时常改变；人的目的往往是多元的，而且互相抵触，没有统一的标准。因此，作为决策者的个体，其有限理性限制他做出完全理性的决策，他只能尽力追求在他的能力范围内的有限理性。

3. 决策者在决策中追求"满意"标准，而非最优标准 在设计决策方案中，决策者不是寻找出所有的可行性方案，而是寻找能够解决问题的方案即可。由于行政人的有限理性，对未来的不确定性和时下获取信息成本的不确定性，再加上时间和认识上的限制，所以决策者只能做出"满意的"或者是"足够好的"决策，而不能做出完全理性的、利益最大化的决策，行政人所寻求的是满意而不是最优。

这是因为一方面，人们往往不愿发挥继续研究的积极性，仅满足于已有的备择方案；另一方面，由于种种条件的约束，决策者本身也缺乏这方面的能力。在现实生活中，往往可以得到较满意的方案，而非最优的方案。

NOTE

　　根据以上几点，决策者承认自己感觉到的世界只是纷繁复杂的真实世界的极端简化，他们满意的标准不是最大值，所以不必去确定所有可能的选择方案，由于感到真实世界是无法把握的，他们往往满足于用简单的方法，凭经验、习惯和惯例去办事。因此，导致的决策结果也各有不同。

三、渐进决策模型

　　渐进分析及渐进决策模型是林德布洛姆对政策科学的主要贡献。林德布洛姆最早提出"政策分析"概念，他批评了传统的政策分析途径，并提出了他的渐进分析途径。首先，林德布洛姆把渐进分析分为三个层次，即简单的渐进分析、断续的渐进分析和战略分析，为深入研究和分析政策问题提供了一个有别于传统政策分析的研究途径；其次，林德布洛姆认为，公共政策不过是过去政府活动的延伸，即政府在旧有的基础上把政策稍加修改，决策者通常以现有的合法政策为主。

　　林德布洛姆指出，一种和以往政策越不同的方案，就越难预测其后果，也就越难获得一般人对这项政策的支持，其政治可行性就越低。因此，重大创新的政策，后果特别难以预料。因而，在林德布洛姆看来，政策制定基本上应是保守的，而且应该把政策创新限定在"边际性的改革"范围之内。

（一）渐进决策模型的基本内容

　　渐进决策模型把公共政策制定过程看作对以往政策行为不断修正的过程，在试错的过程中寻求解决问题的办法。按照渐进决策理论，政策过程是一个对以往政策行为不断补充和修正的过程。渐进决策模型以政策逐渐调整为主要方式，要求政策有继承性，不断调适渐进，适用于分析政府实行改良的相关政策。中国在改革开放初期提出"摸着石头过河"的政策，可以说是一种典型的渐进决策。

　　林德布洛姆认为完全理性是一种抽象的理想，他致力于发展接近于实际情形中决策行为的决策理论，形成了政策过程中的渐进决策模型。渐进决策模型把公共政策看作一个政治过程，在这个过程中，自利的决策者的讨价还价和妥协起着主导作用，最终达到的决策在实践中便具有十分重要的可行性。

　　林德布洛姆总结道，渐进决策模型由"相互支持的简化和集中战略"组成。第一，分析局限于少数比较熟悉的政策方案，它们与现实的方案仅有着细小的差别；第二，分析联结政策目标价值和问题的经验层面（也就是说，不需要明确区分价值与紧跟其后的实现价值的手段）；第三，分析更多地关注于补救缺陷而不是追求正面的目标；第四，分析是一个不断试错的过程；第五，分析只能发现某一个方案的部分而不是全部的重要可能结果；第六，政策过程中许多参与者（党派）的存在使分析工作分裂化（每一个参与者都只注意到整体问题的一小部分）。

　　林德布洛姆认为，理性决策模式表面上是理性，但其实做不到，并且如果照办，并不见得理性。而他自己所主张的"渐进分析"才是现实中真正的理性。林德布洛姆认为，政策制定基本上应是保守的，是对过去政策的不断修正。渐进决策模式是直接针对传统理性决策模式的缺陷，根据政策制定的实际特点，从"决策实际上如何做"而不是"应如何做"的角度出发建立的一套极有特色的政策制定模式。

　　在渐进决策模型看来，决策是解决目前问题的实践活动，而不是追求远大的目标。决策的手段是从试错过程中产生出来的，而不是通过对所有可能的手段进行综合评估得出的。渐进决策模型对我们最大的启示是，公共政策是对旧政策中存在问题的补充和修正。

渐进决策模型在政治上也比较可行，该模型对化解矛盾冲突、维持政治稳定和社会安定具有现实的重要意义。渐进决策模型是对理性决策模型的质疑而提出的，认为既然不存在完美无缺的公共政策，就应对现行的公共政策不断进行修正。同时，从统治者的角度来看，作为现行体制下的受益者，他们倾向于维持社会的现状，态度保守，不会轻易改变现行政策，即使改变也是渐变，而非突变。

（二）对渐进决策模型的简要评价

尽管渐进决策模型在某种程度上正确地描述了公共政策是如何制定的，然而，渐进决策模型也存在一些内在的缺陷。

首先，渐进决策模型在理论和实践中都带有维持现状和缺乏变革的保守主义色彩，使公共政策的制定成为修修补补的游戏。批评者指出，渐进决策模型缺少目标导向，决策使人们一直停留在十字路口，找不到前进的方向。渐进决策模型存在保守的倾向，不容易接受大规模的改变和创新。其次，渐进决策模型被认为是不民主的，它把决策的范围局限在小部分高级决策者之中。再次，由于渐进决策模型排斥系统地分析和计划，破坏了寻找有益的新选择的动力。在这一点上，批评者指出，渐进决策模型容易产生短视的决策，不利于社会的长期发展。最后，批评者对渐进决策模型的适用性提出了质疑。德洛尔指出，只有在属性前后始终一致的政策问题面前，并且解决方案是现成的情况下，渐进决策模型才能起作用。换言之，渐进决策模型只适用于相对稳定的环境中，而在社会危机面前，渐进决策模型便失去了解释力。

简而言之，渐进决策模型比较适用于稳定和变化不大的环境，以及从总体上说比较好的现行政策，而一旦社会条件和环境发生巨大变化，需要对以往的政策进行彻底改变时，渐进决策所主张的修正和缓和就起不到它的作用，有时甚至会对社会的根本变革起阻碍作用。

四、规范最佳模型

规范最佳模型是由以色列著名政策科学家、耶路撒冷希伯来大学教授叶海卡·德洛尔提出的。规范最佳决策模型是对理性决策模型和渐进决策模型的有机综合，所以也称综合决策模型。德洛尔认为理性决策模型虽然在主观构想上是好的，但在现实中却无法达到；渐进决策模型虽然接近现实，具有可操作性，但有着明显的保守倾向，因为它只注重有限政策目标的制定和实现，缺乏政策创新意识和变革意识。因此，德洛尔综合二者的合理性方面，提出了规范最佳决策模型。其具有四项基本假设，一是最佳决策是一个认同理性、增加理性的过程；二是这一认同理性、增加理性的过程对于在复杂问题中形成最佳的决策所起的作用是至关重要的；三是人们通过多方面的努力，可以提高政策的理性程度；四是现代政府同时面对要求稳定的政策诉求与要求变革的政策诉求，在一定时期内则以其中的一种政策诉求为主，前者适合于使用渐进的公共政策模型，而后者则适合于使用革新的公共政策模型。因此，必须将不同的公共政策模型结合起来，德洛尔将两种公共政策模型综合起来构造出最佳决策模型。

（一）规范最佳模型的基本内容

规范最佳模型把政策过程划分为3大阶段和17个小阶段，见表9-1。

NOTE

表 9-1　基于规范最佳模型的政策过程内容

第1阶段：决策中	1. 处理价值问题：确认重要的政策目的、决策标准和基本的价值判断标准
	2. 认识现实环境
	3. 认识问题，调查、处理与开发资源
	4. 设计、评价和重新设计决策体系
	5. 切实改进公共政策制定系统，包括提高政策人员的个人素质与整体素质，优化组织结构，加强实践感受力等
	6. 分配问题、价值与资源
	7. 决定公共政策策略：决策者可首先应用渐进主义模型检验现行政策，再应用多种相关知识、理论和分析技术检验现行政策的可能后果，并确定主要的政策期望，然后再决定是否有必要制定新的公共政策
第2阶段：公共政策的确定	1. 细分资源
	2. 建立起排定优先顺序的运作目标
	3. 建立一套排定优先顺序的其他重大价值
	4. 准备一套主要的公共政策方案：积极探讨解决问题的政策方案，尤其要探讨具有创新意义的新方案
	5. 对于各种不同方案的成本与利益进行可靠的预测：预先审视各种公共政策选择方案的政策期望与代价，在充分比较的基础上再选择风险最小、效果最好的公共政策方案
	6. 在比较预测的结果后建立各种不同方案所可能得到的利益与所需要的成本并指出最佳的方案
	7. 评估最佳方案的利益与成本并决定其好坏
第3阶段：决策后	1. 激励公共政策的执行
	2. 执行公共政策
	3. 执行公共政策后进行评估

（二）对规范最佳模型的简要评价

德洛尔认为，最佳决策是一个认同理性、增加理性的过程，人们通过多方面的努力，可以提高政策的理性程度。增加理性的努力有助于提高政策水平，特别是对于复杂问题做出最佳的决策更具有重要的意义。因为人类虽然欠缺完整理性所需的资源与能力，但增加理性的努力，如直觉判断、静思、创新等，都是在最佳政策的制定过程中增加理性的一面。增加理性的过程可以通过多种途径来实现，如个案讨论、自由讨论、敏感性训练等。此外，还可以通过增加资源投入来实现，如增加时间、提高决策者的知识水平等。

德洛尔认为，现代国家中既有要稳定的政策诉求，又有要变革的政策诉求，只是在不同的时期以不同的政策诉求为主而已。现代社会发展变迁速度还在明显地加快，人们进行理性决策的客观条件和主观能力也都已经有了明显增强。这些都反映了现代国家的公共政策实践和现实。

总之，德洛尔的观点反映了现代公共政策制定中决策模式综合化的发展趋势，强调了多种方法的配合使用以及多种模式的有机结合。

五、混合扫描决策模型

社会学家艾米特依·埃特奥尼（Amitai Etzioni）的混合扫描决策模型是建立在对传统理性决策模型和渐进决策模型进行分析批判的基础上的，他认为这两种决策模型都有不可忽视的缺陷。埃特奥尼创立"混合扫描决策模型"的目的是既要解决传统理性决策模型在实际应用中存在的困难，又要尽力补救渐进决策模型的弱点，使这两种模型相互结合，相互补充，从而提高做出最佳决策的可能性。

（一）混合扫描决策模型的基本内容

埃特奥尼指出，广博理性模型不具有足够的现实性，而渐进模型则缺乏创造性。因此，他综合两种模型的优点而摒弃了各自的不合理方面，提出了混合扫描模型。

埃特奥尼认为，混合扫描则因运用了两种摄像机而包括了上述两种方法的基本内容。第一种是"广角摄像机"，它能观察全部空间，只是观察不了细节；第二种是"狭角摄像机"，它能对空间做深入、细微的视察，但不观察已经为广角摄像机所观察的地区。

混合扫描决策模型要求决策者将这"两种摄像机"结合起来使用。在某些情况下渐进主义模型是适用的，在另一些情况下则需要采用理性主义决策模型。决策者扫描的范围越广、扫描得越深入具体，其决策也就越有效。

混合扫描决策模型在概念上希冀截取理性模型的政策视野，以充分考虑政策选择、激发政策创意并深入政策核心问题；同时截取渐进决策模型的政策弱点，把政策关注力集中在经过选择的政策方案及其评估上，形成政策焦点，以有效地解决政策模型。因此，混合扫描决策模型就是首先运用渐进决策模型来分析一般性的决策要素，然后在此基础上运用传统的理性决策模型，这样既可以避免忽略基本的决策目标，又可以保证对最重要的问题做深入的科学分析。

所谓混合扫描，就是在选择与执行的过程中对信息不断寻求、收集、加工、评价和权衡。埃特奥尼区分了战略性决策和操作性决策这两个层次。战略性决策在高层次上做出全面性、根本性的考虑，这一层次要求考虑因素的全面性，从根本上解决问题，高层次强调理性，但不要求像理性模型那样做出精细的分析与择优，只要求扼要地观察各备选方案，删掉那些不符合目标要求的方案，只留下一个或几个需要重点考虑的方案；操作性决策是把高层次上所选定的方案付诸实施，为此要做出具体实施的决定和措施，即把实施过程分解为几个具体的小决策或步骤，选择容易的先执行，而把较难的放在后面实施。由此可见，高层次比较接近理性模型，但条件比理性模型要宽松；低层次更接近渐进决策模型，但又比渐进决策更规范。

（二）对混合扫描决策模型的简要评价

埃特奥尼的混合扫描决策模型是在吸取传统理性决策模型和渐进决策模型优点的基础上创立而成的一种决策模型。该模型允许决策者在不同的情境下灵活运用广博理性模型和渐进模型。一方面，它考虑了决策者的能力问题，认为决策者并不具备同样的能力，凡是能力较强者，就能进行更广泛的观察，而观察越详细，决策的过程就越有效；另一方面，它能够适应不断变化发展的环境，从而使决策的制定过程有了更大的弹性。

具体说来，混合扫描决策模型希望在概念上保留广博理性模型的政策视野，以充分考虑公共政策选择，激发政策创意并深入公共政策的核心问题；同时，也截取了渐进模型的政策弱点，把公共政策的注意力集中在经过选择的公共政策方案及其评估上，形成政策焦点，以更加有效地解决公共政策问题。

然而，对于在实际中如何运用混合扫描决策模型，埃特奥尼并没有加以讨论和阐明。同时，混合扫描模型作为广博理性模型和渐进模型相结合的一种方法，它试图调和理性决策模型和渐进决策模型在"思维方式和操作方法上的矛盾，就难免在价值取向上显得模棱两可"。同样，对于渐进主义和理性主义如何有机结合，也就是混合扫描决策模型在实际中如何灵活运用的问题，混合扫描决策模型并没有很好地解决。

第三节　公共政策的其他分析模型

除了政治分析模型和理性分析模型，本教材还将介绍系统模型及公共选择模型，见图9-3。

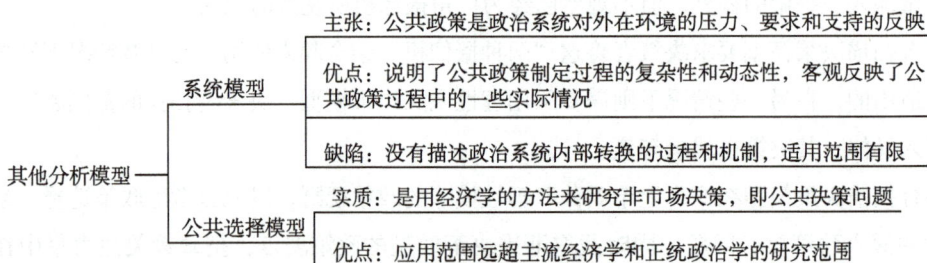

图9-3　其他分析模型的示意图

一、系统模型

美国著名政治学家戴维·伊斯顿把国家作为一种政治系统，大到国际组织，小到利益集团，都可以看作一种政治系统。各种政治组织都依靠"输入–输出体系"与社会保持联系，维持自己的生存。系统模型以系统与环境的相互作用来解释公共政策过程，并且认为，公共政策就是政治系统对外在环境的压力、要求和支持的反映。

（一）系统模型的基本内容

伊斯顿认为，政治系统的政治决定源自其环境的要求与支持，而公共政策的制定正是政治系统对来自环境的要求与支持的反映。公共政策直接作用于政治系统的环境，而环境又会对政治系统提出新的要求与支持，政治系统则必须做出新的反应。因此，公共政策实质上就是政治系统与其环境中的诸多因素相互作用的一种反映。同时，公共政策制定系统与其环境的相互作用，是一个互为影响的动态过程，在二者反复循环的互动过程中产生公共政策。

为便于更好地理解系统模型，其核心概念梳理为七个方面。第一，政治系统。根据伊斯顿的界定，政治系统是由一个社会中那些可以识别的、同时又是相互关联的机构和活动组成的体系。在伊斯顿看来，政治系统的一个重要功能是制定和实施公共政策，并通过公共政策对社会进行权威性的价值分配。政治系统所做出的政治决定，是能对社会形成约束力的权威决定。第二，输入。所谓政治系统的输入是指政治系统与其环境之间的变量，要求与支持构成政治系统输入变量的主要内容。第三，环境。政治系统的环境是由政治系统边界以外的各种状况和事件构成的。第四，要求。政治系统的要求是指个人和团体为了得到一定的利益或实现一定的价值而对政治系统提出的采取行动的政策诉求。要求的形式是多种多样的，其强烈程度也各不一样。对政治系统影响特别大的是那些代表性较为广泛而程度又较为强烈的要求。第五，支持。政治系统的支持是指个人和团体对政治系统做出的权威性分配的服从，如接受选举结果、缴纳税款、守法等对已经做出的公共政策表示。第六，输出。所谓输出是政治系统与环境之间的另一变量，其主要内容是已经制定的公共政策及其对环境产生的影响和效果。第七，反馈。反馈意味着公共政策（或输出）可能改变环境，改变由环境提出的要求，以及政治系统自身。环境对公共政策的反应，可能会产生新的支持和要求，成为新一轮输入的开端，并进一步导致新的政策输出。如此循环往复，不断产生公共政策。

（二）对系统模型的简要评价

系统模型说明了公共政策制定过程的复杂性和动态性，客观地反映了公共政策过程中的一些实际情况，有其合理性的内容和价值。

第一，强调了公共政策过程各个环节的相互作用。传统的公共政策制定研究只重视公共政策制定主体的作用，而忽视其他相关环节的影响。在政治系统框架内，相互关联的机构在公共政策制定中都会。只有对政治系统内的各个环节都加以认真考虑，才能很好地制定公共政策。

第二，强调了环境对于公共政策制定的重要影响。政治系统的环境不仅向系统提出政策要求，还提供公共政策内容结构和公共政策价值的选择倾向。要制定出好的公共政策，就必须对环境做出全面的分析。

第三，强调了公共政策制定是一个完整的动态过程。从政治系统的角度审视公共政策制定，就必须把公共政策的形成看作由公共政策输入、公共政策制定、公共政策输出到公共政策反馈等阶段构成的连续的、反复循环的过程。

但是，系统模型将政治系统看作一个"黑箱"系统，没有描述政治系统内部转换的过程和机制，其适用范围有限。从某种意义上说，政治系统分析是一种脱离实际的、比较空洞的分析，带有很大的模糊性。

二、公共选择模型

公共选择理论实际上是用经济学的方法来研究非市场决策，即公共决策问题。传统上，经济学研究市场行为，并且假定个人追求他们的私人利益；而政治学研究政治舞台上的行为，并且假定个人追求他们自己关于公共利益的主张。因此，在经济学和政治学中分别发展出关于人类动机的不同版本的解释："经济人"的观念假定一个自利的行动者追求他们个人收益的最大化；而"政治人"的观点则假定一个有公益精神的行动者，追求社会福利的最大化。

（一）公共选择模型的基本内容

公共选择理论对传统观念提出了挑战，反对采用两套不同的衡量标准考察市场制度中的人类行为与政治制度中的政府行为。相反，公共选择理论把政治舞台模拟为经济学意义上的市场，并从经济人的假设出发，分析政治领域中的经济人行为如何决定和支配集体行为，特别是对政府行为的集体选择所起到的制约作用。

公共选择理论探讨公共部门的实际运作机制，概括地说，其主要观点包括三个方面。第一，公共选择是一个决策过程，是由"一人一票"来投票决定采取何种政策，所有决定必须得到一致同意，但实际上采取多数同意的原则。第二，决策是由当选的议员或政治家通过一定的政治规则决定公共产品的提供，如决定税收。但议员和政治家们最关心的是如何赢得选举，从而产生公共选择不符合效率原则的问题。第三，公共选择模型认为，非市场的集体选择即公共选择，实际上就是政府选择，公共政策作为一种公共物品，是由公共选择决定的，是集体选择的结果。

政府官员为了自己的利益，必定努力扩张政府职能、扩张预算从而导致"寻租"和行贿受贿等腐败行为的发生。因此，公共选择理论主张建立可靠的宪政制度，控制政府的扩张，更多地采用私营企业承包公共服务，引进市场机制改善政府的公共服务。

(二)对公共选择模型的简要评价

20世纪80年代后期以来，公共选择理论的应用范围已经远远超出了主流经济学和正统政治学的研究范围，它几乎涉猎了当代所有的社会热点问题。

首先，公共选择学者从经济学的假设、理论和方法入手来研究政治和公共决策问题，为公共政策和政治学研究提供了一个新的视野、新的研究途径，它用方法论个人主义来取代作为传统政治学主导途径的方法论集体主义，是对公共政策研究的政治学途径的有益补充或扩展。公共选择理论为经济学开辟了前所未有的广阔发展空间。

其次，公共选择学者丰富了当代政策科学和政治学理论，如非市场决策理论、政府失败论、国家与政党理论、投票规则的损益分析、官僚体制与代议制民主的分析，扩展或补充了当代政策科学和政治学的理论研究。

最后，公共选择理论有助于认识当代西方国家公共政策过程的本质及其局限性。由于选举规则和个人的多元目标追求是决定政府行为的重要因素，在任何不合理的选举规则下产生的政府以及政府官员为满足不合理的个人追求而采取的行动，都将把经济状况和社会福利引入恶化的境地。

【案例分析】

我国疫苗监管政策的议程与规划分析

2018年7月15日，"长春长生疫苗事件"曝光，舆论哗然。国产疫苗遭遇信任危机。在习近平总书记的多次批示指导下，在市场监督管理总局、药品监督管理局、全国人民代表大会宪法和法律委员会等多个部门的协同努力下，经面向社会公众、行业专家等多次公开征求意见，全国人民代表大会常务委员会的多次审议之后，《中华人民共和国疫苗管理法》于2019年12月1日起正式施行。从事件发生到决定专门立法，从草案形成再到表决通过并正式施行，在一年多的时间里，我国疫苗监管政策体系迅速完成了议程设立、规划、决策的全过程。

资料来源：佚名.拿什么拯救你，我的疫苗：我国疫苗监管政策的议程与规划分析［N］.教育部学位与研究生教育发展中心，2020-06-28

讨论：

1. 哪些力量或因素在推动着疫苗管理法的议程设立和方案规划？

2. 请使用公共政策分析的理论模型解析疫苗管理法出台的过程。

【思考题】

1. 在制度分析模型中，旧制度主义与新制度主义有哪些不同？

2. 简要评析完全理性决策模型。

3. 简要评析精英分析模型。

4. 简要评析集团分析模型。

5. 简要评析渐进决策模型。

第十章 公共政策分析的量化方法（一）

【学习目标】

1. 掌握：专家预测法的概念；专家预测法的方法；德尔菲法的特点。
2. 熟悉：脚本写作法的功能；脚本写作法的特点；投入产出法的特点。
3. 了解：博弈论的概念；博弈的构成要素。

【案例导读】

《自然·医学》发表十文合集——人类健康风险因素关联度重新量化

在英国《自然·医学》杂志近期发表的 10 篇论文合集中，科学家们提出了一种标准化方法，量化了风险因素（如吸烟和吃未加工红肉）与健康结果之间关联的证据强度。这一合集称为"IHME 举证责任研究"，该项目已历经 30 年，此次公布的结果测试了评估证据的方法的效度，这些证据是关于吸烟、高血压和食用未加工红肉及蔬菜对健康影响的。

暴露于风险因素会影响患特定疾病的可能性，因此理解和量化风险对于筹划公共政策指导（例如指导公共卫生实践，并允许在临床和个人层面做出更明智的选择）十分重要。然而现有的方法可能是主观的，不同程度的不确定性围绕着证据强度的量化，影响了精准理解和明确传递信息。

美国华盛顿大学研究团队提出了验证风险函数（BPRF，一种元分析方法），用于对暴露于有害或保护性风险因素后的健康结果进行评估，可分别评估传统方法估计的风险升高或降低。这基于合并了研究间差异和研究设计偏差校正后的现有证据。BPRF 可被解释为根据现有数据，暴露于某种生活方式因素可带来的最小水平的风险或保护。团队将 BPRF 分类成一个可判断的格式，使用五星打分，从一星（潜在无相关）到五星（极强相关）。

在 4 篇概念验证论文的第一篇中，研究人员揭示出受研究的 36 个健康结局中有 29 个与吸烟显著相关，其中有 5 个结局因与风险升高的相关程度较高被列为五星（例如肺癌与喉癌，以及外周动脉疾病）。

在另一项研究中，团队描述了高收缩压对缺血性心脏病的显著有害风险。例如，研究发现，一个人的收缩压在 107.5～165 毫米汞柱时，其缺血性心脏病风险平均提高 101.36%（相当于五星评分）。食用未加工红肉与缺血性心脏病风险升高的相关性被列为两星边界（弱至无证据），而食用蔬菜则与缺血性心脏病风险降低弱相关（两星）。

团队总结说，BPRF 方法可与现有方法一并使用，为更好地开发临床和公共卫生指南提供信息，并且他们将随着新证据出现继续更新这些分析。

这些研究成果组成了特别合集《IHME 举证责任研究》，其包括 5 篇研究论文、1 篇社论、2 篇新闻与观点文章、1 篇全球视点和 1 篇观点文章。

NOTE

资料来源：张梦然.《自然·医学》发表十文合集——人类健康风险因素关联度重新量化［N］.人民日报，2022-10-11（04）

第一节　专家预测法

在公共政策科学化的背景下，以理性分析为基础和依据的量化分析是当代公共政策分析的主流。政策分析不能单凭经验、想象、臆断或直觉，它强调尽可能用科学的方法进行理性分析，为科学的客观性、真理性、可检验性而努力。

预测分析是公共政策分析的基本形式。它往往是对未来可能产生事项的一种事前估测和推断。在公共政策分析中，它包括四方面的内容：一是对现有政策后果的预测；二是对于新政策在实施中可能产生后果的预测；三是对于新政策制定内容的预测；四是对于政策参与者和相关权力主体行为的预测。

在预测所需要的经验材料并不充分，又缺乏处理某一问题的有效理论时，预测就必须借助于专家们的经验、直觉和特有的洞察力。这类利用直觉和经验判断的方法，可以称作直观判断预测法。在实际问题的研究中，此方法常常与其他方法结合在一起。预测分析的方法很多，在公共政策分析中，专家预测法是一种常见的直观判断预测法。

专家预测法是以专家为对象索取信息并利用专家的直观判断能力、经验和特有的思维推理方式。专家预测法属于定性预测法。定性预测法是在掌握历史数据较少，又不够准确，无法用数据描述和进行定量分析时采用的。这种方法需要预测的人熟悉业务知识，具有丰富的实践经验，拥有综合分析能力，最好是经常进行预测的专家。他们能根据已经掌握的历史材料和数据，运用个人能力，对未来事物的发展做出分析和判断，再通过各方面意见的综合，作为预测的依据。

专家预测法的主要优点：预测过程迅速，成本较低；预测过程中，各种观点得以表达；若缺乏基本数据时，可以采用该方法加以弥补。但专家预测法也存在责任分散、未必能反映客观事实等缺陷。常见的专家预测法包括专家个人判断预测法、专家会议预测法、头脑风暴法。

一、专家个人判断预测法

专家个人判断法（individual judgement）是指依靠专家个人对政策问题及其所处环境的现状和发展趋势、政策方案及其可能结果等做出自己判断的一种创造性政策研究方法，可以运用于政策研究过程的各个环节之中。这种方法先征求专家个人的意见、看法和建议，然后对这些意见、看法和建议加以归纳、整理而得出一般的结论。

专家个人判断方法的优点是保证专家在不受外界影响、没有心理压力的条件下，充分发挥个人的判断和创造力。但是，这种方法受专家个人的知识面、信息来源及其可靠性、占有资料是否充分、对涉及问题是否感兴趣甚至个人的先入之见等因素所囿，也缺乏相互启发的氛围。因此，专家得出的个人判断容易带有片面性。专家个人判断法适合与其他方法结合使用，让被调查的专家之间不发生直接联系，并给时间让专家反复修改个人的见解，以取得较好的效果。

二、专家会议预测法

专家会议预测法是将有一定代表性和权威性的专家组织集结，对未来发展提出预测和设想，发挥专家集体的智慧，做出判断和评估。在不引起歧义的情况下征询专家意见，表明预测的意义和目的，使所有专家都能从同一角度理解问题。过程中事件构成一个有机整体，问题要按等级排队，先简单后复杂，先综合后局部。

专家会议有助于专家们交换意见，通过互相启发，可以弥补个人意见的不足，提供的方案更具体全面；通过内外信息的交流与反馈，产生"思维共振"，进而将产生的创造性思维活动集中于预测对象，在较短时间内得到富有成效的创造性成果，为决策提供预测依据。但是，专家会议也有不足之处，如有时心理因素影响较大，易屈服于权威或大多数人意见；易受劝说性意见的影响；不愿意轻易改变自己已经发表过的意见等。

专家会议的专家选择应遵循以下原则：第一，如果参加者相互认识，要从同一职位（职称或级别）的人员中选取，领导人员不应参加，否则可能对参加者造成某种压力。第二，如果参加者互不认识，可从不同职位（职称或级别）的人员中选取。这时，不论成员的职称或级别的高低，都应同等对待。第三，参加者的专业应力求与所论及的预测对象问题一致。

运用专家会议法，必须确定专家会议的最佳人数和会议进行的时间。专家小组规模以 10～15 人为宜，会议时间一般以进行 20～60 分钟效果最佳，会议提出的设想由分析组进行系统化处理，以便在后续阶段对提出的所有设想进行评估。

德尔菲法（delphi method）是对专家会议预测法的一种发展，它克服了面对面的弊端。专家通过参考群体的典型意见来修正自己的判断和意见，不至于迷信权威或因碍于情面而固执己见，便于集思广益，达成一致结论。德尔菲法将在下一节内容详细介绍。

三、头脑风暴法

在专家会议法的基础上进行群体决策，在既保证群体决策的创造性、又提高决策质量的前提下激发出了头脑风暴法。头脑风暴法（brainstorming）是一种用来产生有助于查明和概念化问题的思想、目标和策略的方法，于 1948 年由奥斯本提出，可以用来产生大量关于解决问题潜在办法的建议。头脑风暴法最早是精神病理学的专业术语，指无限制的自由讨论和联想，其核心是激发机理，在每一个新观念中引发联想形成新观念堆，激发讨论者的热情，突破束缚，打破传统，最大限度地发挥创造性的思维能力，并不断地开动思维机器，力求有独到见解，新奇观念，使每个人畅所欲言，提出大量的新观念。

头脑风暴法通过召集一定数量的专家（常为 10～15 人）一道开会研究，共同对某一问题做出集体判断。头脑风暴法的优点：①它能够发挥一组专家的共同智慧，产生专家智能互补效应。②它使专家交流信息、相互启发，产生"思维共振"作用，爆发出更多创造性思维的火花。③专家团体所拥有及提供的知识和信息量比单个专家所有的知识和信息量要大得多。④专家会议所考虑的问题方面及所提供的备选方案，比单个成员单独思考及提供的备选方案更多、更全面、更合理。这种方法的主要缺点：与会专家人数有限，代表性是否充分；与会者易受权威及潮流的影响；出于自尊心等因素，有的专家易于固执己见等。

为了给专家提供一个充分发挥创造性思维的良好环境，获得真知灼见，采用头脑风暴法组织专家会议时，应遵守如下基本原则：①提出论题或议题的具体要求，限制议题的范围，并规定提出设想时所用的术语，使主题突出，不至于漫无边际。②不能对别人的意见或建议评头品足、提出怀疑，不要放弃和中止讨论任何一个设想，要对每一个设想加以认真研究，不管它是否适当或可行。③鼓励与会者对已提出的设想或方案加以改进和综合，给予准备修改的设想者以优先发言权。④支持和鼓励与会者解放思想，创造一种自由讨论的氛围，激发其想象力和创造力。⑤发言要简练，不要详述，冗长的阐述将有碍创造性气氛，使人感到压抑。⑥不允许参加者宣读事先准备好的建议一览表。

头脑风暴法有各种类型：①直接的头脑风暴法：鼓励创造性活动的一种专家集体评估的方法。②质疑的头脑风暴法：同时召开两个专家会议的集体产生设想或方案（第一个会议按照直接的头脑风暴法要求进行，第二个会议对第一个会议提出的设想或方法加以质疑）。③有控制的产生设想的方法：利用定向智力活动作用于产生设想的过程，用于开拓远景设想和独到设想的方法。④鼓励观察的方法：其目的是在一定限制条件下，就所讨论的问题找出合理的方案。⑤对策创造的方法：即就所讨论问题寻找一个统一的方案。

实践证明，利用头脑风暴法进行政策研究尤其是政策结果预测，通过专家的交流、切磋，激发想象力和创造力，有可能在较短的时间里获得富有成效的方案或设想。

第二节　德尔菲法

德尔菲法源自20世纪50年代美国兰德公司的一项研究课题，代号为"德尔菲项目"。当时，美国空军委托兰德公司研究若苏联对美国发动核攻击的应对方法，该公司设计了一种专家估计法，并以"德尔菲项目"命名，旨在借助众多专家的智慧和预测能力来解决问题。1964年，兰德公司的研究人员发布了题为"长远预测研究报告"的研究，对德尔菲法进行了总结，并开始将其应用于技术预测领域。此后，德尔菲法作为一种专家评估方法传播开来，并经过多次改进一直延续至今。在这期间，数百个项目使用了德尔菲法进行预测。概括地说，德尔菲法采用了一种咨询调查的方法，通过向相关领域的专家提出问题，然后综合、整理、总结他们的回答意见，以匿名方式反馈给专家，再次征求意见，然后再次综合反馈。通过多次循环，最终得到了一致性较高且可靠性较大的意见。可以这样理解："德尔菲法是系统分析方法在意见和价值判断领域的有益延伸，它克服了传统数量分析的限制，为更科学地制定决策提供了新思路。由于能够对未来发展中各种可能性进行概率估计，德尔菲法为决策者提供了多种方案选择的可能性，而其他方法通常难以获得如此重要且以概率方式表达的明确答案。"

一、德尔菲法的特点

德尔菲法是一种反馈性函询调查预测方法，它是在个人主观预测和专家会议方法的基础上发展而来的。在方法论方面，德尔菲法具有以下三个主要特点。

1.匿名性　与专家会议方法不同，德尔菲法不将专家召集到一起开会讨论问题，而是追求专家之间的互不相知。这意味着参与项目评估的专家可以在不受学术权威、资历、口才、劝说或压力等因素影响的情况下提出意见，确保他们充分表达自己的看法。此外，专家的意见是匿名的，不会公开透露专家的个人回答，这有助于保持专家的学术声誉。为了确保匿名性和充分发表意见，该方法只将统计结果反馈给专家，而不会将专家个人的回答公开。此外，允许专家修改他们之前的意见，通过多轮反复，专家的意见逐渐变得更加清晰。

2. 函询和反馈 德尔菲法的两个重要特点是函询和反馈。专家的回答和对他人意见的了解是通过多轮函询表格的填写和反馈得到的。通常，后续函询表格会反映出专家的观点，并提供观点的依据。这使专家可以通过研判他人的意见，坚持原先的观点或形成新的观点。

3. 统计结果 德尔菲法是一种建立在专家主观判断基础上的预测和评估方法，因此，了解专家意见的趋势和一致性至关重要，对收集的意见进行合理的统计分析是必需的。意见的趋势性涉及大多数专家的观点倾向和集中程度，而意见的一致性涉及专家意见是否趋向一致及达到何种程度。这些统计分析可作为决策的依据，集中性较高和一致性较强的意见通常具有更高的决策价值。

二、应用程序

德尔菲法在缺乏客观资讯条件下的长期预测和方案估计方面具有特殊适用性。为了使专家意见有序化并便于统计，有序化的应用程序具有至关重要的意义。一般而言，完整应用德尔菲法需要经过以下六个步骤。

1. 提出项目命题 适合使用德尔菲法的项目命题非常广泛，几乎涵盖各种学科研究的问题。但需要考虑两个关键因素：首先，项目命题是否具有预测意义和实际意义，某些问题可能没有实际应用价值。其次，是否有足够多的相关专家愿意参与应答。

2. 成立项目组织 科学组织原则和方法同样适用于德尔菲法组织。但是，确保征集到足够多的专家来回应命题是至关重要的，组织的权威性和声誉也很重要。

3. 设计函询表 首先，简明扼要地解释命题和德尔菲法本身的原理。其次，命题的表述应准确清晰，避免产生歧义，最好不要包含过多的问题（不超过三个）。再次，应明确被预测对象实现的概率。最后，函询表本身应尽量简洁，并根据答案选择方式进行设计。在某些情况下，也可能需要为自由应答留出一些空间。

4. 确定专家名单和选择专家 首先，被邀请的专家应与命题相关，最好是直接相关的专家。通常情况下，专家的专业权威程度与预测精度存在正相关关系，即专业权威程度越高，预测精度越高。其次，专家应愿意参与应答，并最好是乐意参与。最后，需要合理确定参与专家的人数和相应的经费。

5. 发出和收回函询表 这是一个需要多次往复的过程。通常情况下，第一次函询表除了命题外没有限制，专家可以自由回答。随后的函询表经过对上一次函询表的综合整理，要求专家定向回答并提供回答理由。这一过程可以持续到组织者满意为止，前提是组织者能够确保专家愿意多次参与应答。

6. 分析统计结果 在函询过程结束后，组织者需要对统计结果的倾向性和可信度进行分析，决定是否将其作为政策依据或政策参考。

三、统计结果分析

德尔菲法是一种专家估计方法，通常与统计相关联。具体的统计结果和分析方法取决于评估的对象。常见的方法包括列表方式、直观图和文字叙述等。总体而言，评估对象可以分为两种情况：一是关于某个时间点的预测，二是关于某个方案的评估。下面分别讨论这两种情况。

1. 关于某个时间点的预测　德尔菲法经常用于某个时间点的预测。在这种情况下，专家通常提供一个具体的数字作为答案。对于这种情况，德尔菲法主要使用"中位数"和"四分点"来表示专家们的预测结果。中位数用于表示专家意见的集中趋势，而上下两个四分点的差值则反映了专家意见的分散趋势。通常的做法是将专家提供的数字按大小或高低顺序排列，并将专家总人数分成四等份。中位数表示中间值，表示一半专家认为时间早于它，另一半认为时间晚于它。下四分点位于中位数与最小值之间，上四分点位于中位数与最大值之间。两个四分点的差称为四分位距离，它反映了意见一致性程度。

如果我们设定以某项技术取得突破的年代为预测对象，11 名专家参加应答，则有表 10-1 的方式。

表 10-1　某项技术突破预测年代

下四分点（年）				中位数（年）			上四分点（年）			
1997	1998	1999	2000	2001	2002	2003	2004	2005	2006	2007

如专家往复应答了 5 轮，则可以列表为表 10-2。

表 10-2　专家预测数值列表

轮次	中位数（年）	下四分点（年）	上四分点（年）	四分点间距（年）
1	2002	1999	2005	1999—2005
2	2003	2000	2006	2000—2006
3	2001	1998	2005	1998—2005
4	2002	1999	2005	1999—2005
5	1999	1998	2004	1998—2004

从表 10-2 可见，中位数趋向于 2002 年，下四分点趋向于 1999 年，上四分点趋向于 2005 年，四分点间距约差 6 年。这说明，专家意见分歧较大。

2. 关于某种方案的评估　在许多项目中，专家需要评估的不是数字预测，而是有关某种方案的优劣。在这种情况下，人们可以采用评分方法，继续使用中位数来表示意见的集中程度，并使用四分位距离来表示离散程度。此外，还经常应用另一种统计方法，即直接名次排队法。这种方法涉及统计每位专家对不同方案的评定名次，然后将每个方案的不同名次相加，从而得出每个方案的名次总和，名次总和最高的方案被认为是专家最推崇的。这种方法的重点在于确定每个方案的名次高低顺序，以确定名次最高的方案，而不考虑不同名次方案之间的具体差距。举例说明如下：

如果我们设定 6 位专家对 5 个方案进行评估，见表 10-3。

NOTE

表 10-3   专家评估名次

专家代号 \ 评定名次	第一名	第二名	第三名	第四名	第五名
01	甲	乙	丙	丁	戊
02	乙	丙	甲	戊	丁
03	甲	乙	丁	戊	丙
04	丙	甲	乙	丁	戊
05	乙	甲	丙	丁	戊
06	甲	丙	乙	戊	丁

为得出名次总和，还得列出相应的计算表，见表 10-4。

表 10-4   专家评估名次总和

方案名称 \ 评定名次 \ 专家代号	01	02	03	04	05	06	名次总和
甲	1	3	1	2	2	1	10
乙	2	1	2	3	1	3	12
丙	3	2	5	1	3	2	16
丁	4	5	3	4	4	5	25
戊	5	4	4	5	5	4	27

为了解专家意见的倾向性程度，通常还需要计算一项名为"一致性系数"的指标。该系数的数值为 0～1，数值越接近 1，表示意见的一致性程度越高，反之亦然。该系数的计算公式如下：

$$CI = \frac{12S}{m^2\left(n^3 - n\right)}$$

公式中诸项符号分别表示：

CI——一致性系数

S——名次总和的差方和

m——专家数目

n——方案数目

其中差方和的计算公式为：

$$S = \sum x^2 - \frac{\left(\sum x\right)^2}{n}$$

公式中 $\sum x$ 表示各方案的名次总和。

用上述专家评估名次计算，其一致性系数为：

$$\sum x = 10+12+16+25+27 = 90$$

$$\left(\sum x\right)^2 = 90 \times 90 = 8100$$

$$\sum x^2 = 10^2 + 12^2 + 16^2 + 25^2 + 27^2 = 100 + 144 + 256 + 625 + 729 = 1854$$

$$S = 1854 - \frac{8100}{5} = 234$$

$$CI = \frac{12 \times 234}{6^2 \times \left(5^3 - 5\right)} = 0.65$$

经计算，一致性系数为 0.65，说明专家意见的一致性程度不是很高。

自 20 世纪 60 年代开始应用德尔菲法进行专家预测以来，实践中逐步发展出了一些经过修正的德尔菲法，这些方法统称为派生德尔菲法。这些方法可以大致分为两类：第一类方法保留了原始德尔菲法的基本概念和技术方法，但在某些环节上进行了局部的改进。例如，增加向专家提供更广泛的与其专业相关的背景资料，减少应答的轮次等。第二类方法则对德尔菲法的特性进行了部分改变。例如，部分改变匿名性，部分取消反馈，甚至在函询的基础上引入公开争论等。

第三节　脚本写作法

一、脚本写作法的概念

脚本写作（scenario writing），又称前景描述法、情景分析法。按照爱德华·S. 奎德（Edwards Quade）的说法，脚本是对所要分析、设计和评估的系统或政策被设想将要实现的各种条件的描述或预言；脚本写作就是准备一系列的从现在到未来某个时间的假设可信事件的逻辑序列。脚本有各种表现形式，在一些场合下，脚本可能由计算机的语言来加以表达；而在另一些场合，它看起来可能像一篇历史论文，有丰富的细节，传达的不仅仅是有形的状况，还有作者的语调和心情。

二、脚本写作法的特点

脚本写作有其不同于其他政策分析方法的特征。

（一）以一系列假设为基础

脚本写作是一项复杂的任务，需要建立在一系列详细的假设基础上，而不仅仅依赖于某个单一的假设。这些假设是关于未来特定时间内（例如 3 年、5 年、8 年、10 年等）系统、政策及环境的发展趋势或状况的详细描述或预测。这些假设不仅需要对未来发展有一定的理解和预测能力，同时也需要充分了解当前和过去的情况，以便更好地预测未来的趋势和变化。

在进行脚本写作时，需要根据这些假设进行逻辑严密的推理和推断，以便得出合理的结论和建议。这需要具备清晰明确的思路和扎实的逻辑推理能力，以确保所提出的建议和方案切实可行并具有可操作性。

（二）任何脚本只能描述一种可能的前景

由于未来的系统、政策及环境存在着各种不确定因素，包括经济、社会、技术等多个方

NOTE

面，这些因素可能会对政策的制定和实施产生影响，因此政策分析中需要考虑到这些不确定性。而任何脚本只能描述一种可能的前景，因此，在政策分析中，往往需要编写几个不同的脚本，以便涵盖各种可能的情况，而不只是单一的脚本。

这些脚本可以根据不同的假设和条件进行分类。一些脚本规定的是典型的任务、典型的条件和典型的限制，这些脚本代表了比较普遍的情况，可以根据实际情况进行修改和应用。而另一些脚本则规定了一些独特的、不可能的甚至是极端的条件，在这些条件下，政策仍可能运行。这些脚本虽然不太可能发生，但是也需要考虑到，以便在政策制定时更加全面和客观。

一个常见的做法是同时准备 3 个脚本。首先是"无突变"的脚本 A，这个脚本是假定目前的趋势会继续下去，不会产生重大改变的未来情况的脚本。其次是备选脚本 B 和脚本 C，这些脚本则规定了一些可能发生重大变化的条件，包括时间更长、范围更广的脚本。这些脚本可能需要更深入的分析和更详细的假设，以便更好地描述未来可能发生的各种情况。

三、脚本写作法的作用

作为政策分析中的一种创新性思维方式，脚本写作不仅为研究者提供了有关未来的独特见解和深度信息，还帮助研究者深化了对特定政策可能带来的潜在结果的了解。这种方法在分析问题的各个层面时，能够精练并精准地识别出某一可能情境中多种因素的相互关系，同时排除那些无关紧要的因素。通过应用这种方法，决策过程能够更好地实现科学性和准确性，减少决策的盲目性和随意性。通过构建一个未来可能发生的事件的样本集，一系列脚本可以为我们提供有关未来可能出现的风险的预警，这不仅提供了灵敏的未来预测，也为决策者提供了关键的参考依据。此外，脚本写作还可以帮助政策分析者更深入地了解和掌握复杂的政策问题，提高分析的质量和深度，为制定更加合理、全面的政策提供坚实的支持。

除在政策分析的应用之外，脚本写作也被用于其他领域（如组织行为研究）。脚本主要是一种交流手段，一个好的分析脚本，通过对实际数据的逻辑和想象的使用伸展了可能的世界戏剧性的诉求——已被证明在军事、工业、商业中拓宽偶发性是非常有用的。

四、脚本写作法的基本步骤

脚本写作法的基本步骤包括：确定政策目标、收集数据、编写脚本、模拟政策实施和影响、分析和解释结果。这种方法的优点是可以模拟各种可能的政策情景，从而帮助决策者更好地理解政策的影响和效果。

（一）确定政策目标

确定政策目标是脚本写作法的第一步。这一步骤需要明确具体目标，确保它们是可衡量的、可实现的、与实际相关且具有清晰的时间限制。在设定这些目标时，必须建立在对当前问题的深刻理解之上，并需要对未来的预期结果进行合理预测。这些目标应该能够被准确地衡量，以确保在实施政策后，能够根据实际效果对目标进行评估。此外，政策目标应该是可实现的，这意味着它们应该基于现实情况，并考虑到资源和时间的限制。同时，这些目标应该与政策的主要目的紧密相关，以确保政策实施的方向正确。最后，政策目标应该具有明确的时间限制，这有助于确保政策实施的效率和及时性。

（二）收集数据

收集数据是脚本写作法的重要环节。这个过程需要研究人员仔细筛选各种来源的数据，包括政府工作报告、学术研究、专家访谈等，以确保所获取信息的真实性和可靠性。数据的准确性和完整性对于脚本的准确性和可信度具有决定性的影响，因此必须给予高度的重视。

为了确保数据的质量和完整性，研究人员需要采取一系列有效的措施。首先，他们需要仔细筛选数据来源，选择具有公信力和权威性的渠道，如政府官方网站、学术期刊、专业研究机构等。其次，研究人员需要运用科学的方法对数据进行处理和分析，以排除异常值和误差，确保数据的准确性和客观性。此外，他们还需要对数据进行合理的比较和综合，以获得更全面、更深入的认识，为脚本写作提供有力的支持。

（三）编写脚本

编写脚本是脚本写作法的核心环节，也是确保政策实施效果的重要步骤。在编写脚本时，需要对政策的实施过程进行详细描述，包括政策的具体内容、执行方式、参与者的角色和责任等。这一环节需要充分发挥想象力和创造力，尽可能地考虑到实施过程中可能出现的各种情况，并提前制定应对措施。同时，还需注意语言表达的准确性和逻辑性，以确保脚本的可读性和可操作性。

此外，脚本还需要描述政策的期望结果，这包括预期的经济效果、社会效果和环境效果等。经济效果指的是政策实施后对经济的影响，例如促进经济增长、提高就业率等；社会效果指的是政策实施后对社会的影响，例如改善社会福利、提高居民生活质量等；环境效果指的是政策实施后对环境的影响，例如保护环境资源、改善生态环境等。通过综合考虑这些因素，可以更好地评估政策的可行性和可持续性。

（四）模拟政策实施和影响

模拟政策实施和影响是脚本写作法的核心关键步骤。在这一步骤中，通常需要借助计算机模型或者专业的统计软件来进行具体的操作和计算，以实现政策实施过程的模拟及预测其可能产生的影响和效果。也可以根据具体情况考虑使用人工智能技术，比如深度学习模型或者自然语言处理算法来生成模拟结果。这种模拟并不是简单的猜测，而是基于大量的历史数据、科学研究及专业领域的理论模型进行的精准预测。模拟的结果应该与实际的政策结果进行比较，以评估脚本的准确性和可靠性。通过这种模拟政策实施和影响的方式，可以更好地了解政策的实际效果，为决策者提供有价值的参考依据，同时也可以帮助决策者更好地评估政策的合理性和优劣，进一步完善相关政策。

（五）分析和解释结果

分析和解释结果是脚本写作法的最后一步，这一步骤具有极其重要的意义。通过深入剖析模拟结果，我们能够更加全面、准确地理解政策的影响与效果。这一步骤需要研究者具备扎实的专业知识和丰富的实践经验，以便能够系统地分析模拟结果，并从中提取出详尽、准确的结论。

在分析和解释结果的过程中，我们需要采用批判性的评估方法来对待脚本。这种评估是对脚本的质量和可信度进行综合考量，从而提高研究结果的可信度和价值。批判性评估需要广泛收集相关数据和文献，对脚本进行全面的分析和比较，并考虑各种可能的误差和不确定性。通过这种方式，我们可以对脚本进行全面的评估，并针对其不足之处提出建设性的改进意见，从而提高脚本的质量和可信度。

第四节　投入产出分析法

一、投入产出分析方法简介

随着现代科学技术的不断进步，社会生产正朝着高度专业化和社会化的方向发展。社会各部门和企业之间普遍存在着高度关联和相互依存的客观现象。它们既消耗资源，也生产产品，即存在着"投入"和"产出"的双重角色。生产的产品供应满足各部门和系统外部的需求，同时也消耗了其他部门提供的产品。消耗的目的是生产，而生产的结果必然创造了新的价值。对每个部门来说，物资的消耗和创造的新价值等于其总产值，这体现了"投入"和"产出"之间的平衡关系。投入产出分析被广泛应用于国民经济系统、部门经济系统、地区经济系统和企业经济系统，是公共管理和公共政策分析的重要方法之一。目前，随着我国国民经济的快速发展和科学技术的飞速进步，投入产出方法的应用前景广阔。

投入是进行一项活动的消耗。如生产过程的消耗包括本系统内各部门产品的消耗（中间投入）和初始投入要素的消耗（最初投入）。产出是指进行一项活动的结果。如生产活动的结果是系统各部分生产的产品（物质产品和劳务）。

列昂剔夫（Wassily Leontief）投入产出思想的渊源可以追溯到重农学派魁奈（Francois Quesnay，1694—1774）著名的《经济表》。列昂剔夫把他编的第一张投入产出表称为"美国的经济表"。数理经济学派瓦尔拉（Walras，1834—1910）和帕累托（Vilfredo Pareto，1848—1923）的一般均衡理论和数学方法在经济学中的应用构成了列昂剔夫体系的基础。列昂剔夫本人认为"投入产出分析是全部相互依存这一古典经济理论的具体延伸"。

投入产出分析法（input-output method）最重要的应用是制订中长期的经济发展计划。通过投入产出表，可以分析报告国民经济中的各种重要比例关系，如各部门之间、积累消费、中间需求和最终需求、中间消费和新创造的价值等之间的比例关系。也可以进一步分析如消费需求、投资需求和进出口数量的变动、整个国民经济结构的变化。通过对投入产出表的分析，可以调整各部门的比例，编制出各部门相互衔接、比例得当的经济发展计划。另外，可以将投入产出方法和数学规划方法结合起来，在资料具备后，就可以编制出既能使各部门相互协调和平衡，又能使某一目标值达到最大或最小的国民经济最优计划。

利用投入产出分析法进行经济预测，是投入产出分析应用最为广泛的一个方面。通过对若干份、若干期投入产出表进行动态分析，可以找出各种经济数据的变化规律，从而对整个国民经济或地区、企业未来的发展趋势做出预测。

二、投入产出法的基本特点和实际应用

（一）基本特点

1. 它从国民经济是一个有机整体的观点出发，综合研究各个具体部门之间的数量关系（技术经济联系）。整体性是投入产出法最重要的特点。

2. 投入产出表从生产消耗和分配使用两个方面同时反映产品在部门之间的运动过程，也就是同时反映产品的价值形成过程和使用价值的运动过程。

3. 从方法的角度，它通过各系数，一方面反映在一定技术和生产组织条件下，国民经济各部门的技术经济联系；另一方面用以测定和体现社会总产品与中间产品之间的数量联系。

（二）实际应用

投入产出分析法还可以用来研究一些专门的社会问题，如污染问题、人口问题、就业问题、军备开支、投资分配、能耗平衡。在公共政策分析中，由于各部门之间存在着各种各样的经济联系，一项新的经济政策出台、实施，往往会引起连锁反应。投入产出分析法可用于政策模拟，通过投入产出模型估计这个复杂系统的相互影响，来分析重大决策对国民经济的影响。

投入产出模型可以分为以下几类：动态模型和静态模型；价值型模型和实物型模型；世界性、全国性、地区间、地区、部门、企业模型；产品模型、固定资产模型、生产能力模型、劳动模型、价格模型、财务模型和环境保护模型。

目前，投入产出法和系统科学相结合，使其应用面日益广泛。同时，它也和经济计量学结合，使其研究方法和内容都大为深化。

三、投入产出表与投入产出基本模型

（一）投入产出表的结构

投入产出表是进行投入产出分析的基本工具。它建立在对国民经济各部门产品流向分析的基础上。设经济系统由 n 小个部门组成，部门 j 的总产出为 X_j，最终产品记为 Y_j，从部门 i 流向部门 j 的中间产品记为 X_{ij}，则得到投入产出表的一般形式，见表10-5。

表 10-5 投入产出表一般形式

（单位：千万元）

		中间产品					最终产品					总产出
		部门1	部门2	……	部门n	合计	消费	储备	出口	进口	合计	
劳动对象消耗（中间投入）	部门1	X_{11}	X_{12}		X_{1n}		y_{11}			y_{1n}	Y_1	X_1
	部门2	X_{21}	X_{22}		X_{2n}							X_2
	……											
	部门n	X_{n1}	X_{n2}		X_{nn}	y_{n1}				y_{nn}	Y_n	X_n
	合计											X_j
固定资产折旧		D_1	D_2		D_n							
新创造的价值（初次分配）	劳动报酬	V_1	V_2		V_n							
	利润	M_1			M_n							
	合计	N_1			N_n							
总投入		X_1	X_2		X_n	X_j						

投入产出表由三个部分组成，分别为第一象限、第二象限、第三象限。第一象限由名称相同、排序相同、数目一致的若干个产品部门纵横交叉组成。主栏为中间投入，宾栏为中间产品。侧重揭示国民经济各部门之间相互依赖、相互制约的技术经济联系。

NOTE

第一象限是投入产出表的核心，表中每个数字都具有双重意义：横向表明每个产品部门的产品或服务提供给各个产品部门使用的数量；纵向表明每一个产品部门在生产过程中消耗各个部门的产品或服务的数量。第二象限表示产品或服务用于各种最终使用的数量。第三象限反映新创造价值的形成过程和构成情况。第一象限和第二象限连接在一起，反映国民经济各部门的产品或服务的分配、使用去向。第一象限和第三象限连接在一起，反映国民经济各部门的产品或服务的投入来源。

（二）投入产出基本模型

从表 10-5 的横向看：中间使用 + 最终使用 = 总产出，即：

$$X_1 = X_{11} + \cdots + X_{1n} + Y_1$$
$$\vdots$$
$$X_n = X_{n1} + \cdots + X_{nn} + Y_n$$

从表 10-5 的纵向看：中间投入 + 最终投入 = 总投入，即：

$$X_1 = X_{11} + \cdots + X_{n1} + N_1$$
$$\vdots$$
$$X_n = X_{n1} + \cdots + X_{nn} + N_n$$

从表 10-5 的总投入和总产出看：第 i 部门的总投入 X_j = 第 i 部门的总产出 X_j

从表 10-5 第二象限和第三象限看：

$$\sum_{i=1}^{n} Y_i = \sum_{j}^{n} N_j$$

在投入产出核算中，直接消耗系数和完全消耗系数被称为投入产出参数。

直接消耗系数 a_{ij}，（i, j=1，2$\cdots n$），$a_{ij} = \frac{x_{ij}}{x_i}$ 式中，a_{ij} 为第 j 部门生产单位产品所需的第 i 部门的投入量，又称为"技术系数"或"投入系数"。直接消耗系数矩阵用 A 表示：

$$A = \{a_{ij}\}_{n \times n} = \begin{bmatrix} a_{11} a_{12} \cdots a_{1n} \\ a_{21} a_{22} \cdots a_{2n} \\ \vdots \\ a_{n1} a_{n2} \cdots a_{nn} \end{bmatrix}$$

直接消耗系数矩阵用 A 完整地反映了一个经济系统的消耗结构。这时，投入产出表可以用矩阵形式的方程表示，即：

$$X = AX + Y$$

完全消耗包括直接消耗与间接消耗，完全消耗系数 b_{ij}：

$$b_{ij} = a_{ij} + \sum_{k=1}^{n} a_{ik} a_{kj} + \cdots$$

完全消耗系数矩阵：$B = \{b_{ij}\}_{n \times n}$

完全消耗系数矩阵 B 与直接消耗系数矩阵 A 之间的关系为：

$$B = (I-A)^{-1} - I$$

I 为单位矩阵。

（三）投入产出案例分析

某城市由煤炭企业、电力公司和地方铁路运输组成它的基本经济系统。生产价值 1 元的煤，需消耗 0.25 元的电费和 0.35 元的运输费；生产价值 1 元的电，需消耗 0.40 元的煤费、0.05 元的电费和 0.10 元的运输费；而提供价值 1 元的铁路运输服务，则需消耗 0.45 元的煤、0.10 元的电费和 0.10 元的运输费。在某个星期内，除了这三个企业间的彼此需求，煤矿得到 50000 元的订单，电厂得到 25000 元的电量供应要求，而地方铁路得到价值 30000 元的运输需求。试问：1. 这三个企业在这星期各应生产多少产值才能满足内外需求？ 2. 除了外部需求，试求这星期各企业之间的消耗需求。3. 同时求出各企业新创造的价值（产值中除去各企业的消耗所剩的部分）。

解：1. 设煤矿、电厂和地方铁路在这星期生产总产值分别为 x_1、x_2、x_3（元），那么

$$\begin{cases} 0x_{11} + 0.40x_{12} + 0.45x_{13} + 50000 = x_1 \\ 0.25x_{21} + 0.05x_{22} + 0.10x_{23} + 25000 = x_2 \\ 0.35x_{32} + 0.10x_{32} + 0.10x_{33} + 30000 = x_3 \end{cases}$$

这里

$$A = \begin{pmatrix} 0 & 0.4 & 0.45 \\ 0.25 & 0.05 & 0.10 \\ 0.35 & 0.10 & 0.10 \end{pmatrix} \quad Y = \begin{pmatrix} 50000 \\ 25000 \\ 30000 \end{pmatrix} \quad X = \begin{pmatrix} x_1 \\ x_2 \\ x_3 \end{pmatrix}$$

由 $X = AX + Y$ 得，$X = (I-A)^{-1}Y$，因而，可以求出

$$X = \begin{bmatrix} x_1 \\ x_2 \\ x_3 \end{bmatrix} = \begin{bmatrix} 114458 \\ 65395 \\ 85111 \end{bmatrix}$$

可知在该星期中，煤矿、电厂和地方铁路的总产值分别为 114458 元、65395.4 元和 85111 元。

2. 将 $x_1 = 114458$ 分别乘以 0，0.25，0.35 得到各企业为煤矿的总产值所作消耗：

$$x_1 \begin{pmatrix} 0 \\ 0.25 \\ 0.35 \end{pmatrix} = 114458 \times \begin{pmatrix} 0 \\ 0.25 \\ 0.35 \end{pmatrix} = \begin{pmatrix} 0 \\ 28614.5 \\ 40060.3 \end{pmatrix}$$

类似地，各企业对电厂、铁路的产值所作消耗：

$$x_2 \begin{pmatrix} 0.4 \\ 0.05 \\ 0.1 \end{pmatrix} = 65395 \times \begin{pmatrix} 0.4 \\ 0.05 \\ 0.1 \end{pmatrix} = \begin{pmatrix} 26158 \\ 3269.75 \\ 6539.5 \end{pmatrix}$$

$$x_3 \begin{pmatrix} 0.45 \\ 0.1 \\ 0.1 \end{pmatrix} = 85111 \times \begin{pmatrix} 0.45 \\ 0.1 \\ 0.1 \end{pmatrix} = \begin{pmatrix} 38299.95 \\ 8511.1 \\ 8511.1 \end{pmatrix}$$

3. 设 z_1，z_2 和 z_3（元）分别为煤矿、电厂和地方铁路在这星期的新创造价值，那么应有

$$\begin{cases} 0x_1 + 0.25x_1 + 0.35x_1 + z_1 = x_1 \\ 0.40x_2 + 0.05x_2 + 0.10x_2 + z_2 = x_2 \\ 0.45x_3 + 0.10x_3 + 0.10x_3 + z_3 = x_3 \end{cases}$$

容易得到

$z_1 = 45783.2$

$z_2 = 29428$

$z_3 = 29788.85$

这时，可以写出投入产出表，见表 10-6。

表 10-6   三个企业投入产出表   （单位：元）

投入 \ 产出	中间产品				最终产品	总产值
	煤矿	电厂	铁路	小计		
煤矿	0	26158	38300	64458	50000	114458
电厂	28615	3270	8511	40395	25000	65395
铁路	40060	6540	8511	55111	30000	85111
小计	68675	35968	55322	159964	105000	264964
新创造价值	45783	29428	29789	105000		
总产值	114458	65395	85111	264964		

注：由于表格数据进行保留整数处理，存在一定误差。

一般来说，在对一个国家或区域的经济用投入产出法进行分析和研究时，首先根据统计数字制定投入产出表，进而计算出有关的技术系数，即直接消耗系数与完全消耗系数。对这些系数的分析，可以了解经济系统的结构和各部门之间的数量关系，还可通过求解方程组来获知最终需求的变动对各部门生产的影响。

第五节   运筹博弈

一、运筹学

公共政策的决策方法可以分为定量和定性两种。运筹学是 20 世纪 40 年代发展起来的一门定量决策科学，广泛应用于军事、经济、管理、外交、工程技术等领域，兼具理论性与实用性。运筹学利用数学、计算机科学及其他科学的理论与方法定量研究各系统运行中的数量化规律，合理规划和统筹优化资源，为政策决策者选择最优方案，为实现社会效益和经济效益提供依据。简而言之，运筹学是探索在人力、物力、财力等资源有限条件下最优方案的学科。

正确建立和使用模型是利用运筹学解决实际问题的关键步骤，数学模型是对研究对象系统行为的一种定量描述和本质抽象。运筹学模型主要包括形象模型、模拟模型和数学模型等。数学模型是运筹学中运用最广泛的模型，通常根据数学模型是否包含随机因素划分模型类型，若不含随机因素则称为确定性模型，如线性规划、非线性规划、整数规划、图与网络分析和动态规划等；若包含随机因素则称为不确定性模型，如排队论、存储论、决策论和博弈论等。其中博弈论是运筹学学科体系中的一个重要分支。

二、博弈论

（一）博弈论的含义

"博弈"一词译自英文"Game"，意为游戏、比赛，是指在一定规则下，利害关系对立的各方为了获胜而根据他方策略来确定自身要采用的对策的活动，比如下棋、打牌、球赛等。博弈论（Game Theory）又称对策论，是研究有竞争关系的决策参与主体在发生相互作用时的理性决策行为及其损益得失结果的数学理论和方法。使用策略优化法理性解决多元决策情境引起冲突的方法可以称为运筹博弈。

（二）博弈的构成要素

博弈的形式各种各样，但任何一个博弈都包含参与者、博弈的规则、行动策略集和结果（得益）四个基本构成要素。使用博弈论开展公共政策分析研究的方法就是通过使用四个基本要素建立模型来描述和表达的。

博弈规则描述了适用于所有参与者的多种选择，这些选择通常用数学上的矩阵来表述。三个及以上参与者的博弈，称为多人博弈；只有两个参与者的博弈，称为双人博弈。双人博弈是最普遍、研究最多的选择形式，被称为二阶矩阵，即只有两个参与者，且每人仅有两种选择（图 10-1）。二阶矩阵会有四种可能的结果或得益，结果或得益是指在一个特定的行动策略组合下参与者获得的利益，在可能的每一个结果上，参与者会有得有失，即其得益用数量来表示，可正可负，通常使用矩阵的一个小方框来表示。

		参与者甲	
		策略A	策略B
参与者乙	策略A	（甲结果，乙结果）	（甲结果，乙结果）
	策略B	（甲结果，乙结果）	（甲结果，乙结果）

图 10-1　博弈的二阶矩阵

按照参与者得益之和是否为零的情况，博弈可分为零和博弈与非零和博弈。零和博弈表现的是局中人的利益完全对立的情况，两人零和博弈中只有两个局中人参加，且参与者的得益或支付之和为零，即一方的得益必为另外一方的损失，因此也称为严格竞争博弈，如猜硬币游戏，我所得即为你所失。非零和博弈是参与者的得益或支付之和不为零的情况，也是研究最多的博弈类型，经典的博弈案例有囚徒困境问题。

囚徒困境问题假设有两个人因为涉嫌一次犯罪而被捕进监狱。为了防止串供，他们被警方分别关在两个房间内隔离审讯。法官认定这两个人都犯了罪，但如果两个人都不坦白，法官就没有足够的证据来定他们的重罪，只能根据一些次要证据判处每人 5 年监禁；如果两个人都坦白，他们就会受到从宽惩处，每人被判 10 年监禁；如果一个人坦白而另一个人不坦白，坦白者将将功折罪，从轻发落，处以 1 年监禁，不坦白的人将被处以所犯罪行的最高刑罚——20 年监禁。

可见囚徒困境问题是：这两名囚犯都知道以上的量刑标准，但他们又被隔离审讯，都不知道对方会作何选择，他们应该怎样选择自己的对策？

根据案例中所给出的信息，可以写出囚徒困境博弈的 4 个基本要素。

1. 参与者　囚犯甲和囚犯乙。

2. 博弈的规则　对每一个囚犯来说，如果两个人都坦白，他们就会受到从宽惩处；如果只有其中一个人坦白，则坦白者将功折罪，从轻发落，不坦白的人将被处以所犯罪行的最高刑罚；但如果两个人都抵赖，法官没有足够的证据来定他们的重罪。

3. 行动策略或策略集　每一个囚犯都有两个策略可选择，坦白或者抵赖。

4. 结果或得益　对于每个囚犯的策略选择，会出现与之对应的四个策略组合，即（抵赖，抵赖），（坦白，抵赖），（抵赖，坦白），（坦白，坦白）。每个结果组合上，囚犯也会有对应的得益或者损失，分别为（−5，−5），（−1，−20），（−20，−1），（−10，−10）。

博弈矩阵见图 10-2。

囚犯甲

	抵赖	坦白
囚犯乙 抵赖	（−5，−5）	（−1，−20）
坦白	（−20，−1）	（−10，−10）

图 10-2　囚徒困境的博弈矩阵

面对如此境况，囚犯甲看来难以做出抉择，他似乎感到自己正处于两难的境地。从合作角度来看，两个人都不坦白是最优的选择（每个人被判 5 年监禁），但现在的问题是他们正处在一个竞争的环境，两人之间无法沟通，选择不坦白要冒极大的风险（被判 20 年监禁），所以唯有坦白才是个人理性的优化选择。

（三）博弈论在公共政策分析中的应用

博弈论模型适用于无法事先判断一个决定是否为最优选择，只能根据他人的行动策略才能做出自己最佳决定的情境。在政策科学研究领域，最早将博弈论的概念和方法应用于研究公共政策执行问题的是巴尔达赫（Eugene Bardach），他认为政策执行过程可以视为一种赛局，包括竞赛者（政策执行人员和相关人员）、利害关系（竞赛可能的原因）、竞赛的资源（包括策略与技术等软资源和财经、权威等硬资源）、竞赛的规则（竞赛获胜的标准或条件）、竞赛者之间信息沟通性质、所得结果的不稳定程度等。而公共政策的博弈分析法，就是遵循博弈原则进行政策分析的方法，公共政策执行的成功与失败取决于政策执行人员、政策目标群体等各方参与者的策略选择。

卫生政策是卫生领域的公共政策，是政府为解决特定的卫生问题、实现一定的卫生工作目标而制定的各种工具的总和。政策主体多样化及相关利益主体之间利益冲突复杂是卫生政策的重要特点，如何协调各利益相关者之间的利益并化解冲突矛盾，是保障人民的健康和健康权益、统筹卫生事业高效可持续发展、实现卫生事业发展目标的重要议题。

卫生政策中牵涉到的众多利益主体包括政府卫生相关部门、各级各类医疗机构、医药企业、医务工作者、患者及其家属等，每个主体都有其利益或诉求。在卫生事业改革和发展的关键时期，充满了各种各样的博弈问题，例如公立医院改革进程中的激励约束问题、医疗保险中的道德损害和逆向选择问题、药品招标采购中的讨价还价问题等。目前已有研究将博弈论应用于卫生政策分析。郝模以医疗费用过快增长为例，明确了政府财政与物价部门、医保部门、医疗机构、医药企业、民众等各相关主体的利益诉求、策略集及支付函数，并通过构建博弈矩阵论证了最佳均衡结果应该是"政府适宜投入，医院规范服务"。

利用运筹博弈理论构建适宜的模型框架，分析各相关主体发生矛盾冲突的根本原因和现实本质，寻找有利于统筹协调各主体需求并促进各利益相关方合作互动的博弈规则，以及通过博弈结果的揭示论证最优策略选择的必要性，对于破除卫生决策障碍，推动卫生政策成功执行，最终实现优化卫生资源配置及保障和增进人民健康的目的具有重要意义。

【思考题】

1. 如何看待直观判断预测在公共政策分析中的作用？

2. 德尔菲法如何在政府和组织内用于政策制定和决策？

3. 什么是投入产出分析？它在公共政策制定及分析中的作用如何？

4. 简述脚本写作法不同于其他政策分析方法的特点。

5. 结合现实案例，分析说明博弈论的理论及方法在卫生政策科学中的作用。

第十一章　公共政策分析的量化方法（二）

【学习目标】

1. 掌握：公共政策分析的定量方法，决策分析、规划方法与统计方法。
2. 熟悉：规划方法中求解线性规划模型的 Excel 软件及 LINDO 软件的运用。
3. 了解：决策方法的数学原理与计算机软件应用。

【案例导读】

2001～2022 年中医药国际化政策文本量化分析

中医药国际化是中医药现代化建设的重要命题。在"一带一路"倡议下，中医药领域已成为国家层面交流合作的重要方向。中医药国际化人才培养、标准化建设、商贸与文化传播壁垒突破等重点问题亟须重视。政策的推动对中医药国际化发展至关重要。采用政策文本量化分析方法，从政策工具视角梳理 2001～2022 年国家层面发布的中医药国际化政策文件，对当前中医药国际化政策管理思路进行分析，是对服务国家"中医药国际化"战略的进一步完善。

当前中医药国际化政策运用政策工具的结构有待均衡，导致当前中医药国际化战略侧重政府，多元主体活力待激发。首先，三类政策工具的使用比例有待均衡。供给型政策工具占比过高，说明当前国家层面主要以直接扩大供给推动中医药国际化发展，中医药国际化发展的核心力量仍在政府，而对于改善社会环境、间接影响社会参与中医药国际化事业的政策关注相对不足，对直接提出需求拉动中医药国际化发展不够重视，可能导致中医药国际化政策推动乏力。其次，三类政策工具内部结构有待均衡。供给型政策工具内部，知识产权与标准化建设方面备受重视，而政策研究支持、国际合作机制建设等方面关注度不足，说明中医药国际化发展战略的对外政策关注度不足，可能导致中医药国际化发展海外壁垒等重点挑战突破难。环境型政策工具内部，当前政策类型强调规划引导的重要性，以形成目标清晰、结构合理的中医药国际化发展工作环境格局。而监督考核、责任追究、奖惩等管理规定设置不足，中医药国际化相关制度与规范有待进一步明确，有助于督促措施落实。社会资本参与、产学研合作与产业塑造方面关注度低，也说明本领域发展仍以政府推动为主，缺乏社会主体参与和产业化发展，可能导致中医药国际化发展缺乏市场活力。需求型政策工具内部，政府直接提出试点示范项目需求的政策拉动力量明显。但在商品贸易、医疗援外、资源保护与开发等方面重视度不足，说明中医药国际化发展方式、途径有待进一步发掘、优化。

三类政策工具的均衡使用，有利于激发中医药国际化领域健康发展，应提高需求型、环境型政策工具使用，促进政策合理均衡规划。首先，加强政府采购、服务外包等形式的中医药国际化需求型政策工具设置，提高对中医药国际合作项目的需求，将民营机构的良性竞争引入中医药国际化产业，充分发挥社会力量和市场的积极性需要政府的直接需求拉动作用；其次，通过环境型政策工具合理使用，规划中医药国际化领域的产学研合作与全产业链塑造，推动社会资本参与，激发市场活力，完善产业人员、资金、贸易、基地设施等方面的政府管理规定与评估标准，完善中医药国际化发展的过程性及结果性评价，重视中医药国际化方面的对内与对外宣传，为中医药国际化发展营造适宜的社会环境。

资料来源：张天仪，李经博，张昕玥，等. 政策工具视角下 2001 ～ 2022 年中医药国际化政策文本量化分析［J］. 中国中医药信息杂志，2023，30（11）：38-45.

第一节　决策分析

美国管理学家西蒙对决策的定义为：决策是为了达到一定的目标，从两个或多个可行方案中选择一个合理方案的分析和判断过程。在政府的决策中，比如做一项设计或计划，常会面对几种不同的情况，有可能存在几种不同的方案，最后从多种方案中选定某一个较为理想的方案。

在决策方法中，把所面临的几种不以人们意志为转移的自然情况，称为自然状态或客观条件，简称状态（或条件），这是一些不可控因素。把那些为实现目标的各种方案，称为行动方案，简称方案（或策略）。

决策有多种分类方法，根据决策所面临问题的特点可以分为以下六种：①根据决策的影响力，可分为长期决策与短期决策。②根据决策的内容，可分为战略决策、战术决策与业务决策。③从决策所涉及的问题来看，可分为程序化决策与非程序化决策。④根据决策所要解决的问题性质，可分为初始决策与追踪决策。⑤根据环境的可控程度，可分为确定型决策、不确定型决策与风险型决策。⑥根据决策主体的不同，可分为个体决策和群体决策。在本章内容中，我们主要介绍确定型决策、不确定型决策和风险型决策。

一、确定型决策

所谓确定型决策，是指决策者对决策目标的未来发展有十分清楚的了解，其有关条件都能准确地列举，每种决策只可能有一种后果。也就是说，确定型决策是指决策环境完全确定，决策的结果也确定的决策。

由于确定型决策的决策结果只有一个，相关的条件也都是确定的，其决策过程与不确定型决策相比要简单一些，只需从备选的决策方案中，挑选出最优的即可进行决策。当然，在现实中，完全确定不变的情形很少见。但在很多情况下变化并不大。而对于变化不大的情形，确定型决策通常不会导致较大的偏差，并且具有决策过程简便的优势，因此通常也是适用的。

以下将介绍政策分析中常用的两种确定型决策方法。

（一）盈亏平衡分析决策方法

盈亏平衡分析的目的是考察盈亏平衡的相关经济变量的取值情况。盈亏平衡分析无论是对于私营企业部门，还是公共管理部门都具有十分重要的意义。所谓盈亏平衡是指总收益等于总成本的情形。对私营企业部门来说，不亏本是其经营的最低要求，如果达不到这一要求，不如放弃该项经营活动。而对于公共管理部门来说，虽然不以营利为目的，但盈亏平衡对于公共产

NOTE

品的定价也具有重要的参考价值。

在盈亏平衡分析中，总收益 TR 等于产品的价格 P 乘以产品的销售量 Q，即：

$TR=P\times Q$

总成本 TC 等于不随产品生产数量 Q 变动的固定成本 F 与随产品生产数量 Q 变动的变动成本 C 的和，即：

$TC=F+C(Q)$

其中，$C(Q)$ 表示变动成本，C 是产量 Q 的函数。这里销售量与产量用同一个符号表示，意味着生产者是按销售量来生产的。

按照经济学的一般分析，当产量（销售量）很低时，总收益也很低，通常小于固定成本，从而处于亏本的状态。随着产量（销售量）的增加，总收益增加。并且，只要价格超过变动成本，总收益的增长速度将大于总成本的增长速度。当达到某一产量（销售量）水平时，总收益将与总成本持平，称为达到了盈亏平衡点。当产量继续增加时，总收益通常会超过总成本，而使生产者获得盈利。

线性盈亏平衡分析是对总成本和总收益的变化做线性分析的一种方法，是相对简单的盈亏平衡分析技术，通常假定总收益和总成本均是产量的线性函数。

例如，假定：

$TR=P\times Q$

$TC=F+C\times Q$

当价格固定时，由盈亏平衡点的定义 $TR=TC$ 可得：

$P\times Q=F+C\times Q$

由此可得：

$$Q=\frac{F}{P-C}$$

显然，若价格 P 不大于单位产量的变动成本，则不存在盈亏平衡。

当产量固定时，由盈亏平衡点的定义可得：

$P\times Q=F+C\times Q$

由此可得：

$$P=\frac{F}{Q}+C$$

也就是说，价格的确定不仅要能弥补单位产量的变动成本，还要平摊固定成本。

（二）净现值决策方法

在对公共管理项目进行论证时，对比不同的备选方案，可能会发现其现金流量存在两种性质的差异：一是现金流量大小的差异，即投入及产出数量上的差异；二是现金流量时间分布上的差异，即投入及产出发生在不同的时点。因此，为了保证决策的科学性，必须运用资金时间价值的理论，将不同时点的现金流折算成相同时点的有可比价值的现值（或终值），才能科学地判断方案的优劣。

资金时间价值的大小，受到三个因素的约束。

1. 资金投入量   资金投入量就是通常讲的本金，投入越大，相同时间和计算方式下，得到的利息越大，未来本利和也越大。

2. 利息计算方式　利息计算有单利法和复利法两种。

单利法公式为：

$$F=P（1+i×n）$$

上式中，F 为期末本利之和，P 为本金，i 为利率，n 为期数。

复利法公式为：

$$F=P（1+i）^n$$

3. 资金投入方式　不同的投入方式有不同的投入额和间隔期，即使不同时期有相同的利率，其参与利息计算的本金和时间长度也不同。

不同备选方案间的比较，最终要通过比较资金时间价值的大小决定。资金时间价值有以下两种计算方法。

（1）终值　复利终值是指一笔或多笔资金按一定的利率复利计算若干年后所得到的本利和。其计算公式为：

$$F=P（1+i）^n$$

（2）现值　在终值的计算公式中，P 是当前投入的本金，也是终值 F 的现值。因此，现值的计算公式是由终值公式倒推而来的：

$$P=\frac{F}{(1+i)^n}$$

上式分母中的利率 i 有时又称为折现率或贴现率。

为了比较不同时期的资金的价值，只有把它们都折算成现在的价值（0 年的价值），才能使不同时期的资金有一个共同的起点，才具有可比性，这种决策方法称为净现值决策法。

所谓净现值，简记为 NPV，是将整个项目投资过程的现金流（投资与收益）按规定的投资收益率（折现率），折算到起始时间时的累计现值。其计算公式：

$$NPV=\sum_{t=0}^{n}\frac{A_t}{(1+i)^t}=\sum_{t=0}^{n}\frac{B_t-C_t}{(1+i)^t}$$

上式中，A_t 为第 t 年的净现金流量，B_t 为第 t 年收入额，C_t 为第 t 年支出额，n 为项目寿命期，i 为规定的投资收益率或折现率。

所谓净现值决策法，就是根据 NPV 的大小来做出项目是否进行的选择。其准则是，若 $NPV \geqslant 0$，则该项目是合理的；反之该项目就是不经济的。

如果将净现值决策法与盈亏平衡分析相结合，那么盈亏平衡点就不是在总收益等于总成本的时候达到，而是在总收益的现值与总成本的现值相等即净现值等于零时达到。

二、不确定型决策

不确定型决策指在决策变量中存在着不可控因素，可能遇到各种自然状态从而引起不同的结果。决策者对各种自然状态出现的概率无法估计，但知道几种行动方案在各种不同的自然状态下所获得的相应的收益值，这类决策问题被称为不确定型决策。所谓不确定型决策，就是在决策的结果无法预料和各种自然状态的概率无法预测的条件下，只能依据经验判断并有限地结合定量分析方法做出的决策。其基本特征有五个。

1. 存在着决策者期望实现的明确目标（收益大或小）。

2. 存在着两个或两个以上不以人的意志为转移的自然状态。

3. 存在着两个或两个以上可供选择的政策方案，最后只选定一个方案。

4. 不同的政策方案在不同自然状态下的损益值可以计算。

5. 在多种自然状态下究竟出现何种状态无法肯定，亦无法知道各种自然状态出现的可能性（概率）。

与风险型决策相比，不确定型决策的差异体现在第五个特征上。目前这类决策问题尚无完善的办法选择最优政策方案，在很大程度上取决于决策者的主观判断和对风险的态度。主要方法有以下三种。

（一）小中取大法

采用这种方法的管理者对未来持悲观的看法，认为未来会出现最差的自然状态，因此，不论采取哪种方案，都只能获取该方案的最小收益。采用小中取大法进行决策时，首先计算各方案在不同自然状态下的收益，并找出各方案所带来的最小收益，即在最差自然状态下的收益，然后进行比较，选择在最差自然状态下收益最大或损失最小的方案作为所要的方案。

（二）大中取大法

采用这种方法的管理者对未来持乐观的看法，认为未来会出现最好的自然状态，因此，不论采取哪种方案，都能获取该方案的最大收益。采用大中取大法进行决策时，首先计算各方案在不同自然状态下的收益，并找出各方案所带来的最大收益，即在最好自然状态下的收益，然后进行比较，选择在最好自然状态下收益最大的方案作为所要的方案。

（三）最小最大后悔值法

管理者在选择了某方案后，如果将来发生的自然状态表明其他方案的收益更大，他（她）会为自己的选择而后悔。最小最大后悔值法就是使后悔值最小的方法。采用这种方法进行决策时，首先计算各方案在各自然状态下的后悔值（某方案在某自然状态下的后悔值 = 该自然状态下的最大收益 – 该方案在该自然状态下的收益），并找出各方案的最大后悔值，然后进行比较，选择最大后悔值最小的方案作为所要的方案。

三、风险型决策

如果决策者在决策时面临一些随机因素，尽管这些因素不是确定的，但决策者可以估计出这些随机因素的概率分布，同时还可以估计出各个不同的决策方案在各种不同的随机因素下的收益值，这类决策被称为风险型决策。

风险型决策面临的是多种可能的自然状态，可选方案在不同自然状态下实施后的结果不同，未来会出现哪一种自然状态，事前虽难以肯定，但却可以预测其出现的概率。其基本特征有五个。

1. 具备决策者期望达到的决策目标。

2. 有两种或两种以上自然状态。

3. 根据不同的自然状态，可以排列出两种以上政策方案。

4. 不同政策方案下的损益值是明确的。

5. 对未出现的自然状态不能确定，知道其出现的概率。

只有同时具备这五个条件的决策，才是风险性的决策。

（一）最大期望损益值决策分析法

根据风险型决策的条件可知，这种分析的各种自然状态下出现的概率是已知的。一个事件发生的概率越大，就越有可能发生。因此，最大期望损益值决策分析法舍弃了那些概率较小的自然状态，在各种自然状态中选择可能性最大（概率最大）的自然状态，然后选择在该自然状态下结果最好的方案（收益值最大、损失值最小的方案）作为最优政策方案。

在具体计算过程中，由于各种政策方案在不同自然状态下的损益情况不同，决策者就必须考虑各种政策结果对决策问题带来的综合影响。最大期望损益值决策分析法的实质，就是对各政策方案的损益值用不同自然状态下的概率加权求和，得出各方案的损益期望值，然后进行比较，从中选择损益值最大（收益最大或损失最小）的政策方案。

其数学模型是：

$$EV_i = \sum_{j=i}^{m} Q_{ij}P_j \qquad\qquad i=（1,2,\cdots,n）$$

其中，EV 表示 S 方案的损益期望值。

一般地，公共政策的最大期望损益值决策分析法有三个步骤。

1. 列出决策损益表。

2. 以决策损益表为基础，根据各种自然状态的概率，计算出不同政策方案的期望损益值 EV_i。

3. 从 EV_i（$i=1,2,\cdots,n$）中选出其最大值所对应的政策方案，即得最优方案。

（二）效用标准分析法

我们上面研究的最大期望损益值决策分析法，其实质是以损益期望值为基础进行选优。而损益期望值代表的是重复事件的可能平均值，并不代表未来事件必然实现的数值。根据数理统计原理，当事件重复出现的次数较多，风险程度较小时，用期望值作为评估决策方案的标准是合理的。但在政府决策过程中，当同一决策只能进行一次，且决策者认为风险程度较大时，往往无法按照损益期望值的大小进行决策。而且，若以货币为单位，则同一货币值，在不同风险情况下，或者即使风险相同，但决策者类型不同的情况下，所产生的效用也是不一样的（对决策者而言），这就引出了"效用"的概念。

在经济决策领域，往往用效用来衡量货币值的主观价值；在政治决策、科技决策、文化决策、教育决策、社会决策等领域，往往用效用来表示决策者对于同一政策方案的主观感受度。一般说来，公共政策的效用值通常取在 0 与 1 之间，即最大为 1，最小为 0。它是一个相对的概念，数值的大小完全取决于决策者的感受度。同一损益值，对一个决策者的效用为 1，对另一个决策者的效用也许为 0。用效用标准进行决策时，首先要做出决策者的效用曲线。一般以损益值作为横坐标，以效用值作为纵坐标，根据二者之间的对应关系所描绘的平滑曲线就是效用曲线。

（三）决策树分析法

公共政策的决策树分析法，其实质是将风险型决策的概率方法用树形图表示的一种图解法。这种方法，尤其在用于解决比较复杂的政策问题时，显示出其重要性。它的优点是既可用

NOTE

于单阶段决策，又可用于多阶段决策。而且，在进行具体决策时，还可以结合效用标准。其树形图见图 11-1。

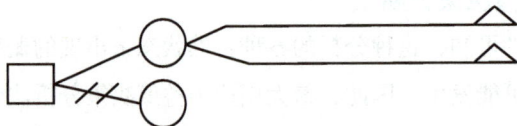

图 11-1　树形图

图中□ ——决策点。由决策点可引出若干分枝，称为决策分枝，其数目反映了可能的政策方案数。

图中○ ——政策方案节点，又称自然状态节点。节点上的数值表示该方案的效益期望值。从它上面引出的分枝称为概率分枝，分枝数目反映了可能发生的自然状态数。在分枝的上方可标明自然状态及概率数值。

图中△ ——政策结果点。表示每一政策方案在相应的自然状态下可得到的损益值。如前所述，决策树分析法对两次以上需经多级决策政策问题的解决更具优越性。

第二节　描述统计

描述统计是通过图表或数学方法，对数据资料进行整理、分析，并对数据的分布状态、数字特征和随机变量之间关系进行估计和描述的方法。描述统计分为集中趋势分析、离中趋势分析和相关分析三大部分。

一、频数分布

在医学研究中，当观察对象的样本量较大时，需要将收集到的数据进行整理。通常是将计量资料中的观察值分为不同的组别，统计不同组别观察值的例数，观察值的例数称为频数（frequency），表示各组别内观察值的分布强度。然后按分组的标准及其相应的频数列表，即为频数分布表，简称频数表（frequency table）。频数表可以显示数据的内在分布规律。

（一）编制频数分布表

1. 求全距（range）　全距又称为极差，是全部数据中最大值与最小值之差，用符号 R 表示。

2. 划分组段

（1）确定组数　分组的目的是反映数据分布的特征，因此组数应适中。若组数太多，数据的分布过于分散，难以显示出频数分布的规律性，并有可能出现某些组内频数为 0 的情况；若组数过少，可能丢失重要的细节信息，不能充分体现资料的分布特征。组数的多少与观察值的个数 n 有关，一般当观察值的个数 n 在 50 以下时可分 5 ～ 8 组，n 在 50 以上时可分 9 ～ 15 组，实际运用时应根据分析的要求，灵活确定组数。

（2）确定组距　等距分组时，组距 =R/ 组数，为便于计算，组距可适当取整。

（3）确定各组段的上下限　确定组数和组距后，要使每一个观察值都有组可归，同时又要使每一个观察值只能归属于某一组，这就要求合理地设置各组段的上下限。每个组段的起点称为该组的下限（lower limit），终点称为该组的上限（upper limit），上限 = 下限 + 组距。

3. 统计各组段频数 采用计算机汇总或用手工划记法，得到各组段内的观察值个数即频数，划记时为避免重复计数，对于刚好等于某一组段上限的观察值要算在下一组段内。将各组段与相应频数列表，即得到频数表。

（二）频数分布图

由频数表绘制相应的频数分布图可以更加直观、形象地反映出频数分布的类型与特征。连续型计量资料频数表绘制的频数分布图称为直方图（histogram）。一般情况下绘图时以横轴表示观察变量（组距），以纵轴表示频数。

（三）频数表和频数分布图的用途

1. 描述频数分布的类型 频数分布的类型可以分为对称分布和偏态分布两种。对称分布是指集中位置在中间，左右两侧的频数分布基本对称，见图 11-2a。

偏态分布是指集中位置偏向一侧，频数分布不对称，可分为正偏态和负偏态两种类型。若集中位置偏向数值小的一侧，频数分布的高峰向左偏移，长尾向右侧延伸称为正偏态分布，也称右偏态分布，见图 11-2b。若集中位置偏向数值大的一侧，频数分布的高峰向右偏移，长尾向左延伸则称为负偏态分布，也称左偏态分布，见图 11-2c。

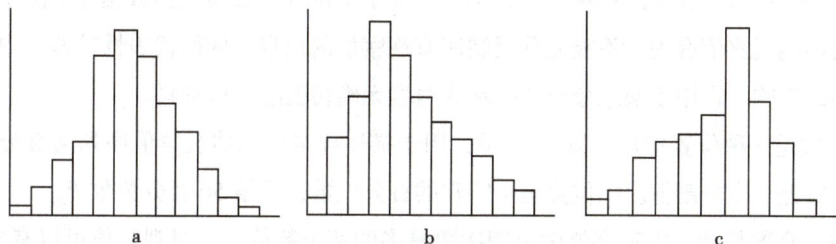

图 11-2 对称分布及偏态分布示意图

2. 展示频数分布的特征 频数分布有两个重要特征：一是集中趋势，反映一组观察值的中心位置或平均水平；二是离散趋势，反映观察值之间参差不齐的程度。通常用统计指标对计量资料这两个重要特征进行数量化描述。

3. 异常值的识别 频数表有助于发现某些极小或极大的异常值。如在频数表的两端连续出现几个组段的频数为 0 后，又出现一些极小值或极大值，应怀疑这些资料的准确性，需对这些数据进一步核对和复查，若发现错误，及时改正。

4. 有利于进一步对资料进行统计描述与分析 不同分布类型的资料，采用的统计描述指标及统计推断方法各不相同。基于频数表反映出的数据分布类型与特征，有助于进一步对资料进行统计描述与分析。

二、计量资料的统计指标

从数据的频数分布表和频数分布图可以看出资料的大致分布情况，但是无法从中得到数据特征的准确信息，为此需要计算相应的统计指标。对计量资料进行统计描述，常从集中趋势（平均水平）与离散趋势（变异程度）两个方面进行描述。

（一）集中趋势的描述

平均数是一类用于描述计量资料集中趋势的统计指标。常用的平均数有算术均数、几何均数、中位数和百分位数、众数。

1. 算数均数　简称均数，用来描述一组观察值的平均水平，适用于对称分布资料，特别是正态或近似正态分布的计量资料。其计算方法有直接法和加权法。

均数具有四个重要性质。

（1）各观察值与均数差值（简称离均差）的总和等于0。

（2）各观察值与其均数的差值平方和小于各观察值与任意其他数值的差值平方和，即离均差平方和最小。

（3）均数对变量的每一个观察值都加以利用，有充分利用原始资料信息的优点，也存在容易受到极大值或极小值影响的缺点。

（4）一端或两端无确切值的开口资料无法计算其均数。

2. 几何均数　几何均数简记为 G。适用于各观察值之间呈倍数变化（等比关系）的数据，或频数分布呈偏态分布、但经对数变换后呈正态分布或近似正态分布的资料。如血清抗体滴度及某些疾病的潜伏期等。几何均数的计算方法包括直接法和加权法。

3. 中位数和百分位数　中位数简记为 M，将一组观察值按照由小到大的顺序排列，位置居中的数值即为中位数。在全部观察值中，小于和大于中位数的观察值例数相等。由于中位数的大小仅与居中的观察值有关，不能充分反映所有观察值的信息，因而代表性较差。中位数不受极端值大小的影响，常用于偏态分布及一端或两端无确切值的开口资料。

百分位数是一种位置指标，以 P_x 表示，用于描述样本或总体观察值序列某百分位置的界值。百分位数是一个分割值。中位数是个特殊的百分位数，即第50百分位数 P_{50}。

4. 众数　众数是指一组观察值中出现次数最多的那个数值，一组观察值可以有多个众数，也可以没有众数。同一资料，分组不同，众数也可能不同。众数只有在数据量较大时才有意义，当数据量较小时，不宜使用众数。众数不受极端值大小的影响，但它掩盖的信息经常比它揭示得要多。

5. 各平均数之间的关系　当数据呈对称分布或接近对称分布时，均数、中位数和众数相等或接近相等，这时则应选择均数描述集中趋势。当数据为偏态时，三者虽不相等，但具有相对固定的关系：在右偏态分布中，均数是三者最大的，中位数适中，而众数最小；在左偏态分布中，众数是三者最大的，中位数适中，而均数最小。因此，当数据为偏态分布，特别是偏度较大时，应选择中位数描述集中趋势。

（二）离散趋势的描述

常用的离散趋势指标有极差、四分位数间距、方差、标准差及变异系数等。

1. 极差　极差是一组变量值的最大值与最小值之差，反映资料分布的范围，极差大说明变异程度大，反之说明变异程度小。其优点是计算极为简单，其不足：①代表性较差。②不稳定。

2. 四分位数间距　四分位数间距是上四分位数与下四分位数之差，用 Q 来表示。四分位数间距包括了一组观察值居中的一半，故四分位数间距可被看作中间50%观察值的极差。四分位数间距比极差稳定，但仍存在对数据信息利用不充分、代表性较差的缺点。四分位数间距常用于描述偏态分布及开口数据的离散程度。

3. 方差　方差是反映一组数据的平均离散水平，克服了极差和四分位数间距的缺点，充分利用数据的信息，反映全部观察值的变异程度。总体方差和样本方差的计算公式分别如下：

$$\sigma^2 = \frac{\sum (X - \mu)^2}{N}$$

$$S^2 = \frac{\sum (X - \overline{X})^2}{n-1}$$

4. 标准差　标准差是方差的正平方根。由于方差的度量衡单位是原单位的平方，与原始数据不一致，因此将方差开方后得到总体标准差和样本标准差。方差和标准差的优点是充分利用了全部观察值的信息，代表性好。方差和标准差越大，说明变异程度越大；反之，说明变异程度越小。总体标准差和样本标准差的计算公式分别如下：

$$\sigma = \sqrt{\frac{\sum (X-\mu)^2}{N}}$$

$$S = \sqrt{\frac{\sum (X - \overline{X})^2}{n-1}}$$

5. 变异系数　变异系数又称离散系数，简记为 CV。变异系数是一个相对数，没有单位，主要用于比较两组（或多组）度量衡单位不同或均数悬殊数据间的变异程度。变异系数计算公式如下：

$$CV = \frac{S}{\overline{X}} \times 100\%$$

不同分布类型的计量资料，用来描述集中趋势和离散趋势的指标各不相同。对称分布（尤其是正态分布或近似正态分布）常用均数和标准差来描述集中和离散趋势，偏态分布常用中位数和四分位数间距来描述集中和离散趋势。

（三）计数资料的统计指标

计数资料的整理是先将研究对象按其属性或特征分类再对每一类别分别计数。计数资料的基础数据是绝对数，绝对数表示被描述对象的规模，其缺点是缺乏可比性。例如甲乙两种疗法的治疗人数不同时，比较两种疗法的治愈人数没有意义，需要在绝对数的基础上计算相对数。相对数的意义是将绝对数转换成基数相同的相对数指标，如每百例患者治愈人数等，以便相互比较。相对数是两个有联系的绝对数、相对数或平均数之比。常用的相对数指标有率、构成比和相对比。

1. 率　率表示某现象发生的频率或强度，是频率指标。常以百分率、千分率、万分率或十万分率来表示。计算通式：

$$率 = \frac{某现象实际发生例数}{观察总例数} \times K = \frac{K_{(+)}}{A_{(+)} + A_{(-)}} \times K$$

式中 K 为比例基数，可取 100%、1000‰、10000/ 万或 100000/10 万。

选择 K 的依据：①习惯用法，如恶性肿瘤死亡率多选用十万分率，婴儿死亡率多选用千分率等。②为读、写、计算的方便，计算结果一般保留一两位整数，如 0.089% 可用 8.9/ 万表示。③观测单位总数 n 的多少。

医学中常用的频率指标有如下五种。

（1）发病率（incidence rate）　某一时期内（一般为 1 年）某人群中发生某病新病例的频

率。计算公式：

$$发病率 = \frac{某人群某时期内某病新病例数}{该人群同期暴露人口数} \times K$$

发病率是表示疾病发病风险的直接指标，可用于探讨疾病的危险因素，评价疾病防治效果。在特殊情况下，特别要注意分母中"暴露人口"的含义，它指的是对某病具有发病风险的人，而不包括不可能发生某病的人。

（2）患病率（prevalence rate）　某一时点某人群某病的（新、旧）病例数与同期平均人口数之比。

患病率可按观察时间的不同分为时点患病率和时期患病率两种，时点患病率较常用。通常患病率时点在理论上是无长度的，一般不超过1个月。而时期患病率所指的是特定的一段时间，通常多超过1个月，但不超过1年。时点患病率和时期患病率的计算公式分别如下：

$$时点患病率 = \frac{某一时点某病现患病例数}{该时点人口数} \times K$$

$$时期患病率 = \frac{某观察时间内某病现患病例数}{同期平均人口数} \times K$$

患病率常用于描述病程较长或发病时间不易明确的疾病的患病情况，如慢性病在某一时间横断面的患病情况。在一定的人群和时间内，发病率和患病率有密切关系，两者与病程的关系：患病率 = 发病率 × 病程。

（3）死亡率（death rate）　指某地某人群在一定时间内（一般为1年）的总死亡人数与该地同期平均人口数之比，是常用的死亡统计指标，可反映当地居民总的死亡水平。计算公式：

$$死亡率 = \frac{某年某人群死亡总人数}{同年该人群平均人口数} \times K$$

年平均人口数一般有两种计算方法：①该年6月30日24时（或7月1日0时）人口代替。②年初人口数加年终人口数除以2。

（4）病死率（fatality rate）　一定时期内，某病患者中因某病死亡的频率，其高低受疾病严重程度、早期诊断水平和医院治疗水平的影响。可说明一种疾病的严重程度，也可反映一个医疗单位的医疗水平和质量。计算公式：

$$某病病死率 = \frac{某时期某病死亡人数}{同时期该病患者总人数} \times K$$

（5）生存率（survival rate）　是指观察对象从某个规定时刻（如发病、确诊、开始治疗或手术时间等）开始，随访到一定时间的生存百分比，常用于对慢性疾病如恶性肿瘤及心血管病等的治疗效果评价或预后估计。计算公式：

$$n年生存率 = \frac{随访满n年存活的患者数}{随访满n年的患者数} \times 100\%$$

2. 构成比　构成比（constituent ratio）是指事物内部各组成部分占整体的比重或分布，常用百分数表示。某一事物各组成部分构成比的总和一定等于1或100%。计算公式：

$$构成比 = \frac{某现象内部某一部分的个体数}{同一事物各组成部分的观察单位总数} \times 100\%$$

3. 相对比　相对比（relative ratio）是甲、乙两个有关联指标之比，用以描述两者的对比水平。计算公式：

$$相对比 = \frac{甲指标}{乙指标} \times 100\%$$

甲、乙两指标可以是绝对数、相对数或平均数。通常在计算相对比时，若甲指标大于乙指标，结果用倍数表示；若甲指标小于乙指标，结果用百分数表示。

（1）**两类别例数之比**　例如，男性病例 20779 人，女性 17082 人，计算男女病例的相对比。

相对比 =20779/17082≈1.22

（2）**相对危险度（relative risk，RR）**　即危险度比（risk ratio，RR），是流行病学中常用的指标，表示暴露组发病或死亡的危险是对照组的多少倍。RR 值越大，表明暴露的效应越大，暴露与结局关联的强度越大。

应用相对数有五个注意事项：①计算相对数时分母不宜太小。②观测单位数不等的几个率不能直接相加求其合计率。③资料对比时应注意可比性。④资料分析时不能以构成比代替率。⑤要考虑存在抽样误差。

（四）动态数列

动态数列（dynamic series）是按时间顺序将一系列统计指标（包含绝对数、相对数和平均数）排列起来，用以观察和比较该事物随时间的变化和发展趋势。常用的动态数列分析指标有绝对增长量、发展速度与增长速度、平均发展速度与平均增长速度。

1. 绝对增长量　绝对增长量说明事物在一定时期增长的绝对值，可分为：①累计增长量，即报告期指标与基线期指标之差。②逐年增长量。

2. 发展速度与增长速度　发展速度与增长速度均为相对比，说明事物在一定时期的变化情况，可分为定基比（即报告期指标与基线期指标之比）和环比（即报告期指标与前一期指标之比）。

发展速度表示报告期指标的水平是基线期或前一期指标的百分之多少或多少倍，分为定基比发展速度和环比发展速度。

增长速度表示报告期指标净增加的速度，也分为定基比增长速度和环比增长速度。

3. 平均发展速度与平均增长速度　平均发展速度和平均增长速度用于概括某现象在一段时期内的平均变化。平均发展速度是发展速度的几何平均数，平均增长速度 = 平均发展速度 –1（或 100%）。

通过动态数列的分析，不但可以总结过去，而且可以预测未来，即根据平均发展速度公式计算几年后的指标。

三、率的标准化

在对两组（或多组）资料的率进行比较时，如果各组研究对象的性别、年龄、病情等因素在构成上存在差异，则率不能直接进行比较。为消除两组（或多组）对象间因素构成不同的影响，需要进行率的标准化，即采用统一标准计算各率的标准化率，使各个率具有可比性。

标准化法的关键在于选择一个可供两组（或多组）参考的"标准"。通常，"标准"的选择有三种做法：①选定两组（或多组）之一，将其作为"标准"。②两组（或多组）合并，作为"标准"。③在两组（或多组）之外选择具有代表性的、较稳定的、数量较大的资料为标准。如全世界、全国或本地区范围较大人群作为标准。

标准化率的计算通常有两种方法：①直接标准化法。②间接标准化法。

应用标准化法有四个注意事项。

1. 标准化法的应用范围　标准化法的应用范围很广，只要两组（或多组）研究对象的内部构成（如性别、年龄、职业、病情等因素）存在差异，则该因素就成为两组（或多组）比较的混杂因素，需要使用标准化法消除该因素的影响。

2. 标准的选择影响标准化率的大小　标准化法的实质是寻找一个"标准"，使两组（或多组）研究对象在共同的"平台"上进行比较。选择不同的"标准"，计算出的标准化率其大小也会不同，比较的结果也未必相同，但结论是一致的，因此报告比较结果时应说明所选用的"标准"和理由。

3. 标准化率的意义　计算标准化率只是为了进行比较，标准化率仅为相对水平，并不能反映某时某地的实际水平。

4. 样本标准化率与总体标准化率间存在抽样误差　已知样本率要比较总体率时，必须考虑抽样误差，不能仅由样本标准化率的大小做结论，而应进行参数估计和假设检验。

四、统计表与统计图

统计表和统计图是统计描述的重要工具。统计表和统计图是统计资料形象化、通俗化的最佳表现形式，具有简明扼要、容易比较、利于分析、直观生动等特点。在资料分析过程中除适当使用文字说明外，常用统计表和统计图来表达。

（一）统计表

统计表是以表格的形式表达统计资料和结果。广义的统计表包括调查表、登记表、整理表、统计分析表、时间数列表等；狭义的统计表是指表达统计分析结果的统计表。

1. 统计表的意义和制作原则　统计表用简明的表格形式，有条理地罗列数据和统计量，可以代替冗长的文字叙述，使统计数据和分析结果系统化，便于阅读、计算与比较。

制表原则：①重点突出。一张表一般只表达一个中心内容，不要把过多的内容放在一个庞杂的表中。②简单明了。文字、数字和线条都尽量从简，一目了然。③层次清楚。表的内容应按照顺序合理安排，主语一般放在表的左边，从左往右阅读表格时，能构成一个完整的语句。

统计表的基本结构可分为表号、标题、标目、线条、数字和备注。统计表的基本格式为"三线表"。统计表的格式示例见表 11-1。

表 11-1　统计表的基本结构

横标目的总标目	总标目 1（单位）		总标目 2（单位）	
	纵标目 1	纵标目 2	纵标目 3	纵标目 4
横标目 1	×××	×××	×××	×××
横标目 2	×××	×××	×××	×××
...	...	...	...	...
合计	×××	×××	×××	×××

2.统计表的基本结构

（1）表号　亦称表序，位于顶线上方、标题的左侧，与标题之间空 2 个字符，以阿拉伯数字表示，见表 11-1 等。

（2）标题　位于表的上方。标题概括表的主要内容，包括研究的时间、地点、对象和主要内容。如果整个表的指标都统一，可以将单位放在标题的后面。

（3）标目　分为横标目、纵标目和总标目。横标目是统计表的主语，是统计表所要说明的事物或对象，通常列在表的左下方，必要时可在横标目上端加上总标目。纵标目是统计表的谓语，用来说明主语的统计指标，通常列在表的右上方，纵标目需要标明指标的单位，必要时可在纵标目上端加上总标目。

（4）线条　一般包括顶线、标目线和底线 3 条等长线，其中顶线和底线应加粗。如果是复合表，在总标目和纵标目之间用短横线隔开。统计表中不能出现斜线和竖线。

（5）数字　表内的数字必须使用阿拉伯数字表示。同一指标的小数位数应一致，每列按照小数点对齐。表内一般不留空格，表内数字为零时用"0"表示，无数字时用"—"表示，缺失数字时用"…"表示。使用相对数时，一般要同时给出绝对数。

（6）备注　不属于统计表固有的组成部分，一般不列入表内，如需对某些数字或者指标加以说明，可在其右上方用"*"类的符号标注，并在统计表的下方用文字加以说明。

3.统计表的种类　按照标目的数量，可将统计表分为简单表和复合表。

（1）简单表　按照某单一变量分组，由一组横标目和一组纵标目组成。

（2）复合表　又称组合表，将两个或两个以上变量组合而成的表，一般由一组横标目和两组及以上纵标目组成。

4.统计表的注意事项　要使统计表既能正确地反映管理学、医学等现象和过程的数量特征，又能使人们易于了解其内容，得出明确的结论，在设计统计表时，必须遵循科学、实用的原则。如果要把多个内容放在同一个统计表中，要注意标目的选择，横标目是统计表要说明的事物或对象，纵标目是用来说明事物或对象的统计指标。

（二）统计图

统计图是用点的位置、线段的升降、直条的长短、面积的大小等来表达统计数据的一种形式。与统计表相比，统计图能更直观地表达资料，反映数据的分布特征或变化趋势。

常用的统计图包括直条图、饼图、百分条图、线图、直方图、散点图、箱式图等，还有数据探索分析中的茎叶图、P-P 图、Q-Q 图等，误差分析中的标准化残差图和误差条图等，以及反映分布特征的统计地图等。

1.统计图的意义和制作原则　统计图将统计数据形象化，让读者更容易领会资料的核心内容，易于分析和比较，可给读者留下深刻的印象，达到"一图胜千言"的效果。论文中应用统计图表达数据可以使文章更加生动活泼，对读者更有吸引力。但统计图只能提供概略的情况，不能获得确切数值，因此不能完全代替统计表，常常需要和统计表一起使用来表达数据。

统计图的制作力求简洁明了，能够直观、真实地表达数据。制作统计图要做到使读者只看标题、图形，不阅读文字，就可以理解图形表达的意思。

2.统计图的基本结构

（1）标题　也称图题，位于图的下方。标题概括说明资料的主要内容，一般包括时间、地点和基本内容。

（2）坐标　分为横坐标和纵坐标，纵坐标和横坐标的比例一般为 5∶7。

（3）刻度　刻度数值按从小到大的顺序排列，纵坐标由下向上，横坐标由左向右排列。纵坐标刻度一般从零开始（对数图、散点图、箱式图除外），并注明指标和单位。横坐标根据统计图的类型，可以是刻度，也可以是分组情况。

（4）图形　整个统计图的视觉中心，根据资料的性质和分析的目的选择适宜的统计图形。一般直条图、百分条图、直方图使用柱状直条，饼图使用圆形，线图使用线条，散点图使用点。

（5）图例　比较不同的事物时，应用不同的线条或颜色表示，并附图例说明。图例通常置于图的右上角或 4 个角中空间较大的位置。

3. 常用统计图

（1）直条图（bar graph）　直条图是用等宽的直条长短表示独立指标的大小，比较的数值可以是绝对数，也可以是相对数。

制作直条图的注意事项：①一般以横坐标表示类别，纵坐标表示被研究事物的数值大小。②纵坐标尺度必须从零开始，标明指标的尺度和单位。纵坐标尺度不宜折断，以免改变直条间的比例关系。③直条的宽度相等，间隔相同。间隔的宽度可与长条宽度相同或是其一半。④若仅涉及一个分组或一个指标，则采用单式条图；若涉及两个及以上分组或指标，可采用复式条图。同一属性种类的各直条间不留间隔。

（2）饼图（pie graph）和百分条图（percent bar）　饼图和百分条图表示事物各组成部分所占的比例，适用于构成比资料的描述。饼图以圆形的总面积代表 100%，把面积按比例分成若干部分，以扇形大小来表示各部分所占的比重。百分条图以直条的总面积代表 100%，把面积按比例分成若干部分，直条中各段表示事物各组成部分所占的比例。

（3）线图（line graph）　线图是用线段的上升和下降来表示事物在时间上的变化，或某事物随另一事物变化的情况，适用于连续性资料。根据坐标尺度的不同，可分为普通线图、半对数线图和双对数线图。普通线图的纵横坐标均为算术尺度，表示某事物随时间变化的趋势或随另一事物量变化的趋势。半对数线图的纵坐标为对数尺度，横坐标为算术尺度，用来表示事物的变化速度。双对数线图的纵横坐标均为对数尺度。

（4）直方图（histogram）　直方图是以直方面积描述各组频数或频率的多少，面积的总和相当于各组频数或频率之和，每部分面积所占的比例等于各组频数占总数的百分比，直方图的面积之和等于 1。

直方图常用于表达连续性计量资料的频数或频率分布，通常在编制频数表的基础上绘制频数图。

（5）散点图（scatter plot）　散点图以直角坐标系中各点的密集程度和趋势来表示两个有联系变量间的关系。可根据点的散布情况，推测两种事物或现象间有无相关关系或依存关系，常在对资料进行相关分析或回归分析之前使用。

（6）箱图（box plot）　用于描述计量变量的分布特征，表达计量资料的 5 个特征值：①"箱子"的下"触须"表示无异常小值时的最小值或剔除异常小的数值后的最小非异常值。②"箱子"的上"触须"表示无异常大值时的最大值或剔除异常大的数值后的最大非异常值。③"箱子"的底表示下四分位数。④"箱子"的顶表示上四分位数。⑤"箱子"中间粗线表示中位数。"箱子"的高度为上四分位数至下四分位数的距离，即为四分位数间距。"触须"之上或之下如有"o"和"*"则表示离群值和极端值。

（7）其他图形

①茎叶图（stem-and-leaf plot）：又称"枝叶图"。绘制计量资料的频数分布图时，把前几位有效数字部分作为主干"茎"，后面的有效数字作为分枝"叶"，得到的图形就是茎叶图。茎叶图是一个与直方图相类似的图形，不仅可以反映资料的频数分布特征，也可以保留原始资料信息。

② P-P 图（probabiliey-probability plot）：以样本的累计频率（百分比）作为横坐标，以按照正态分布计算的相应累计概率作为纵坐标，绘制成散点图的图形就是 P-P 图。P-P 图可用于描述数据是否服从正态分布。如果资料服从正态分布，则 P-P 图呈现样本点围绕第一象限的对角线分布。

③ Q-Q 图（quantile-quantile plot）：以样本的分位数（Px）作为横坐标，以按照正态分布计算的相应分位数作为纵坐标，绘制成散点图的图形就是 Q-Q 图。Q-Q 图可用于描述数据是否服从正态分布。如果资料服从正态分布，则 Q-Q 图呈现样本点围绕第一象限的对角线分布。

④标准化残差图（standardized residual plot）：以自变量取值为横轴，以标准化残差为纵坐标，就可绘制标准化残差图。资料满足独立性、正态性和等方差性，也无异常值，则95%的标准化残差应在（-1.96，1.96）之间。实际使用中常以（-2，2）区间为界限来证实线性回归的假定条件是否得到满足，判断有无异常值。

⑤误差条图（error bar chart）：误差条图是采用均数与标准误结合反映总体均数的可信区间，或采用均数与标准差结合反映个体观察值的波动范围的统计图，它分单式和复式两种。

⑥统计地图（statistical map）：用于表示某现象的数量在地域上的分布图。统计地图可形象显示事物在不同区域的分布特征，揭示事物在不同地区、区域之间的同一性和差异性。

第三节　推断统计

统计学有两个目的，一个是描述，即仅限于对收集到的资料进行概括；另一个是推断，也就是根据所抽取样本的统计量对总体参数进行推断。由于受到抽样误差的影响，不能把统计量当作总体参数来使用，所以需要进行统计推断，引入抽样分布这一概念。统计推断一般通过两种手段来实现：一种是基于样本数据来估计总体的参数值，被称作参数估计；另一种是基于样本数据来检验关于总体参数的假设，被称作假设检验。

在管理等活动中，统计对象往往相对复杂，数据量较大，因此一般是从总体中抽取出有代表性的样本，然后通过样本来推断总体的特征。在推断统计的基础上，管理者等主体将预测或评估。所谓推断统计，就是指通过对样本的统计，来推断或估计总体的分布特性。

例1　气象部门每年都要对全国各城市日均降雨量进行统计。各地气象站某年的日均降雨记录组成数据的总体。气象部门在全国大部分省、直辖市、自治区各选取一个气象站的日均降雨量组成了一个观测样本。样本值见表11-2。

表 11-2 全国各城市日均降雨量

气象站名	某年日均降雨量（毫米）	气象站名	某年日均降雨量（毫米）	气象站名	某年日均降雨量（毫米）
哈尔滨	15.2057	天津	14.2677	贵阳	29.9416
乌鲁木齐	8.09083	济南	17.8331	南乐	29.38
西宁	10.3861	拉萨	11.6239	合肥	26.8849
兰州	8.43253	成都	23.6019	上海龙华	29.4053
呼和浩特	10.8665	九龙	24.9621	杭州	40.6543
银川	4.95024	昆明	27.3501	南昌	44.9457
石家庄	14.3781	西安	15.4397	福州	38.4114
太原	11.6116	郑州	17.0609	广州	47.7419
长春	15.7629	武汉	37.176	南宁	35.497
沈阳	18.8734	重庆沙坪坝	30.4991	海口	44.9598
北京	15.7192	长沙	29.6354		

用来概括数据总体特征的测度值称为参数，例如均值、标准差等都属于参数。用来概括样本特征的测度值称为统计量，样本的均值、标准差、中位数等都是统计量。

利用 Excel 中的 AVERAGE 函数，可计算例 1 中的样本均值为 23.2698；利用 STDEV 函数，计算得到样本标准差为 12.0096。

一、分布

（一）总体参数和样本统计量

由于定量研究关心的问题是建立在总体层面上的，而实际的分析却是基于样本数据的，这样就需要建立总体和样本之间的关系，也就是利用样本信息对总体特征进行推断。统计推断的过程涉及两个指标：一个是（总体）参数，一个是（样本）统计量。参数（parameter）是对总体特征的概括性描述，比如总体均值 μ、总体标准差 σ 等，通常用希腊字母表示。统计量（statistic）是对样本特征的概括性描述，比如样本均值 $\bar{X}$、样本标准差 S 等，通常用英文字母表示。此外，为了进行统计检验，也需要构造一些检验统计量，比如 Z 统计量、F 统计量和 t 统计量等。

由于总体是固定的，因此总体的参数值为常数，并不会随着样本的改变而变化，但它们在研究过程中通常是未知的。样本统计量可以通过样本计算得到，但会随着每次所抽取样本的不同而变化。那么，为什么能够根据有不确定性的样本统计量来推断总体参数呢？这就需要了解总体和样本之间的区别与联系。

（二）总体分布、样本分布和抽样分布

总体中所有个体某种观测值的频数构成了一个总体分布。从总体中抽取一个容量为 n 的样本，由这 n 个观测值构成的频数分布，被称为样本分布。

由于每次抽取的样本不同，样本统计量并不能完全精确地等于总体参数，需要考虑的问题：样本统计量是如何变化的？在什么样的基础上，可以根据样本来推断总体？这个问题的答

案就是抽样分布。

假设对总体进行重复抽样，每次用同样的公式计算样本统计量，那么从所有这些样本中得到的统计量就构成了一个分布，该分布被称为抽样分布。它只是一种理论上存在的概率分布，由基于无数不同样本的统计量组成。依靠抽样分布，就能够将实际观测到的样本结果与其他所有可能的样本结果进行比较，从而建立起单一样本和总体之间的联系。这就是统计推断的理论依据。

（三）连续变量的常用分布

1. 正态分布 正态分布（normal distribution），又称为高斯分布（Gaussian distribution），是一个常被用到的连续型随机变量分布，其分布图呈对称的钟形。如果变量 Y 遵守正态分布，则 Y 被称作正态随机变量。其密度函数的数学表达式：

$$f(Y)=\frac{1}{\sqrt{2\pi}\sigma}e^{-\frac{1}{2}\left(\frac{Y-\mu}{\sigma}\right)^2}, -\infty<Y<\infty$$

任何一个正态分布都是由均值 μ 和方差 σ^2 这样两个参数决定的。因此，正态分布常常被简记作 $N(\mu, \sigma^2)$。

正态分布具有两个主要性质。

（1）如果 $X\sim N(\mu, \sigma^2)$ 而 $Y=aX+b$（这里，a 和 b 为常数，且 $a\neq 0$），那么有 $Y\sim N(a\mu+b, a^2\sigma^2)$。这意味着，如果对某一正态随机变量进行线性转换，那么转换后的新变量仍然服从正态分布。

（2）如果 X 和 Y 相互独立，并且 $X\sim N(\mu_1, \sigma_1^2)$、$Y\sim N(\mu_2, \sigma_2^2)$，那么有 $X\pm Y\sim N(\mu_1\pm\mu_2, \sigma_1^2+\sigma_2^2)$。

任何一个服从正态分布的随机变量 X 都可以通过

$$Z=\frac{(X-\mu)}{\sigma}$$

变换为标准正态随机变量，这样计算得出的 Z 值也被称作标准分。Z 服从均值为 0、方差为 1 的标准正态分布，Z 值在 0 点左边为负、右边为正。

计算出 Z 值以后，通过查正态分布表就可以知道正态曲线下的各部分面积在整个图形中所占的比例，也就是该范围内的个案数在总个案数中所占的比例。

对于正态分布，需要记住三个特点：①大约有 68% 的数据位于均值附近 ± 1 个标准差的范围内。②大约有 95% 的数据位于均值附近 ± 2 个标准差的范围内。③大约有 99.7% 的数据位于均值附近 ± 3 个标准差的范围内。

此外，在任何一个正态分布中，当 $P(X\geq x_\alpha)=\alpha$ 时，将 x_α 称为 α 上侧分位数。同理，当 $P(X\leq x_\alpha)=\alpha$ 时，则将 x_α 称为 α 下侧分位数。显然，两者之间是互补关系，即 α 上侧分位数等于（$1-\alpha$）下侧分位数。由于对称关系，如果 $x_\alpha=\mu+c$，$x'_\alpha=\mu-c$（c 为任意参数），则 $P(X\geq x_\alpha)=P(X\leq x'_\alpha)=\alpha$。在假设检验的时候，还会经常用到正态分布的这些概念。

2. χ^2 分布 如果 $X_1, X_2, \cdots, X_n$ 是 n 个相互独立的随机变量，且都服从正态分布，即 $i=1, 2, \cdots, n$，那么将 X_i 分别标准化并对所得的 n 个标准分平方求和，即：

NOTE

$$Q = \left(\frac{X_1 - \mu_1}{\sigma_1}\right)^2 + \left(\frac{X_2 - \mu_2}{\sigma_2}\right)^2 + \cdots + \left(\frac{X_n - \mu_n}{\sigma_n}\right)^n$$

则该总和作为一个随机变量，服从自由度为 n 的 X^2 分布（读作"卡方分布"），记作 $Q \sim X^2(n)$。对于一个总体，如果其中每个观测值都来自符合 i. i. d. 的正态分布，那么从中随机抽取一个样本 x_1, x_2, $\cdots$, x_n，只需稍做变换就可以发现：

$$\frac{n-1}{\sigma^2}S^2 \sim X^2(n-1)$$

其中，S^2 为样本方差，σ^2 为总体方差，n 为样本容量。若 $Q \sim X^2(n)$，则 $E(Q) = n$，$Var(Q) = 2n$。X^2 分布不是对称的，且 X^2 分布的值不可能为负；另外，不同的自由度会形成不同的 X^2 分布。随着自由度的增加，X^2 分布在形状上将趋近于正态分布。

3. F 分布   如果将两个独立的服从 X^2 分布的随机变量 X 和 Y 分别除以它们各自的自由度并求它们的比值，该比值作为一个随机变量将服从 F 分布（F distribution）。需要注意的是，与 X^2 分布不同，F 分布有两个自由度。

采用数学的语言，如果 $X \sim X^2(m)$，$Y \sim X^2(n)$，且 X, Y 相互独立，那么

$$W = \frac{(X/m)}{(Y/n)} \sim F(m, n)$$

服从第一个（分子）自由度为 m，第二个（分母）自由度为 n 的 F 分布。从图中可以看到，F 分布也是不对称的，且 F 分布的值也不可能为负。

4. t 分布   t 分布（t distribution）也叫作 Student t 分布。对于一个正态随机变量 X，如果用它减去其均值再除以其标准差就可以得到标准正态变量 Z，即 $Z = (X - \mu)/\sigma$。但是当用样本标准差 S 代替未知的总体标准差 σ 时，得到的结果就不再服从标准正态分布，而是服从 t 分布，其自由度等于样本量 n 减去 1，即 n-1。

采用数学的语言，如果 $X \sim N(0, 1)$、$Y \sim X^2(n)$，且 X, Y 相互独立，那么

$$T = \frac{X}{\sqrt{Y/n}}$$

就服从自由度为 n 的 t 分布。

（1）自由度   对随机变量的分布而言，自由度是一个非常重要的特征。自由度（degree of freedom）是通过样本统计量来估计总体参数时必须涉及的一个基本概念。

简单地讲，自由度指的是计算样本统计量时能自由取值的数值的个数，通常被简写成 df。设想我们有一个服从 i. i. d. 正态分布的随机变量 X 的总体。从中随机抽取样本数据 x_1, x_2, $\cdots$, x_n，样本规模为 n，观测值为 x_i，均值为 a。现在要求利用样本方差对总体方差进行估计。为此，需要计算离差 $x_i - a$。由于均值 a 来自 n 个观测值 x_i，样本中只有 n-1 个数可以自由取值。换言之，一旦 n-1 个数被选取出来，基于均值 a，第 n 个数一定是已知的。所以，在计算离差 $x_i - a$ 的过程中，只有 n-1 个观测值 x_i 是可以自由取值的，因此其自由度为 n-1。

（2）中心极限定理   抽样分布虽然建立起了单一样本和总体之间的联系，但它也只是一种理论上存在的概率分布，因为实际上不可能也不会进行无数次抽样。那么，如何才能得到抽样分布呢？有关样本均值抽样分布的问题就是通过中心极限定理（central limit theorem）来解决的，它在总体参数估计和假设检验中都被广泛应用。

有限总体有放回抽样：假想有容量为 N 且遵守 i. i. d. 条件的变量的有限总体（不一定服从正态分布），其均值为 μ，标准差为 σ；有放回地抽取所有容量为 n 的随机样本。对每一个样本计算其均值，如果 n 足够大，则得到的样本均值的抽样分布理论上近似于均值为 μ、标准差为 σ/n 的正态分布。

无限总体有放回或无放回抽样：假设在 i. i. d. 条件下，所有容量为 n 的随机样本均取自均值为 μ、标准差为 σ 的无限总体，并对每一个样本计算均值，则如果 n 足够大，得到的样本均值的理论分布将近似于均值为 μ、标准差为 $\dfrac{\sigma}{\sqrt{n}}$ 的正态分布。

有限总体无放回抽样：同样，假设在 i. i. d. 条件下，所有容量为 n 的随机样本均无放回地取自容量为 N〔N 至少是 n 的两倍（$N \geqslant 2n$）〕、均值为 μ、标准差为 σ 的有限总体，并对每一个样本计算均值，则如果 n 足够大，样本均值的理论抽样分布近似于均值为 μ、标准差为 $\dfrac{\sigma}{\sqrt{n}} \times \sqrt{\dfrac{N-n}{N-1}}$ 的正态分布。

在上面三种情形中，需要区别样本数量和样本容量。样本数量是无限的，而样本容量是 n。如果样本容量足够大（通常以 $n \geqslant 30$ 为标准），就可以使用中心极限定理。选取的样本容量 n 越大，抽样分布的标准差就越小（一般为 $\dfrac{1}{\sqrt{n}}$ 的倍数）。虽然总体分布和抽样分布的标准差直接相关，但它们却是完全不同的分布。

事实上，对于一个服从 i. i. d. 正态分布的总体（均值为 μ、标准差为 σ），如果重复抽取容量为 n 的随机样本，样本均值的抽样分布就服从均值为 μ、标准差为 $\dfrac{\sigma}{\sqrt{n}}$ 的正态分布，且与 n 的大小无关。这一定理将在后面小样本数据的检验中用到。

中心极限定理非常重要，使用样本数据来估计总体均值，以及使用样本数据来检验关于总体均值的假设时，都将应用这个定理。

二、估计

估计（estimation）是指从总体中随机抽取一个样本，利用样本统计量推算总体参数的过程。利用样本统计量对总体参数进行估计，主要有两个过程：点估计（point estimation）和区间估计（interval estimation）。点估计是指根据样本数据中计算出的样本统计量对未知的总体参数进行估计，得到的是一个确切的值。比如，利用 CHIP88 数据计算出人均年收入为 1871.35 元，以此作为 1988 年全国城市居民的人均年收入水平，这就属于一个点估计。而区间估计是指对总体未知参数的估计，是基于样本数据计算出的一个取值范围。如果利用 CHIP88 数据估计出城市居民人均月基本工资收入为 100～120 元，这便是一个区间估计。

（一）点估计

在回归模型中，比较常用的点估计方法主要有三种：最小二乘估计（ordinary least squares，OLS）、最大似然估计（maximum likelihood estimation，MLE）和矩估计（method of moments）。

1. 最小二乘估计　最小二乘估计法的基本思想：对于 n 个点 (x_i, y_i)，$i=1, 2, \cdots, n$，如果 $y_i = \beta_0 + \beta_1 x_i + \varepsilon_i$，$\varepsilon_i$ 为随机项，那么估计一条直线，使得位于估计直线上的点 $\widehat{y_I} = \widehat{\beta_0} + \widehat{\beta_1} x_i$ 与观

测点 (x_i, y_i) 之间铅直距离的平方和最小。此时，就是对 β_0，β_1 的最小二乘估计。一般线性回归模型的建立多使用这种方法。

2. 最大似然估计 最大似然估计法的基本思想：对 i. i. d. 的总体 X 进行 n 次观测可以得到一组观测值 $(x_1, x_2, \cdots, x_n)$，将得到这组观测值的概率看作一个似然函数 $L(\theta)$，而将使 $L(\theta)$ 达到最大化时作为参数 θ 的估计值。这种方法要求事先知道总体分布类型。

设 $(x_1, x_2, \cdots, x_n)$ 相互独立且组成来自 i. i. d. 的总体 X 的一个样本。X 的分布已知，参数 θ 未知。当 X 为离散型随机变量时，X 的概率分布服从 $P(X=x)=p(x; \theta)$，则样本取值的概率分布就可以表示为 $P(X_1=x_1, \cdots, X_n=x_n)=\prod_{i=1}^{n} p(x_i; \theta)$。当 θ 未知时，$L(\theta)=\prod_{i=1}^{n} p(x_i; \theta)$ 即为最大似然函数。同理，当 X 为连续型随机变量、其密度函数为 $f(x; \theta)$ 时，似然函数为 $L(\theta)=\prod_{i=1}^{n} f(x_i; \theta)$。

3. 矩估计 矩估计的基本思想就是利用样本矩来估计总体矩，但这种方法并不需要知道总体分布的类型。

（二）点估计的评判标准

点估计产生的误差是必然的，但是可以通过一些方法来尽可能地减小误差。原则上有三条标准可以用来评判一个估计量的好坏，它们是无偏性（unbiasedness）、有效性（efficiency）和一致性（consistency）。

1. 无偏性 由于希望估计量的取值不要偏高也不要偏低，这就要求估计量的平均值与总体参数基本一致。如果估计量的期望等于被估计的总体参数 θ，那么此估计量就是"无偏的"。

2. 有效性 当一个总体参数存在多个无偏估计量的时候，仅靠无偏性作为评判一个估计量好坏的标准是不够的。在这种情况下，还需要看它所在的抽样分布是否具有尽可能小的方差，这被称为估计量的"有效性"。方差越小，说明估计值的分布越集中在被估参数的周围，估计的可靠性也就越高。

3. 一致性 有些总体的未知参数不一定存在无偏估计量，而有些参数却存在不止一个无偏估计量。对大样本来说，评判一个估计量还有一个重要的标准就是"一致性"。这是指随着样本容量 n 的增大，估计量越来越接近总体参数的真实值。

（三）区间估计

点估计是对单一数值的估计。虽然可以根据无偏性、有效性和一致性这三个标准对点估计进行衡量以尽可能地减小误差，但是并不知道测量误差的大小。区间估计就将这种误差通过置信度和置信区间表示出来，从而得到参数估计的一个取值区间，而不仅仅是一个确切值。

三、假设检验

统计推断的另一个重要内容就是假设检验（hypothesis testing）。参数估计是利用样本信息推断未知的总体参数。假设检验则是先对总体参数提出一个假设，然后利用样本信息来判断这一假设是否成立。在回归分析中，将检验有关回归系数的假设。

（一）假设检验的步骤

将假设检验的步骤进行归纳，见图 11-3。

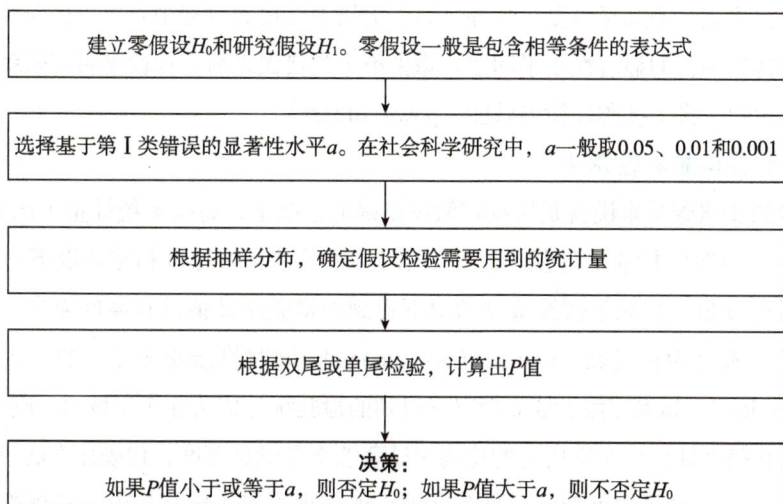

图 11-3 假设检验的步骤

1. 建立检验假设，确定检验水准 有两种假设，一种假设是零假设，记为 H_0，表示目前的差异仅仅是由抽样误差引起的，它就是假设检验需要检验的假设；另一种假设是备择假设或对立假设，记为 H_1，表示目前的差异不是由抽样误差所致，而是两者存在本质不同。

2. 计算检验统计量

3. 确定 P 值，做出统计推断 一般地，抉择的标准为当 $P \leqslant \alpha$ 时，拒绝 H_0，接受 H_1；当 $P \geqslant \alpha$ 时，不拒绝 H_0。

为方便叙述，人们常将拒绝 H_0 说成"差异有统计学意义"，简称"有统计学意义"（statisti-cally significant），但不提倡"差异有显著性"或"有显著性差异"的提法，因其易被误解为差别很大；相应地，将不拒绝 H_0，说成"差异无统计学意义"，简称"无统计学意义"。

（二）研究假设与零假设

研究假设（research hypothesis，H_1）是指在研究过程中希望得到支持的假设。在利用随机样本对总体进行推论时，不是直接检验研究假设 H_1，而是通过检验与其相对立的假设，来间接获取研究假设 H_1 正确的可能性。这个与研究假设相对立的假设称为零假设（null hypothesis，H_0）。在研究过程中，零假设往往是研究者希望被否定的假设。这是因为零假设往往假定变量之间的关系在总体中不存在，而研究者的目的通常都是希望基于样本所得到的变量之间存在某种关系的结论在总体中成立。研究者所担心的是基于样本的结论可能是由抽样误差造成的。通过检验可知样本中与 H_0 相违的统计数据并不是由抽样误差造成的。也就是说，H_0 正确的可能性很小，从而也就间接地肯定了 H_1。

（三）两类错误

在用样本推断总体的时候，总是存在犯错误的可能性。可将所犯的错误划归为以下两类。

1. 第 Ⅰ 类错误（或 α 错误） 在假设检验中否定了本来是正确的零假设。这类错误也叫弃真错误。通常把犯这种错误的概率记为 α。

2. 第 Ⅱ 类错误（或 β 错误） 在假设检验中没有否定本来是错误的零假设。这类错误也叫纳伪错误。把犯这种错误的概率记作 β。

要完全消除这两类错误是不可能的，但是可在一定程度上减少这两类错误发生的可能性。

一个最常用的方法就是增加样本量。另外，第 I 类错误在检验过程中是可以由研究者自行设定的，这也就是将要阐析的显著性水平问题。除去第 I 类错误以后，检验是否有效就取决于 β 的大小。在统计学中，将 $1-\beta$ 称作检验效能（power of test）。

（四）否定域与显著性水平

假设检验的步骤概括来说就是假设零假设正确的情况下，将样本统计量（比如样本均值）转化为服从某一分布的检验统计量（比如 Z 值），然后对点估计量和零假设下总体参数之间的差异程度进行度量。如果零假设成立情况下得到的检验统计值落在某区域内，则接受零假设，这块区域就被称为接受域（region of acceptance），同时将接受域之外的区域称为否定域（region of rejection）。如果零假设成立情况下得到的检验统计值落在否定域内，则否定零假设。另外，否定域在整个抽样分布中所占的比例叫显著性水平或显著度，代表样本的统计值落在否定域内的可能性。在科研中可看到，显著度越小说明越难以否定零假设，即越难以支持研究假设。

否定域的大小与显著性水平有一定关系，在确定了显著性水平 α 以后，就可计算出否定域的临界值。在实际研究中，假设零假设正确时利用观测数据得到与零假设相一致结果的概率称为 P 值（P-value）。

P 值并不是零假设正确的概率，而是指假如零假设正确的话，样本观测结果在抽样分布中可能发生的概率。显著性水平 α 和 P 值的关系在于，显著性水平 α 是研究者设定的理论值，而 P 值是利用样本计算得出的实际值。

在实际研究中，如果零假设被否定了，就可认为样本结果是统计显著的。实际上，"显著"与"不显著"之间是没有清楚的界限的。只是随着 P 值的减小，结论的可靠性越来越强而已。在科研中通常把 $P \leqslant 0.05$ 作为"显著水平"的标准，但是实际上 0.049 和 0.051 之间并没有什么本质的差别，因此，有的研究者选择仅仅报告 P 值，而将结论留给读者。有的研究者则喜欢将 P 值与显著性水平 α 相比较进而给出结论：如果 P 值小于或等于显著性水平 α，则否定零假设；如果 P 值大于显著性水平 α，则不否定零假设。

当假设检验的结果在接受域中，即结果有 $1-\alpha$ 的可能性与零假设相吻合，就只能说样本没有提供充分的证据来否定零假设，同时，由于可能存在第 II 类错误，这并不能表明零假设就是正确的。因此习惯的说法是，不能否定零假设。

（五）单尾检验与双尾检验

假设检验可以进一步分为单尾检验（也称单侧检验，one-tailed test）和双尾检验（也称双侧检验，two-tailed test）。

单尾检验是指否定域在曲线的左端或右端区域的情况，双尾检验是指否定域在曲线的两端区域的情况。一个检验是双尾还是单尾取决于对应于零假设的备择假设 H_1（研究假设）。在单尾检验中，可选任一方向的单侧备择假设：如果选 $H_1: \theta < \theta_0$，则称此单尾检验为左侧检验；如果选 $H_1: \theta > \theta_0$，则称此单尾检验为右侧检验。在双尾检验中，备择假设是无方向或双向的 $H_1: \theta \neq \theta_0$。

（六）参数检验与非参数检验

统计推断中假设检验的方法可以分为两大类：参数检验和非参数检验。

参数检验的基础是假设已知总体分布的既有特征。Z检验、t检验和F检验都属于参数检验法。在研究具体问题时，参数检验通常都是首选。这是因为它具有较大的检验效力，也就是犯第Ⅱ类错误的概率β更小，因此使用它能够从数据中提取更多的信息。

参数检验的条件要求较高，通常称为"参数条件"。当参数条件得不到满足时，这种检验就不准确。另一种检验方法则不需要参数条件，它被称为非参数检验法。由于它对总体的分布形状没有任何特别的要求，因此也称其为自由分布检验法。科研中常用的对分类变量的X^2检验就是一种非参数检验法。

第四节　规划方法

规划方法是运筹学的重要组成内容，包括线性规划、整数规划、动态规划、非线性规划、目标规划、随机规划等。其中，线性规划是目前应用最为广泛、最为成功的运筹学模型，是现代科学管理的重要手段之一，是帮助管理者进行决策的有效方法。

目前，计算机软件发展进一步推动了规划论的普及与应用，数学规划已成为广大管理工作者包括政策分析人员进行最优决策和有效分析的常用工具之一。

一、线性规划

（一）线性规划的建模与计算

通过举例，说明线性规划的建模与计算。

例2　某企业生产甲、乙两种产品。生产甲、乙产品所需的设备、人工、原材料的单位数量及资源限制见表11-3。已知产品甲的单位利润500元，产品乙的单位利润600元，市场需求旺盛。问如何安排生产能使企业每天的利润最大？

表11-3　某企业产品甲、乙需求表

	产品甲	产品乙	资源总量
设备（台时）	4	8	120
人工（时）	2	1	80
原材料（公斤）	6	4	100

1. 线性规划的模型建立　该问题是在有限资源约束下求利润最大化的问题。模型包含目标函数和约束条件两大部分。

（1）设置决策变量

设：X_1为每天生产的产品甲的产量，X_2为每天生产的产品乙的产量。

（2）建立模型

MAX $500X_1+600X_2$

ST.

$4X_1 + 8X_2 \leq 120$

$$2X_1 + X_2 \leq 80$$

$$6X_1 + 4X_2 \leq 100$$

$$X_1 \geq 0$$

$$X_2 \geq 0$$

上述模型中，"MAX"是指目标函数最大化，若是求目标函数最小化要写"MIN"。

2.线性规划模型的计算机求解　求解线性规划模型的主要方法是单纯形法。单纯形法的计算过程较为复杂，可以参照有关运筹学教材，本教材不再介绍这些算法的具体求解过程。

目前，已有求解线性规划模型的多种计算机软件。例如，Excel软件和LINDO软件。Excel软件适合于求解小规模的线性规划，而LINDO软件的功能非常强大，可以求解上万个变量和上万个约束的线性规划问题。掌握这些软件的使用，能够便于实际工作。

首先介绍用Excel软件求解线性规划问题的方法。

表11-4显示了如何将生产问题的线性规划模型在Excel表中输入。输入时应该注意单元格的逻辑清晰。除了一般的原始数据输入，如单个产品的资源耗费量、资源总量和产品售价等，还有利用公式计算的单元格。用批注的形式显示一部分公式，如E3、E4、E5、E7。例如，E3等于生产产品A和产品B所用的机器台时分别乘以产品A及产品B各自的产量，即E3=B3×B8+C3×C8。在Excel电子表格中用SUMPRODUCT函数，该函数表示"若干数组中彼此对应元素的乘积的和"。因此，在E3中输入"SUMPRODUCT（B3：B8，C3：C8）"。E4、E5也是同样的原理。E7中输入目标函数表达式，本题的目标函数等于产品A和产品B的单位售价分别乘以各自的产量，因此，E7=B6×B8+C6×C8。在E7中输入"SUMPRODUCT（B6：B8，C6：C8）"。在E3、E4、E5及E7单元格中设置好求解的公式后，就可以解该线性规划问题了。

表11-4　用Excel解生产问题的线性规划模型

	A	B	C	D	E	F	G
1							
2		产品A	产品B	资源总量			
3	机器（时）	4	8	120	0		120
4	人工（时）	2	1	80	0		80
5	原材料（公斤）	6	4	100	0		100
6	产品售价（元）	500	600		目标函数		
7					0		
8	产量						

求解此生产优化问题，需要使用Excel"工具"中的"规划求解"，请在"工具"菜单中选定"规划求解"选项。打开"规划求解"后，会出现图11-4的对话框。对话框最上面是"设置目标单元格"，选择E7单元格；本题求目标函数最大，所以选择"最大值"；"可变单元格"选择设置决策变量的单元格，本模型中是B8：C8，即甲产品和乙产品的产量；"约束"编辑框用于添加约束条件，本例中即约束三种资源的使用量不得超过资源总量。

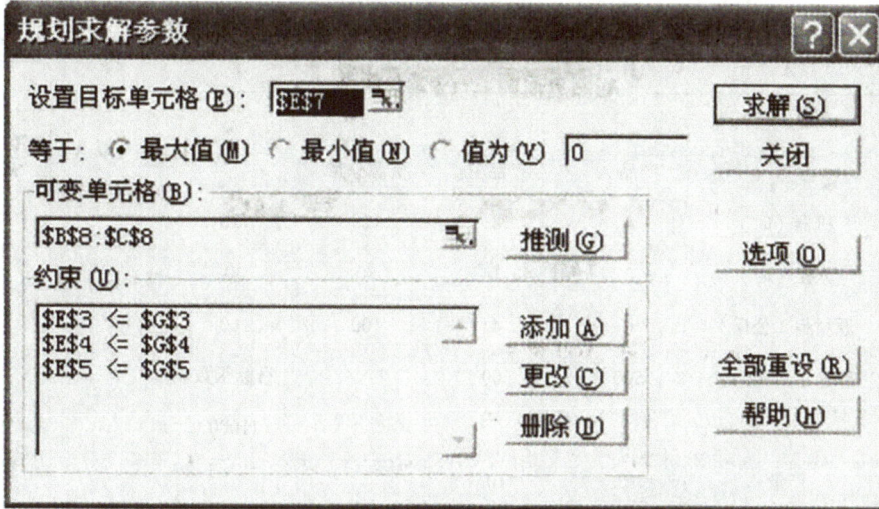

图 11-4　用 Excel 解生产问题的线性规划求解参数设置

点击"选项"按钮后会出现"规划求解选项"对话框，见图 11-5。选择"采用线性模型（M）"及"假定非负"，其他参数可以用默认值。选择"确定"后，返回图 11-4 所示的对话框，点击"求解"后，得到最优解。

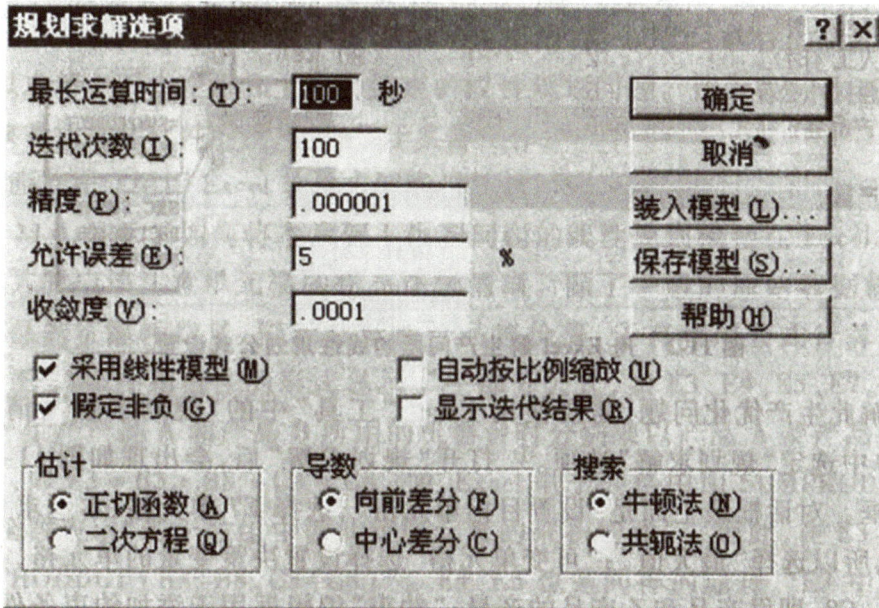

图 11-5　用 Excel 解生产问题的线性规划求解参数选项设置

表 11-5 中的最优解为每天生产产品甲的数量 10 个，生产产品乙的数量 10 个，每天的总利润为 11000。机器资源和原材料资源已经耗尽，人工富余 50 台时。

NOTE

表 11–5　用 Excel 解生产问题的线性规划求得的最优解

	A	B	C	D	E	F	G
1							
2		产品 A	产品 B	资源总量			
3	机器（时）	4	8	120	120		120
4	人工（时）	2	1	80	30		80
5	原材料（公斤）	6	4	100	100		100
6	产品售价（元）	500	600		目标函数		
7					11000		
8	产量	10	10				

用 Excel 解线性规划还可以提供影子价格、灵敏度分析等功能。Excel 中的规划求解也可以用来解非线性规划。如果要解决大型的线性规划问题，用 Excel 会很慢，也难以得到最优解，应使用专用软件。

LINDO 软件可以用来求解复杂的线性规划问题。LINDO 软件有一套书写模型的规则，如"≥"必须写成"＞="等。请打开 LINDO 软件界面的"Help"菜单，仔细阅读有关说明。

打开 LINDO 软件，见图 11–6，可以在"untitled"窗口中直接写入原题和模型（注意在不是模型的文本行前面加上英文状态下的"！"，表明该行内容为注释行，不是数学模型）。模型写完后，点击"Solve"，会自动求解，并选择是否进行敏感性分析。

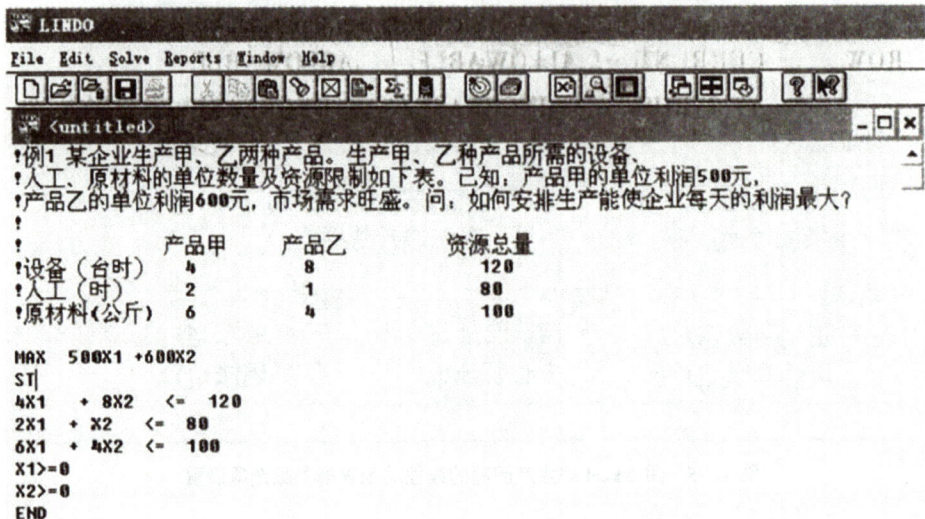

图 11–6　用 LINDO 解生产问题的线性规划

计算结果如下。

OBJECTIVE FUNCTION VALUE

　　　1）　　　　　　　11000.00

VARIABLE　　　　　　VALUE　　　REDUCED COST

X1	10.000000	0.000000
X2	10.000000	0.000000

ROW	SLACK OR SURPLUS	DUAL PRICES
2）	0.000000	50.000000
3）	50.000000	0.000000
4）	0.000000	50.000000
5）	10.000000	0.000000
6）	10.000000	0.000000

NO. ITERATIONS =　0

RANGES IN WHICH THE BASIS IS UNCHANGED：

OBJ COEFFICIENT RANGES

VARIABLE	CURRENT COEF	ALLOWABLE INCREASE	ALLOWABLE DECREASE
X1	500.000000	400.000000	200.000000
X2	600.000000	400.000000	266.666656

RIGHTHAND SIDE RANGES

ROW	CURRENT RHS	ALLOWABLE INCREASE	ALLOWABLE DECREASE
2	120.000000	80.000000	53.333332
3	80.000000	INFINITY	50.000000
4	100.000000	80.000000	40.000000
5	0.000000	10.000000	INFINITY
6	0.000000	10.000000	INFINITY

结果解释：

目标函数值（OBJECTIVE FUNCTION VALUE）：11000。

最优解：$X_1=10$，$X_2=10$。

第二排、第四排：机器设备和原材料资源已经耗尽。

第三排：对人工资源的约束富余 50 台时。

其余的为敏感性分析结果，包括对目标函数系数、约束项右端常数的敏感性分析。

（二）线性规划模型的标准形式

一般的线性规划模型中，有多个自变量，一系列约束条件，模型如下。

$$MAX（MIN）C_1X_1+C_2X_2+\cdots+CnXn$$

s.t.

$$a_{11}x_1+a_{12}x_2+\cdots+a_{1n}x_n \leqslant （\geqslant，=）b_1$$
$$a_{21}x_1+a_{22}X_2+\cdots+a_{2n}x_n \leqslant （\geqslant，=）b_2$$
……
$$a_{m1}x_1+a_{m2}x_2+\cdots+a_{mn}x_n \leqslant （\geqslant，=）bm$$
$$x_{ij} \geqslant 0（i=1，2\cdots n，j=1，2\cdots m）$$

线性规划问题有各种不同的形式，目标函数有的要求"MAX"，有的要求"MIN"；约束条件可以是"≤"，也可以是"≥"，还可以是"="；决策变量一般是非负约束，但也允许在（－∞，＋∞）范围内取值，即无约束。这些多种形式的数学模型可以转化成统一形式，即线性规划的标准型：

$$\max c_1x_1 + c_2x_2 + \cdots + c_nx_n$$
$$\text{s.t.}$$
$$a_{11}x_1 + a_{12}x_2 + \cdots + a_{1n}x_n = b_1$$
$$a_{21}x_1 + a_{22}x_2 + \cdots + a_{2n}x_n = b_2$$
$$\vdots$$
$$a_{m1}x_1 + a_{m2}x_2 + \cdots + a_{mn}x_n = b_2$$
$$x_{ij} \geq 0 (i = 1,2 \cdots n, j = 1,2 \cdots m)$$

写成矩阵形式：

$$\text{MAX } C^TX$$
$$\text{ST. } AX=B$$
$$X \geq 0$$
$$B \geq 0$$

其中，$C^T = (c_1, c_2, \cdots, c_n)$

$$A = \begin{pmatrix} a_{11} \cdots a_{1n} \\ \vdots \\ a_{m1} \cdots a_{mn} \end{pmatrix}, X = \begin{pmatrix} x_1 \\ x_2 \\ \vdots \\ x_n \end{pmatrix}, C = \begin{pmatrix} c_1 \\ c_2 \\ \vdots \\ c_n \end{pmatrix}, B = \begin{pmatrix} b_1 \\ b_2 \\ \vdots \\ b_n \end{pmatrix}$$

（三）线性规划的应用

公共政策分析中，线性规划的应用领域非常广泛，如经济规划、投资计划、运输问题、人力资源配置、物资存储与调配、财务预算、网络布局、排队问题等。要全面了解上述问题的建模与运算，必须学习运筹学课程。在此，只讨论政策分析中比较典型的问题。

1. 投资问题

例 3　某市现有资金 10 亿元。今后四年内考虑给以下项目投资。已知条件如下。

项目 A：从第一年到第四年每年初都可投资，当年末能收回本利 110%。

项目 B：从第一年到第三年每年初都可投资，次年末能收回本利 125%，但规定每年最大投资额不能超过 7000 万元。

项目 C：第三年初需要投资，到第四年末能收回本利 135%，但规定最大投资额不能超过 5000 万元。

项目 D：第二年初需要投资，到第四年末能收回本利 145%，但规定最大投资额不能超过 8000 万元。

问题：应如何确定这些项目的每年投资额，使四年末拥有资金的本利金额为最大？

解：

①确定决策变量：设 X_{ij} 为第 i 年初投资于第 j 项目的金额（亿元），i=1，2，3，4；j=A，B，C，D。根据题意，将变量表示在表 11-6 中。

表 11-6 投资项目

项目＼年份	第一年	第二年	第三年	第四年
A	X_{1A}	X_{2A}	X_{3A}	X_{4A}
B	X_{1B}	X_{2B}	X_{3B}	
C			X_{3C}	
D		X_{2D}		

②目标函数：该投资问题目标是第四年末拥有的资金最大，因此目标函数可以表示为：

MAX $1.1X_{4A}+1.25X_{3B}+1.35X_{3C}+1.45+1.45X_{2D}$

③约束条件：根据题意，项目 A 每年都可以投资，并且当年底就能收回本息，因此，投资时可以全部投出，不应留有现金。

第一年：第一年初拥有现金 10 亿元，故有

$X_{1A}+X_{1B}=10$

第二年：由于投资项目 B 的资金到次年末才能收回，此时第二年初拥有的资金为第一年投资项目 A 所回收的资金，得

$X_{2A}+X_{2B}+X_{2D}=1.1X_{1A}$

第三年：第三年的投资资金为投资项目 A 第二年的本息与投资项目 B 第一年的本息之和，故有

$X_{3A}+X_{3B}+X_{3C}=1.1X_{2A}+1.25X_{1B}$

第四年：

$X_{4A}=1.1X_{3A}+1.25X_{2B}$

另外，对项目 B、C、D 投资额限制为：

$$X_{1B} \leqslant 0.7 \ (i=1,2,3)$$
$$X_{3C} \leqslant 0.5$$
$$X_{2D} \leqslant 0.8$$

这样，可得到如下的线性规划模型

$$\text{MAX} \quad 1.1X_{4A}+1.25X_{3B}+1.35X_{3C}+1.45X_{2D}$$
$$\text{ST.}$$
$$X_{1A}+X_{1B}=10$$
$$X_{2A}+X_{2B}+X_{2D}-1.1X_{1A}=0$$
$$X_{3A}+X_{3B}+X_{3C}-1.1X_{2A}=0$$
$$X_{4A}-1.1X_{3A}-1.25X_{2B}=0$$
$$X_{iB} \leqslant 0.7 \ (i=1,2,3)$$
$$X_{3C} \leqslant 0.5$$
$$X_{2D} \leqslant 0.8$$
$$X_{ii} \geqslant 0 \ (i=1,2,3,4; \ j=\text{A,B,C,D})$$

NOTE

用 LINDO 软件解得结果为：X_{1A}=9.3，X_{2A}=8.7，X_{3A}=9.27，X_{4A}=11.08，X_{1B}=0.7，X_{2B}=0.7，X_{3B}=0.7，X_{3C}=0.5，X_{2D}=0.8，第四年末拥有的资金为 14.899 亿元。用 LINDO 软件编写的模型及计算结果见图 11-7、图 11-8。

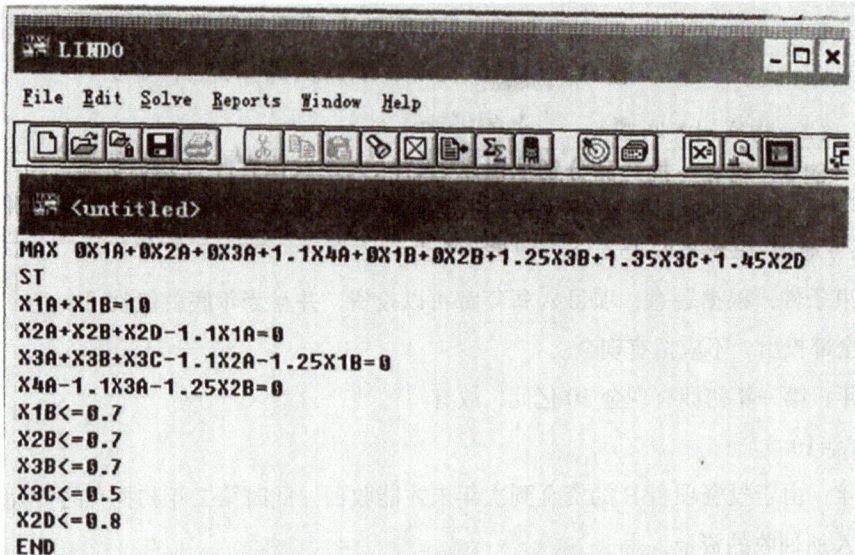

图 11-7　LINDO 软件界面中的模型

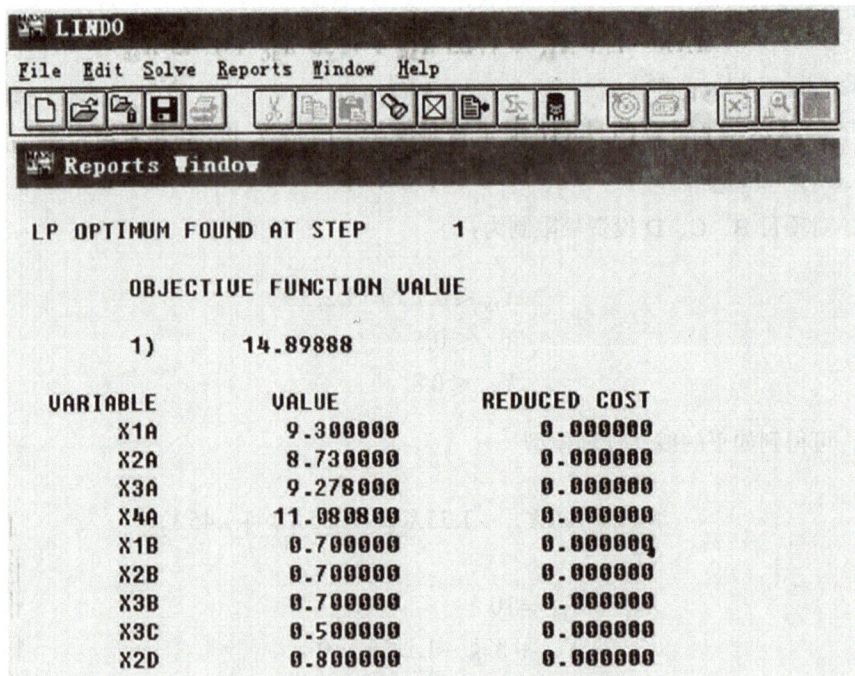

图 11-8　LINDO 软件投资问题计算结果

2. 物资调配问题

例 4　现有一批药品分别从山东、天津、大连发往青海、内蒙古、新疆。由于某种原因，需在徐州和北京两地转运。各地区间物资发送、转运与调配关系见图 11-9。"箭头"表示输入，"箭尾"表示输出。各城市间物资的运费标注在两个城市间的弧上，单位为千元 / 每件。

山东、天津、大连的供应量分别为 300 件、600 件和 500 件，青海、内蒙古、新疆的需求量分别为 320 件、700 件和 380 件。问：应该如何调运，使得总的运输费用最低？

解：对图上各点作标示（图 11–9）：1 为山东、2 为天津、3 为大连、4 为徐州、5 为北京、6 为青海、7 为内蒙古、8 为新疆。

确定决策变量：设 X_{ij}，表示从 i 到 j 的调运量，如 X_{35} 表示从大连运到北京的物资。

目标函数：本题是求费用最小问题，根据题意写出其目标函数

MIN $4X_{14}+5X_{15}+6X_{24}+2X_{25}+5X_{35}+5X_{46}+8X_{47}+6X_{48}+7X_{57}+8X_{58}$

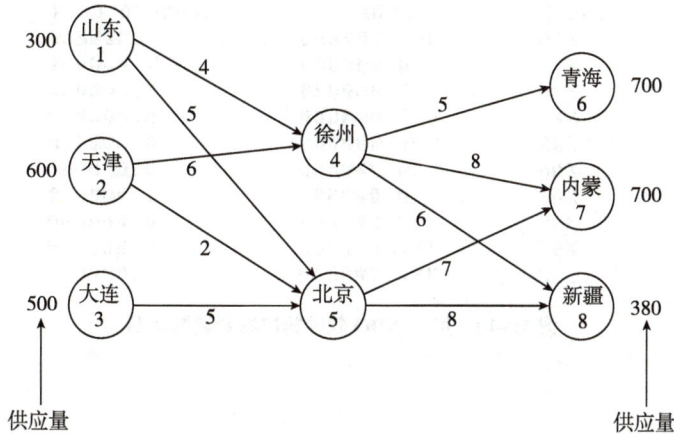

图 11–9　物资调配关系图

约束条件：

发点 1（山东）的约束条件：$X_{14}+X_{15} \leqslant 300$

发点 2（天津）的约束条件：$X_{24}+X_{25} \leqslant 600$

发点 3（大连）的约束条件：$X_{35} \leqslant 500$

中转点 4：收到的物资数等于送出的物资数，即 $-X_{14}-X_{24}+X_{46}+X_{47}+X_{48}=0$

中转点 5：$-X_{15}-X_{25}-X_{35}+X_{57}+X_{58}=0$

收点 6：收到的物资数正好等于需求量 320，故有 $X_{46}=320$

同样有 $X_{47}+X_{57}=700$，$X_{48}+X_{58}=380$

得到线性规划模型：MIN $4X_{14}+5X_{15}+6X_{24}+2X_{25}+5X_{35}+5X_{46}+8X_{47}+6X_{48}+7X_{57}+8X_{58}$

ST.

$X_{14}+X_{15} \leqslant 300$

$X_{24}+X_{25} \leqslant 600$

$X_{35} \leqslant 500$

$-X_{14}-X_{24}+X_{46}+X_{47}+X_{48}=0$

$-X_{15}-X_{25}-X_{35}+X_{57}+X_{58}=0$

$X_{46}=320$

$X_{47}+X_{57}=700$

$X_{48}+X_{58}=380$

$X_{ij} \geqslant 0$（i=1，2，3，4，5；j=4，5，6，7，8）

运用 LINDO 软件，计算结果如下：总的运输费用为 14520（千元），X_{14}=300（件），

X_{14}=0（件），X_{24}=20（件），X_{25}=580（件），X_{35}=500（件），X_{46}=320（件），X_{47}=0（件），X_{48}=0（件），X_{57}=700（件），X_{58}=380（件）。计算结果见图11-10。

图11-10　用LINDO软件解决物资调配问题

二、整数规划

（一）整数规划简介

在前面的线性规划问题中，得出的最优解可能是整数，也可能是非整数。但在某些实际问题中，要求的答案必须是整数。在公共政策分析中，经常遇到如人力资源规划中的人员数目、城市运输问题中的车辆数目、水库规划中泄洪口的数量、仓储问题中调配中心（存储地）的数量等，这些问题都要求结果为整数。解决这个问题，可以用线性规划中另一重要的方法——整数规划（integer programming，IP）来解决。

整数规划不能采用将求得的线性规划非整数解舍入化整的方法求解。传统的求解整数规划的方法有分支定界法和割平面法。Excel软件和LINDO软件都可以求解整数规划。由图11-11可知，Excel软件在添加约束选项中，如果选择"int"则为整数规划求解，选择"bin"为整数规划中的"0-1"规划求解。LINDO软件中，应在模型最后添加"GIN"。

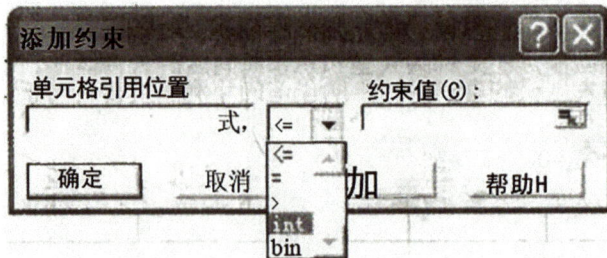

图11-11　整数规划求解示意

例5　某航空公司是一家从事国内民用航空运输业务的专业公司。为了适应日益发展的业务需要，航空公司决定从某国际著名飞机生产企业那里购进一批飞机。现面临的决策：是购买小型机从事短途运输，还是购买大型机从事跨省区的长途运输。小型机和大型机的单位价格、所创造的年利润及公司可获资金见表 11-7。问：购买小型机或大型机多少架，可使年获利最大？

表 11-7　不同类型飞机单位价格、所创造的年利润及公司可获资金

	小型飞机	大型飞机
单位价格（百万美元/架）	6	20
利润（百万美元/年/架）	4	10
购买数量限制	5	—
公司可获资金	200	

解：根据题意，线性规划模型为：

MAX $4X_1 + 10X_2$

ST.

$6X_1 + 20X_2 \leq 200$

$X_1 \leq 5$

$X_1 \geq 0$

$X_2 \geq 0$

用 LINDO 软件书写的模型见图 11-12。

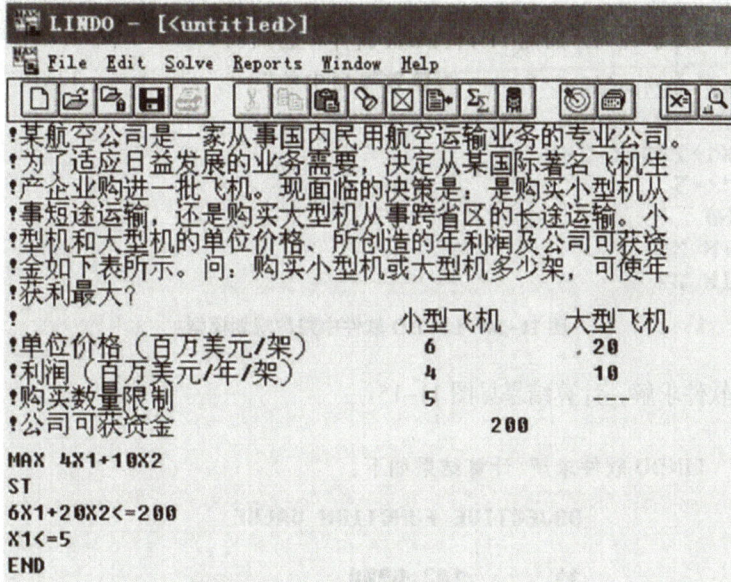

图 11-12　LINDO 软件中线性规划模型

用 LINDO 软件求解，计算结果见图 11-13。

根据 LINDO 软件求解结果，$X_1=5$，$X_2=8.5$，即购买小型飞机 5 架、大型飞机 8.5 架，总利润为 10500 万美元。

NOTE

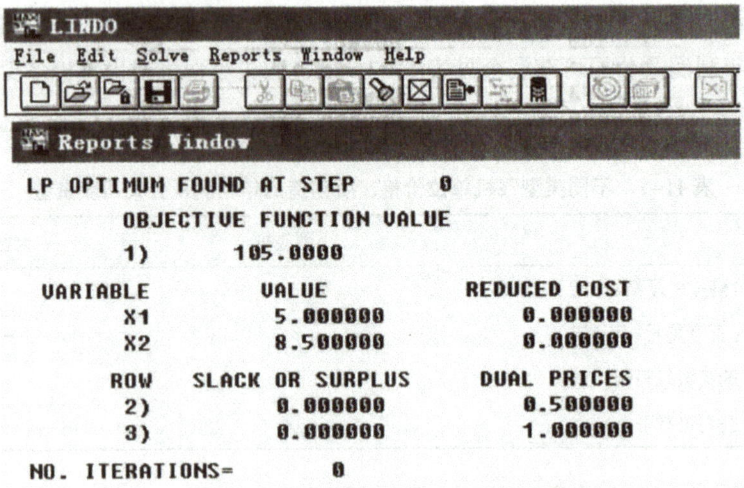

图 11-13　LINDO 软件求解结果

　　显然，购买 8.5 架飞机不符合题意。因此，在建立线性规划模型时，要加上整数约束。LINDO 软件的整数约束比较简单，只需在原模型下对有整数要求的变量加上"GIN"则可。如图 11-14，原模型修改为：

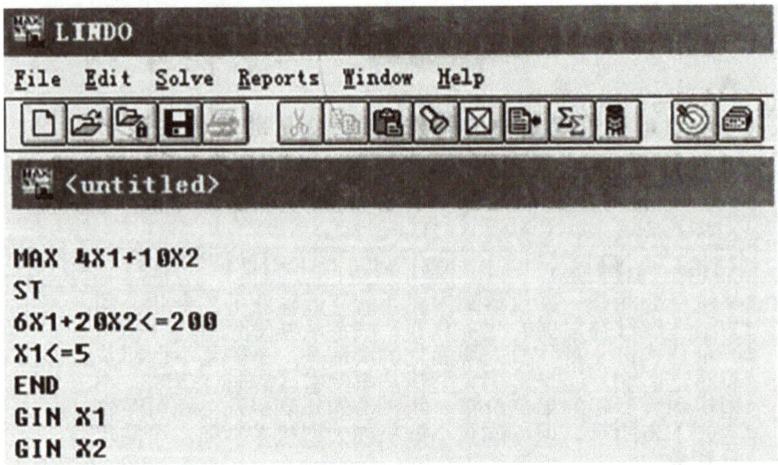

图 11-14　LINDO 软件中整数规划模型

　　用 LINDO 软件求解，计算结果见图 11-15。

LINDO 软件求解，计算结果如下：

OBJECTIVE FUNCTION VALUE

1)　　　102.0000

VARIABLE	VALUE	REDUCED COST
X1	3.000000	-4.000000
X2	9.000000	-10.000000

ROW	SLACK OR SURPLUS	DUAL PRICES
2)	2.000000	0.000000
3)	2.000000	0.000000

图 11-15　LINDO 软件对例 5 整数规划求解结果

现在，目标函数为 10200 万美元，$X_1=3$，$X_2=9$，即购买小型飞机 3 架、大型飞机 9 架。通过本题可以看出，整数规划并不是对线性规划的简单"四舍五入"，而是必须通过专门求解整数规划的方法得到。

整数规划的目标函数总是次于原线性规划的目标函数，即①任何求最大目标函数值的纯整数规划或混合整数规划的最大目标函数值小于或等于相应的线性规划的最大目标函数值。②任何求最小目标函数值的纯整数规划或混合整数规划的最小目标函数值大于或等于相应的线性规划的最小目标函数值。

（二）"0-1"规划问题

"0-1"规划问题是整数规划中非常重要的一类规划问题，也是公共政策分析中经常会遇到的规划问题。

"0-1"规划是整数规划中的特殊问题，变量的取值仅限于 0、1 这两个整数。在公共政策分析中，常用到"0-1"规划的有选址问题、指派问题、固定成本问题、投资问题、政策实施问题等。对这些问题加以扩展，可用在管理等诸多领域。

三、动态规划

在公共政策分析中，还会遇到这样一类问题：把整个决策过程划分为若干互相联系的阶段。在每一个阶段都需要做出决策，并且在一个阶段的决策确定后，会影响下一阶段的决策，以至于影响整个活动过程。如果每一个阶段选择了最恰当的决策，这样可期望获得整体上的最优化。正由于每个阶段是以时段表示的，各阶段所采取的不同决策都随时间而变化，因而这类规划又称为动态规划（dynamic programming，DP）。

动态规划可用于解决最短路问题，如输油管线的最短路、城市电力网络的最短路。在解决这类问题时，可以分阶段解决，递推求出每个阶段到始点的最短距离，最后求出终点到始点的最短距离。

动态规划还可用于解决装载问题、资源分配问题、背包问题、生产与存储问题等。

例 6　某医院拟将新购买的 5 台设备分配给所属的 3 个科室，各科室获得此设备后，预测可创造的利润见表 11-8，问这 5 台设备应如何分配给这 3 个科室，使得所创造的利润最大？

表 11-8　设备分配表

利润　　　　科室 设备台数	甲科室	乙科室	丙科室
0	0	0	0
1	4	7	5
2	6	13	7
3	6	14	10
4	10	9	13
5	9	11	12

解：这是一个动态规划问题，我们可以通过建立线性规划模型，利用计算机软件求解。

设 X_{ij} 为第 i 科室得到 j 台设备，其中 $i=1$，2，3；$j=0$，1，2，3，4，5。这样决策变量分别为 X_{10}，X_{11}，X_{12}，X_{13}，$\cdots X_{ij}$ 为 0–1 变量，$X_{13}=0$、1，代表甲科室是否只得到 3 台机器。

数学模型为：

$$
\begin{aligned}
MAX \quad & 0X_{10}+4X_{11}+6X_{12}+6X_{13}+10X_{14}+9X_{15} \\
& +0X_{20}+7X_{21}+13X_{22}+14X_{23}+9X_{24}+11X_{25} \\
& +0X_{30}+5X_{31}+7X_{32}+10X_{33}+13X_{34}+12X_{35}
\end{aligned}
$$

ST.

$$
\begin{aligned}
& 0X_{10}+1X_{11}+2X_{12}+3X_{13}+4X_{14}+5X_{15}+0X_{20} \\
& \quad +1X_{21}+2X_{22}+3X_{23}+4X_{24}+5X_{25}+0X_{30} \\
& \quad +1X_{31}+2X_{32}+3X_{33}+4X_{34}+5X_{35} \leqslant 5 \\
& X_{10}+X_{11}+X_{12}+X_{13}+X_{14}+X_{15}=1 \\
& X_{20}+X_{21}+X_{22}+X_{23}+X_{24}+X_{25}=1 \\
& X_{30}+X_{31}+X_{32}+X_{33}+X_{34}+X_{35}=1
\end{aligned}
$$

END

INT18(18 个变量都为 0–1 变量)

计算结果如下：

QBJECTIVE FUNCTION VALUE

1)   24.00000

VARIABLE	VALUE	REDUCED COST
X_{10}	0.000000	0.000000
X_{11}	0.000000	–4.000000
X_{12}	1.000000	–6.000000
X_{13}	0.000000	–6.000000
X_{14}	0.000000	–10.000000
X_{15}	0.000000	–9.000000
X_{20}	0.000000	0.000000
X_{21}	0.000000	–7.000000
X_{22}	1.000000	–13.000000
X_{23}	0.000000	–14.000000
X_{24}	0.000000	–9.000000
X_{25}	0.000000	–11.000000
X_{30}	0.000000	0.000000
X_{31}	1.000000	–5.000000
X_{32}	0.000000	–7.000000
X_{33}	0.000000	–10.000000
X_{34}	0.000000	–13.000000
X_{35}	0.000000	–12.000000

结果表明，创造的最大利润为 24 万元；$X_{12}=1$，$X_{22}=1$，$X_{31}=1$，说明将设备分配给甲科室 2 台，乙科室 2 台，丙科室 1 台，可创造最大利润。

四、非线性规划

尽管线性规划在政策分析中应用非常广泛，但存在着一定的局限性。首先，在面临的社会生产、生活和经济工作中，各种变量之间的关系并不一定都是线性的，过分苛刻的限制条件会使目标函数得不到满意解。其次，人们价值观的差异会导致对事物目标认识的差异，这样，在设立目标函数时需要彼此进行沟通与妥协。因此，得到的线性规划往往包含了太多的假设，使得结果和实际情况产生了误差。

如果目标函数或约束条件中，有一个或多个变量是非线性函数，这种规划问题称为非线性规划。

非线性规划（non-linear programming，NLP）问题有一个非线性的目标函数，或者有一个或多个非线性的约束条件，其模型的一般形式为：

$$\text{MIN}\quad f(x_1, x_2 \cdots x_n)$$

$$s.t. \begin{cases} g_1(x_1, x_2 \cdots x_n) = 0 \\ \qquad\vdots \\ g_m(x_1, x_2 \cdots x_n) = 0 \\ h_1(x_1, x_2 \cdots x_n) \geq 0 \\ \qquad\vdots \\ h_k(x_1, x_2 \cdots x_n) \geq 0 \end{cases}$$

求解非线性规划问题要比解线性规划问题困难得多，而且，也不像线性规划有单纯形法这样的算法。非线性规划目前还没有适合所有问题的通用算法，各种方法都有自己特定的适用范围。

在实际中，常见的非线性规划问题包括以下四种。

1. 无约束极值问题　没有任何约束条件的非线性规划求极值问题。常用变尺度法、共轭梯度法、最速下降法等求解。

2. 线性约束优化问题　如二次规划问题。

3. 凸规划　包括目标函数是凸函数极小问题或凹函数极大问题；可行解集是凸集的规划问题。

4. 非凸规划　包括几何规划（geometric programming）、分数规划（fractional programming）。

非线性规划的数值求解具有四个特点：①不能保证全局最优性，往往只能找到局部最优。②只是一种近似解。③和线性规划总是在边界点（顶点）达到最优不同，非线性规划常常在内点处达到最优。④迭代过程有时不收敛（这时需要变换初始点再试试）。

在 Excel 中，只要在"规划求解"之中不选择"采用线性模型"，就是利用非线性规划求解。

非线性规划在实际运用时较为困难，如果要详细了解非线性规划的理论与运算方法，可以参阅运筹学教材。

第五节　回归分析

管理中的许多问题可以简化为两个研究对象之间是否存在某种依赖关系的问题。比如，某地区治安每况愈下，有人认为这是由于下岗失业人员越来越多造成的。因此，相关领导就想知道下岗失业人员的数量是否和该地区治安情况的好坏存在某种依赖关系。如果存在某种显著的依赖关系，就说明改善治安需要综合治理，发展经济才是最可靠的保证。再如，一个地区经常出现暴雨积水现象，给人民生活和经济发展带来不便。市领导想知道绿化面积是否与暴雨积水的频度之间存在某种关系。如果知道了这种关系，就可以客观地决定是否在有限的土地资源中继续扩大绿化面积。

一、变量与坐标图

回归分析是研究对象之间是否存在依赖关系的技术之一。在回归分析中，某个变量（称之为因变量，用 Y 表示）依赖其他变量（称之为自变量，用 X 表示）的变化而变化。如果自变量只有一个，则称这种回归为一元回归，否则称为多元回归。此处先讨论一元回归。

由于确定了因变量 Y 和自变量 X，可以利用坐标轴来反映两者之间的关系。

例7　表 11-9 给出了 2003 年中国各地 www 网站站点数和网民人口数。

表 11-9　2003 年中国各地 www 网站站点数和网民人口数

地区	www 站点数	网民数（万）	地区	www 站点数	网民数（万）
天津	9010	144.6	湖南	7061	265.4
重庆	7458	176.6	广西	7420	228.6
河北	15510	289.1	海南	2587	39.7
山西	3364	148.8	四川	13697	424.3
内蒙古	2859	74.9	贵州	2320	83.1
吉林	3789	146.5	云南	5165	166.4
黑龙江	5919	226.0	西藏	1677	8.6
安徽	10261	183.5	陕西	5704	196.7
江西	6010	169.4	甘肃	3369	122.4
山东	25152	626.6	青海	710	19.5
河南	10818	225.7	宁夏	1369	33.3
湖北	13445	380.9	新疆	3056	117.8
福建	28813	318.2	上海	52600	431.6
浙江	57948	451.2	江苏	40258	610.9

资料来源：2003 年《中国互联网络发展状况统计报告》，www.cnnic.net.cn（未包括北京、广东、辽宁三地数据）

根据表 11-9，将网民人口数量设为因变量 Y，www 站点数设为自变量 X，可以利用 Excel 的制图功能，绘制图 11-16 所示的坐标图。在图中，X 轴代表 www 站点数量，Y 轴代表各地网民数量。根据这个坐标图，管理者可以通过目测发现一个基本的规律，即随着某地区

www 站点数的增加，网民数量也会相应地增加。

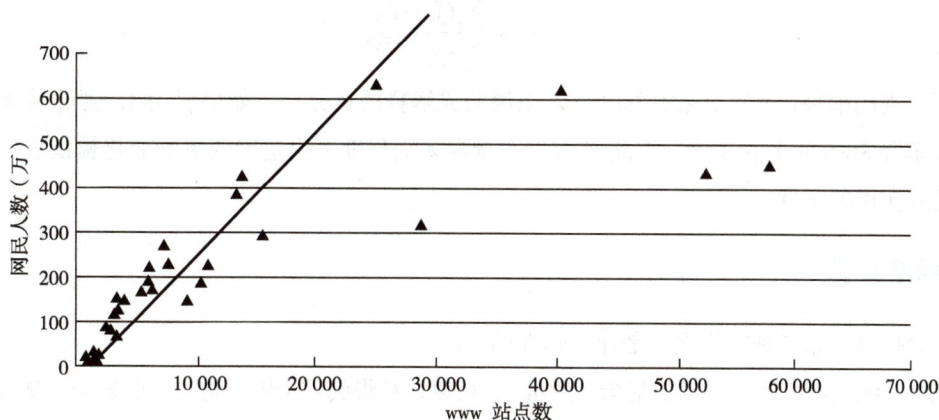

图 11-16　www 站点数量和网民数量的关系

如果，Y 随着 X 增加而增加，随着 X 减少而减少，则称 X 与 Y 正相关；否则，如果 Y 随着 X 的增加而减少，随着 X 减少而增加，则称 X 与 Y 负相关。根据图 11-16，大致可以判断，网民数量与 www 站点个数是呈正相关的。

二、线性回归

用坐标图来反映变量之间的关系具有直观的优点，但是当数据量较大时，目测出来的关系是不准确的。因此可以利用数学函数来表示变量间的关系，这种函数称为回归函数。

数学函数用数值来反映自变量和因变量之间的明确数量关系，但在实际情况中，X 和 Y 之间的关系十分复杂，因而函数本身也会非常复杂，不易于表达和计算。另外，研究变量关系的主要目的是发现研究对象之间蕴含的规律，并做出预测。因此，通常用一些简单的函数来近似模拟变量关系。由图 11-16 可知，坐标图上的数据分布接近于中间所画的直线。

回归函数中最普遍使用的是线性回归函数。如果 X 和 Y 大致上能够用一条直线来描述，则称这两个变量是线性相关的。直线的数学函数公式：$Y=aX+b$。显然，只要知道了 a 和 b 的值，就能够明确 X 和 Y 之间的关系。目前已经推算出了计算 a 和 b 的表达式：

$$a = \frac{n\sum_{i=1}^{n} x_i y_i - \sum_{i=1}^{n} x_i \sum_{i=1}^{n} y_i}{n\sum_{i=1}^{n} x_i^2 - (\sum_{i=1}^{n} x_i)^2} \qquad b = \frac{\sum_{i=1}^{n} y_i - a\sum_{i=1}^{n} x_i}{n}$$

利用 a 和 b，可以为每个 x_i 计算得到一个估计值。a 和 b 的计算十分繁琐，在 Excel 中专门设计了线性回归的计算工具。

三、拟合优度

任何两个变量都可以通过线性回归来概括它们之间的关系。但在得到一个线性回归结果后，自然要提出一个问题，即这条直线对数据分布的模拟程度究竟如何。通常用拟合优度来描述这种模拟程度。

最常用的拟合优度测度方法是计算判定系数 γ^2，其中 γ 称为相关系数。统计学家定义 γ^2 等

NOTE

于可解释的离差与不可解释的离差之间的比率，即：

$$r^2 = \frac{\sum (\hat{y}_i - \bar{Y})^2}{\sum (y_i - \bar{Y})^2}$$

更直观的解释：Y 的变化中可以由 X 来说明或解释的百分比。如果 $r^2=0.8$，意味着 X 的变化可以解释 80% 的 Y 的变化。因此 r^2 对自变量在多大程度上决定因变量的变化提供了一个非常重要且实用的度量。

四、标准误差

拟合优度的第二种常用方法是计算标准误差。

根据直线回归方程，对应于某个自变量 x，可以计算得到一个因变量。一般来说，估计值与真实值 y 之间存在误差，这通常用回归计算的标准误差来表示。回归计算的标准误差公式：

$$s_{xy} = \sqrt{\frac{\sum_{i=1}^{n} (y_i - \hat{y}_i)^2}{n-2}}$$

标准误差越小，说明拟合度越好，即有越强的线性关系，回归方程对因变量的估计就越准确。

五、斜率的标准误差

第三种拟合优度方法是计算斜率的标准误差。

如果是从总体中抽取样本进行回归分析，那么由多个样本分别所得到的斜率估计值 $\hat{a}$ 就会有差异，这些斜率估计值所对应的概率分布称为斜率的抽样分布，斜率抽样分布的标准差被称为斜率的标准误差，记作 se_a。se_a 可由下式计算：

$$se_a = \frac{s_{xy}}{\sqrt{\sum (x_i - \bar{X})^2}}$$

根据斜率的标准误差，可围绕斜率估计值 $\hat{a}$ 进行 t 检验。

六、t 检验

如果是对总体进行回归分析，斜率 a 为 0 说明两个变量之间不存在任何关系。如果是对样本进行回归分析，如何通过 $\hat{a}$ 判断变量之间是否存在关系呢？或者说，如何判断一个斜率为 $\hat{a}$ 的样本是从斜率为 0 的总体中抽取出来的呢？

可以先假设斜率的均值 $\bar{a}=0$，然后对统计量 t 进行假设检验。学者们已经证明，如果解释变量 X 服从正态分布，则统计量 t 服从 t 分布，因此可以根据自由度和 t 值，计算对应的接受域。如果某个样本斜率被认为是小概率事件，则拒绝原假设。这种检验称为 t 检验。

七、在 Excel 中回归一元线性方程

现在，利用 Excel 中的回归分析工具对例 7 进行回归计算。

设"网民人数"为因变量 y，"www 站点数"为自变量 x，回归方程为 $y=ax+b$。点击"工具"菜单，选择其中的"数据分析"选项，弹出图 11-17 所示的对话框。

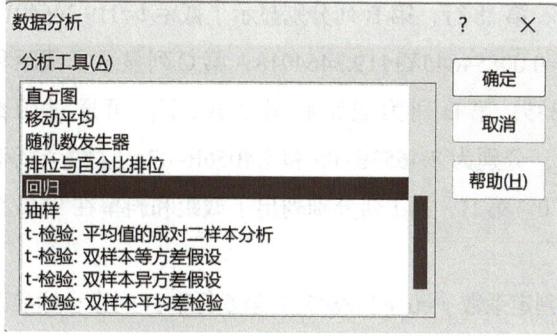

图 11-17 数据分析对话框

在"数据分析对话框"中选择"回归"，点击"确定"。出现图 11-18 右侧所示的"回归"对话框。将光标放在"Y值输入区域"后面的空格中，然后用鼠标在 Excel 表格中选择因变量所对应的区域（图 11-18 左侧所示虚线框内）。同样，在"X值输入区域"中输入自变量所对应的区域。选择"标志""置信度"等选项，然后点击"确定"。

图 11-18 回归对话框

回归结果将在 Excel 新工作表中列出，见图 11-19。

图 11-19 一元回归分析结果

回归分析结果第 17、第 18 行，第 B 列分别显示了截距 $b=119.3464018$，斜率 $a=0.00854645$，由此可知回归方程为 $Y=0.00854645X+119.3464018$；第 C 列显示了截距和斜率的标准误差，分别为 25.83476 和 0.001335；第 D 列为截距和斜率的 t 值，可通过函数 TDIST（X，Degree，Tails）计算相应的概率，分别为 8.4653E-05 和 7.4056E-07。这两个概率值都远小于 0.01，因此可以拒绝认为斜率为 0。第 H、第 I 列分别列出了截距和斜率在 95% 置信度下的置信空间上下限。

第 5 行第 B 列显示判定系数 $r^2=0.611788472$。第 6 行第 B 列显示标准误差 $S_{xy}=104.9132716$。

八、多元回归

在例 7 中会发现，回归效果并不是非常好，比如 $r=0.61$。这说明 Y 的变化不仅仅来源于 X 的变化，还有其他的变量对 Y 的变化具有影响。当我们引进更多的变量来对 Y 的变化进行解释时，我们就要用到多元回归方法。在管理活动中，由于管理事务之间关系错综复杂，一元回归很难发挥功效，而多元回归方法则相对更为实用。

多元线性回归方程式：$Y=\beta_1X_1+\beta_2X_2+\cdots\beta_nX_n+\alpha$。其中，$\beta_1$、$\beta_2\cdots\beta_n$、$\alpha$ 称作偏回归系数。β 又称为直线方程的偏斜率，它的含义是如果其他变量不变，β 所对应的变量每变化一个单位而导致的因变量变化的幅度。α 在方程中是常数，称为截距。

接下来，将通过一个实际例子，引出多元回归的基本概念和检验方法。

例 8   为了更好地对例 7 中的研究对象进行回归，引进了各地国民生产总值和在校大学生人数作为新的变量，构造多元回归方程。新变量分布见表 11-10。

表 11-10   新变量分布

序号	地区名	网民人口（万人）	www 站点数	国内生产总值（亿元）	在校大学生数（个）
1	西藏	8.6	1677	184.59	4019.2
2	青海	19.5	710	390.16	9333
3	宁夏	33.3	1369	385	13140.6
4	海南	39.7	2587	698.3	14554.2
5	内蒙古	74.9	2859	2092.86	49838.2
6	贵州	83.1	2320	1344.31	56392
7	新疆	117.8	3056	1875	54107
8	甘肃	122.4	3369	1301.06	62557.8
9	天津	144.6	9010	2386.94	90433.7
10	吉林	146.5	3789	2521.8	139545
11	山西	148.8	3364	2445.6	94197.6
12	云南	166.4	5165	2458.8	73779.2
13	江西	169.4	6010	2830	110852.2
14	重庆	176.6	7458	2250.11	96555
15	安徽	183.5	10261	3973.2	132848.1
16	陕西	196.7	5704	2398.58	179452.8

续表

序号	地区名	网民人口（万人）	www 站点数	国内生产总值（亿元）	在校大学生数（个）
17	河南	225.7	10818	7025.93	185862.6
18	黑龙江	226	5919	4433	156988.8
19	广西	228.6	7420	2733.21	90489.6
20	湖南	265.4	7061	4633.73	193347.2
21	河北	289.1	15510	7095.4	176593.8
22	福建	318.2	28813	5241.73	102464.4
23	湖北	380.9	13445	5395.91	257709.2
24	四川	424.3	13697	5456.3	180405
25	上海	431.6	52600	6250.81	186313.6
26	浙江	451.2	57948	9200	138725
27	江苏	610.9	40258	12451.8	329634.1
28	山东	626.6	25152	12430	214080.3

资料来源：1.2003 年《中国互联网络发展状况统计报告》，www.cnnic.net.cn（未包括北京、广东、辽宁三地数据）；
2. 2002 年中国科学院《可持续发展战略报告》，http://www.moe.gov.cn/jyb_sjzl/moe_560/moe_568/moe_580/201002/t20100226_10543.html 其中，在校大学生数 = 各地人口（万）× 每万人大学生数。因无法找到 2003 年数据，这里使用的在校大学生数为 2002 年数据。

分别设 www 站点数为变量 X_1，国民生产总值为 X_2，在校大学生数为 X_3，则可以得到直线方程：$Y=\beta_1 X_1+\beta_2 X_2+\beta_3 X_3+\alpha$。

Excel 中的多元回归计算方法与一元回归类似，唯一的区别即是在图 11-19 右侧对话框中的"X 值输入区域"中不是选择一列数据，而是选择 k 列 X（k 为自变量个数）对应的区域。回归分析结果见图 11-20：

SUMMARY OUTPUT

回归统计	
Multiple R	0.961353
R Square	0.9242
Adjusted R Sq	0.914725
标准误差	48.25165
观测值	28

方差分析

	df	SS	MS	F	ignificance F
回归分析	3	681289.5	227096.5	97.54073	1.4E-13
残差	24	55877.33	2328.222		
总计	27	737166.8			

	Coefficients	标准误差	t Stat	P-value	Lower 95%	Upper 95%	下限 95.0%	上限 95.0%
Intercept	14.82379	16.93757	0.875201	0.390139	-20.1336	49.78121	-20.1336	49.78121
www站点数	0.002376	0.000961	2.47181	0.020924	0.000392	0.00436	0.000392	0.00436
国内生产总值	0.027335	0.006608	4.13692	0.000373	0.013698	0.040973	0.013698	0.040973
在校大学生个	0.000593	0.000214	2.765164	0.010764	0.00015	0.001035	0.00015	0.001035

图 11-20　多元回归分析结果

$Y=0.002376×X_1+0.027335×X_2+0.000593×X_3+14.823785$

三个自变量斜率的 t 值分别为 2.4718101、4.1369201、2.7651644。利用 TDIST（X，Deg-freedom，Tails）函数计算可得到对应的概率分别为 0.0200386、0.0003078、0.0101321，都小于

0.025（设置信度为 0.05，双尾检验中应除以 2）。这说明三个自变量与因变量之间都存在关系。

第 5 行，第 B 列对应的值 R Square（R^2）=0.9242。R^2 称为复判定系数，与一元回归中的判定系数 γ^2 相似，它反映了因变量 Y 的变化中能够由自变量 X_1，$X_2 \cdots X_n$，解释的百分比。R^2 的值介于 0 和 1 之间，如果是 1，则拟合的直线 100% 地解释了 Y；如果是 0，则说明与 Y 毫无相关，不能解释 Y。因此，R^2 越靠近 1，则说明该回归拟合得越好。在本例中，说明这三个自变量可以解释因变量 92.42% 的变化，拟合效果明显比一元回归要好。

第 12 行，第 C 列的值 681289.5 称为回归平方和，通常记作 ssreg。回归平方和是估计值 Y 的方差，它表示回归方程所解释的 Y 的变化。

第 13 行，第 C 列的值 55877.33 称为残差平方和，通常记作 ssresid，它表示未能被回归方程解释的 Y 的变化。

第 14 行，第 C 列的值 737166.8 称为总平方和，记作 sstotal，即 Y 的实际值的方差。

利用回归平方和、残差平方和及自由度可以计算 F 检验值。t 检验只能检验单个偏回归系数是否为零，而 F 检验则可以用来判断全部偏回归系数是否都为 0，即 $\beta_1=\beta_2 \cdots=\beta_n=0$ 的假设。如果 F 检验值反映了一个小概率事件，则拒绝原假设。第 12 行，第 E 列给出了 F 检验值，F=97.54；第 F 列则给出了 F 值对应的概率 1.3981E–13，远小于显著性 0.025。这说明三个自变量对应的偏回归系数不可能同时为 0。

九、多重共线性

在管理活动中，多元回归是一种强有力的分析技术，但是在使用过程中，也存在一定的局限。多重共线性就是其中较突出的一个问题。

多元回归中，在其他自变量不变的情况下，某个自变量的偏回归系数反映了该自变量每变化一个单位所引起的因变量的变化程度。但是，如果若干变量之间存在着某种相关关系，即若干自变量会随着某个自变量的变化而变化，这样就无法保证其他自变量保持不变，从而导致偏回归系数可能具有较大的标准误差。接受域也因此变宽，接受参数等于零的假设变得更为容易。如果回归方程中的若干自变量之间完全或高度相关，则说明该回归方程存在多重共线性。

如何判断是否存在多重共线性呢？有一个方法是考察自变量之间的相关系数 γ。在 Excel 中，函数 CORREL（Knowny's，Knownx's）可直接计算两个变量的 γ。如果 γ 的绝对值很大，比如超过 0.8，则说明存在较为严重的多重共线性。

例 8 中的自变量"大学生数"和"国内生产总值"之间的相关系数 γ 的绝对值等于 0.827。这说明例 8 的回归中存在多重共线性。

检查相关系数的方法并不是一个准确无误的方法，更多的关于多重共线性的判别可参考高级统计学方面的书籍。

通常有几种方法来处理多重共线性。第一种方法是合并变量，把不同的变量组合成为单一的变量；第二种方法是丢弃一些与其他变量之间存在高度相关关系的变量。

十、非线性回归

在管理活动中，考察对象之间并非一定是线性关系。在例 7 中，仔细观察图 11–16，是否觉得数据点的分布情况更类似于对数曲线？

NOTE

事实上，当利用对数方程对"网民人口"和"www 站点数"这两个变量进行回归后发现，效果要比一元线性回归更好，见图 11-21。

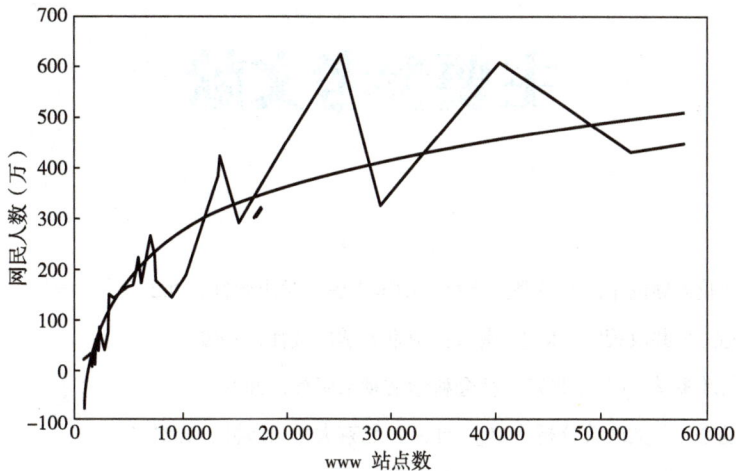

图 11-21　对数回归示意图

在实际问题中，自变量与因变量之间的依赖关系往往并不是线性形式的，而是某种曲线，这时就需要建立曲线方程来拟合该曲线，这被称为非线性回归或曲线回归。

非线性回归建立在线性回归的基础上。通常首先将其转换为线性方程，然后再做回归。比如，对数回归方程为 $y=\alpha lnx+\beta$，令 $x'=lnx$，可得 $y=\alpha x'+\beta$。新方程是一个线性方程，可用线性回归方法计算 α 和 β，并进行检验。当需要预测新的 y 时，只需将 x 转换为 x'，然后代入线性方程即可。表 11-11 列出了几种非线性回归方程的表达式。

表 11-11　非线性回归方程的表达式

回归方程名称	回归方程	转换后的线性方程
对数回归方程	$y=\alpha lnx+\beta$	$y=\alpha x'+\beta(x'=lnx)$
指数回归方程	$y=\alpha^x \times \beta$	$y'=xln\alpha + ln\beta(y'=lny)$
抛物线回归方程	$y=\alpha x^2+\beta x+y$	$y=\alpha x_1+\beta x_2+y(x_1=x^2, x_2=x)$
双曲线回归方程	$\frac{1}{y}=\alpha \frac{1}{x}+\beta$	$y'=\alpha x'+\beta(y'=\frac{1}{y}, x'=\frac{1}{x})$

【思考题】

1. 描述统计有哪些测度方法？如何计算？

2. 如果某个数据分布满足正态分布，如何利用 Excel 来估计标准差？

3. 假设检验有哪几个步骤？

4. 如何利用 Excel 完成多元回归？计算结果中各个参数的作用是什么？

NOTE

主要参考文献

1. 谢明. 公共政策导论［M］. 5 版. 北京：中国人民大学出版社，2020.

2. 严强，王强. 公共政策学［M］. 南京：南京大学出版社，2002.

3. 严强. 公共政策学［M］. 北京：社会科学文献出版社，2008.

4. 郭渐强，方放. 公共政策分析［M］. 北京：北京大学出版社，2021.

5. 张国庆. 公共政策分析［M］. 上海：复旦大学出版社，2004.

6. 谭开翠. 公共政策分析概论［M］. 武汉：武汉大学出版社，2020.

7. 王洛忠. 公共政策学［M］. 北京：北京大学出版社，2022.

8. 陈振明. 公共政策分析导论［M］. 北京：中国人民大学出版社，2015.

9. 陈庆云. 公共政策分析［M］. 北京：北京大学出版社，2006.

10. 朱春奎. 公共政策学［M］. 北京：清华大学出版社，2016.

11. 陈庆云. 公共政策分析［M］. 2 版. 北京：北京大学出版社，2011.

12. 李凤梅. 公共政策案例分析［M］. 北京：中央民族大学出版社，2014.

13. 王义保，曹明. 公共政策分析［M］. 徐州：中国矿业大学出版社，2017.

14. 许建兵，宋喜存，李慧芳. 公共政策分析［M］. 长春：吉林大学出版社，2016.

15. 刘圣中. 公共政策学［M］. 武汉：武汉大学出版社，2008.

16. 韩莹莹. 公共政策学［M］. 广州：华南理工大学出版社，2022.

17. 何玲玲. 公共政策典型案例分析［M］. 北京：中国财政经济出版社，2023.

18. 张金马. 政策科学导论［M］. 北京：中国人民大学出版社，1992.

19. 谢明. 公共政策案例分析［M］. 北京：中国人民大学出版社，2009.

20. 陈庆云. 公共政策分析［M］. 2 版. 北京：北京大学出版社，2014.

21. 陈振明. 政策科学——公共政策分析导论［M］. 北京：中国人民大学出版社，2003.

22. 陈振明. 公共政策分析［M］. 北京：中国人民大学出版社，2003.

23. 宁骚. 公共政策学［M］. 3 版. 北京：高等教育出版社，2018.

24. 赵艳霞. 公共政策分析［M］. 哈尔滨：哈尔滨工程大学出版社，2017.

25. 郝模. 卫生政策学［M］. 2 版. 北京：中国人民大学出版社，2013.

26. 张成福，党秀云. 公共管理学［M］. 北京：中国人民大学出版社，2007.

27. 陈振明. 公共政策学［M］. 北京：中国人民大学出版社，2004.

28. 桑玉成，刘百鸣. 公共政策学导论［M］. 上海：复旦大学出版社，1991.

29. 王传宏. 公共政策行为［M］. 北京：中国国际广播出版社，2003.

30. 钱再见. 现代公共政策学［M］. 南京：南京师范大学出版社，2007.

31. 杨宏山. 公共政策学 [M].北京：中国人民大学出版社，2020.

32. 陈振明. 公共政策分析 [M].北京：中国城市出版社，2003.

33. 张延飞. 管理运筹学——模型与方法 [M].上海：同济大学出版社，2013.

34. 李引珍. 管理运筹学 [M].北京：科学出版社，2012.

35. 李晓斌. 博弈论视域下卫生政策分析方法与应用 [M].沈阳：东北大学出版社，2020.

36. 张金马. 公共政策分析：概念·过程·方法 [M].北京：人民出版社，2004.

37. 谢明. 政策透视——政策分析的理论与实践 [M].北京：中国人民大学出版社，2004.

38. 梁万年. 卫生事业管理学 [M].4 版.北京：人民卫生出版社，2020.

39. 彭国甫. 公共管理（MPA）简明读本 [M].海口：海南出版社，2006.

40. 徐振伦. 我国法院司法解释的法理学分析 [D].青海师范大学，2023.

41. 李贤. 代议民主时代全民公决的存续 [D].郑州大学，2022.

42. 谢馥遥. 基于堡垒式政策倡议联盟理论的中国计划生育政策变迁研究 [D].西南财经大学，2023.

43. 李金霞. 少数民族考生高考加分政策调整的扩散机制研究 [D].贵州大学，2022.

44. 杨方杰. 从美国民权法的制定看美国国会的立法程序 [J].现代法学，1987(2):93–95.

45. 高鸿钧. 伽达默尔的解释学与中国法律解释 [J].政法论坛，2015，33(2):3–24.

46. 叶子鹏，黄甄铭. 反思与重构：党领导下公共政策研究的本土化框架——基于主导性政策主体与参与性政策主体的视角 [J].青海社会科学，2023(1):22–28.

47. 孙一萍. 法国大革命时期全民公决的特点 [J].聊城大学学报 (社会科学版)，2006(3):15–19.

48. 刚威. 谈全民公决问题 [J].云南行政学院学报，1999(3):43–46.

49. 文宏，李凤山. 地方政府危机学习的政策工具偏好及其异质性——基于 2012—2022 年 191 份事故调查报告的实证分析 [J].理论探讨，2023(4):67–75.

50. 苌凤水. 政策调整的内容、障碍及其对策分析 [J].成都行政学院学报 (哲学社会科学)，2005(2):3–5.

51. 曲纵翔. 政策终结理论演进中的基础性概念述论 [J].理论导刊，2013（12）:84–88.

52. 刘瑞明，陈琴，肖俊辉，等.我国家庭医生签约服务政策执行的制约因素与优化路径：基于史密斯政策执行过程模型 [J].中国全科医学，2022，25(7):782–790.

53. Daniel Lerner, Harold Lasswell. The Policy Sciences:Recent Developments in Scope and Method [M]. Stanford: Stanford University Press, 1951.

54. Yehezkel Dror. Design for Policy Sciences [M]. New York: Elsevier Inc, 1971.

55. Stuart Nagel,Handbook of Public Policy Eualuation [M]. California:Sage Publications,2002.

56. R.Barrett, C.Fudye. Policy and Action [M].London:Methuen, 1981.

57. Christopher C.Hood. The Tools of Government [M]. Chatham: Chatham House, 1986.

58. Garry D.Brewer, Peter Deleon, The Foundation of Policy Analysis [M]. Homewood: The Dorsey Press, 1983.

59. Charles E. Lindblom. The Policy-making Process [M]. Englewood Cliff, NY: Prentice-Hall Inc, 1968.

60. William N. Dunn. Public Policy Analysis：An Introduction [M]. 2nd ed., Englewood Cliff, New

NOTE

Jersey: Prentice-Hall Inc, 1994.

61. William N. Dunn. Public Policy Analysis:An Integrated Approach［M］. New York:Taylor &Francis, 2018.

62. Paul A. Sabatier. Theories of the Policy Process［M］. Boulder, Colorado: Wesview Press, 1999.

63. Brian W. Hogwood, Lewis A. Gunn. Policy Analysis for the Real World［M］. Oxford: Oxford University Press, 1984.

64. Weimer, David L, Alan. Vining, Policy Analysis:Concepts and Practice［M］. Englewood Cliffs, New Jersey: Prentice-Hall Inc, 1989.